脊柱脊髓发育性疾病
诊断与治疗

史建刚 主编

U0038958

科学出版社

北京

内 容 简 介

本书是国内首部针对脊柱脊髓发育性疾病诊断与治疗方面的专著,针对常见脊柱脊髓发育性疾病,从病理病因、临床分型、临床表现、影像学检查、诊断与治疗等多个方面展开介绍,同时融汇了上海长征医院骨科医院在该类疾病的诊治经验。特别值得一提的是,本书相关章节在国内外率先提出神经轴向高张力是脊柱脊髓发育畸形的主要病因,并在国内外首次提出腰骶神经弓弦病的概念及诊断与治疗要点,拓宽了对脊髓和神经损害的认知。

本书适合脊柱外科研究生及中高年资医师阅读、参考和使用。

图书在版编目(CIP)数据

脊柱脊髓发育性疾病诊断与治疗/史建刚主编.—北京:科学出版社,2017.12
ISBN 978 - 7 - 03 - 054910 - 5

Ⅰ.①脊⋯　Ⅱ.①史⋯　Ⅲ.①发育性-脊柱病-诊疗
②发育性-脊髓疾病-诊疗　Ⅳ.①R681.5　②R744

中国版本图书馆 CIP 数据核字(2017)第 257786 号

责任编辑:闵　捷
责任印制:谭宏宇 / 封面设计:殷　靓

斜 学 出 版 社 出版
北京东黄城根北街 16 号
邮政编码:100717
http://www.sciencep.com
上海蓝鹰印务有限公司排版
当纳利(上海)信息技术有限公司印刷
科学出版社出版　各地新华书店经销

*

2017 年 12 月第 一 版　开本:787×1092　1/16
2019 年 5 月第三次印刷　印张:20
字数:400 000

定价:180.00 元
(如有印装质量问题,我社负责调换)

编辑委员会

主　　编　史建刚

主　　审　贾连顺　袁　文　陈德玉

副 主 编　郭永飞　许国华　史国栋　邹薇薇

编　　委（按姓氏笔画排序）

马　原　新疆医科大学第六附属医院脊柱外科教授、主任医师
王新伟　上海长征医院骨科医院脊柱外科副教授、副主任医师
毛克亚　北京解放军总医院脊柱外科副教授、主任医师
卢旭华　上海长征医院骨科医院脊柱外科副教授、副主任医师
叶晓健　上海长征医院骨科医院脊柱外科教授、主任医师
史国栋　上海长征医院骨科医院脊柱外科副教授、副主任医师
史建刚　上海长征医院骨科医院脊柱外科教授、主任医师
吕碧涛　上海长征医院骨科医院脊柱外科副教授、副主任医师
朱泽章　南京大学医学院附属鼓楼医院脊柱外科教授、主任医师
刘　洋　上海长征医院骨科医院脊柱外科副教授、副主任医师
刘铁龙　上海长征医院骨科医院骨肿瘤科副教授、副主任医师
齐　强　北京大学第三医院骨科副教授、主任医师
许国华　上海长征医院骨科医院脊柱外科副教授、副主任医师
许　鹏　上海长征医院骨科医院脊柱外科副教授、副主任医师
严望军　上海长征医院骨科医院骨肿瘤科副教授、副主任医师
杨　军　上海长征医院骨科医院脊柱外科副教授、副主任医师
杨　诚　上海长征医院骨科医院骨肿瘤科副教授、副主任医师
杨立利　上海长征医院骨科医院脊柱外科教授、主任医师
杨兴海　上海长征医院骨科医院骨肿瘤科副教授、副主任医师
杨海松　上海长征医院骨科医院脊柱外科副教授、副主任医师
杨惠林　苏州大学附属第一医院骨科教授、主任医师

李陵江　解放军第273医院脊柱外科副教授、副主任医师
肖建如　上海长征医院骨科医院骨肿瘤科教授、主任医师
吴晓东　上海长征医院骨科医院脊柱外科副教授、副主任医师
何海龙　上海长征医院骨科医院脊柱外科副教授、副主任医师
邹薇薇　上海长征医院骨科医院影像科主治医师
沈建雄　北京协和医院骨科教授、主任医师
陈　宇　上海长征医院骨科医院脊柱外科副教授、副主任医师
陈华江　上海长征医院骨科医院脊柱外科教授、主任医师
陈雄生　上海长征医院骨科医院脊柱外科教授、主任医师
陈德玉　上海长征医院骨科医院脊柱外科教授、主任医师
周许辉　上海长征医院骨科医院脊柱外科教授、主任医师
郑召民　中山大学附属第一医院脊柱外科教授、主任医师
赵　剑　上海长征医院骨科医院骨肿瘤科教授、主任医师
袁　文　上海长征医院骨科医院脊柱外科教授、主任医师
聂　林　山东大学齐鲁医院脊柱外科教授、主任医师
贾连顺　上海长征医院骨科医院脊柱外科教授、主任医师
钱邦平　南京大学医学院附属鼓楼医院脊柱外科教授、主任医师
倪　斌　上海长征医院骨科医院脊柱外科教授、主任医师
郭　翔　上海长征医院骨科医院脊柱外科副教授、副主任医师
郭永飞　上海长征医院骨科医院脊柱外科副教授、副主任医师
郭群峰　上海长征医院骨科医院脊柱外科副教授、副主任医师
席焱海　上海长征医院骨科医院脊柱外科副教授、副主任医师
蒋京京　上海长征医院骨科医院麻醉科副教授、副主任医师
傅智轶　上海交通大学医学院附属第三人民医院脊柱外科副教授、副主任医师
谢　宁　上海长征医院骨科医院脊柱外科副教授、副主任医师
缪锦浩　上海长征医院骨科医院脊柱外科副教授、副主任医师
魏海峰　上海长征医院骨科医院骨肿瘤科副教授、副主任医师

其他参编人员(按姓氏笔画排序)

丁建东　马　君　王　元　王　策　王英杰
王顺民　王海波　孔庆捷　石　磊　田　野
朱领军　刘　宁　刘　昆　刘　佳　刘　洋
闫廷飞　孙凯强　孙晓飞　孙璟川　杨　勇
杨　珺　李永川　李铁锋　余文超　余将明
沈晓龙　张　玲　张　斌　陈　飞　陈　宇
范建平　罗益滨　周盛源　郁　乐　郑　冰
孟亚轲　侯　洋　徐　涛　高　瑞　曹　鹏
鲍小刚　廖心远　潘孟骁

学术秘书　徐锡明　韩　郸

序 一

随着材料科学、光学、机电学及生物力学的发展,现代医学在进入 21 世纪以来,取得了巨大的进步。脊柱外科作为骨科学的一个重要分支学科,也已经跨越上了一个新的发展平台。继上颈椎疾病、脊柱肿瘤等疑难疾病获得突破以后,脊柱导航技术、微创技术及方兴未艾的脊柱机器人技术正在如火如荼地开展,脊柱外科正面临一个再次飞跃的重要时机。脊柱脊髓发育性疾病作为脊柱外科中的"小众"疾病,由于其发病机制不确切、治疗方法不规范及手术术式不成型,并未随着脊柱外科的发展获得应有的突破,多种脊柱脊髓发育性疾病的外科治疗仍处于 10 年前甚至 20 世纪的水平,这一点令人心痛和惋惜。

上海长征医院骨科医院第二脊柱外科,又称为脊柱脊髓疑难疾病诊治中心,成立于 2015 年年初。作为一个新成立的学科,它继承了上海长征医院脊柱外科的先进学术思想并将之发扬光大。科室成立伊始,就将学科特色和发展方向定位于多数脊柱外科医生都不愿涉足的"脊柱脊髓发育性疾病"这一领域,大胆开拓、积极进取,逐步在此类疾病的诊治方面取得了初步的成绩。学科带头人史建刚教授在既往数年的研究基础上,针对脊髓栓系综合征展开科学攻关,提出了"骨骼和神经发育不对称"理论,并改进手术方式,开拓性地创造了 Capsule 手术,取代了经典的"终丝切断"的手术术式,使大量的脊髓栓系综合征患者获得了满意疗效。

值得一提的是,近年来,在大量临床研究的基础上,史建刚教授领衔的团队针对有些年轻患者"影像学上无压迫,腰椎疾病的表现却很多"这一奇特现象,深入思考、反复论证,最终创新性地提出了腰骶神经弓弦病的概念,同时应用已经趋于成熟的 Capsule 手术治疗该类疾病,获得了较好的治疗结果。腰骶神经弓弦病理论的提出,不但为脊柱外科医生理解和治疗腰椎疑难疾病提供了新的理论依据,更重要的是,它为腰椎疾病谱又添加了一新的病种,其意义深远,不言而喻。

也正是在上述工作取得的成绩鼓舞下,上海长征医院骨科医院第二脊柱外科的同道,着手组织编写了《脊柱脊髓发育性疾病诊断与治疗》一书。这不仅是他们多年来在"脊柱脊髓发育性疾病"这一领域辛勤耕耘的总结,也是他们再次发起科学攻关的战斗号角。抱着"敢为天下先"的科学信念,这一年轻的团队牢记"实干兴邦,空谈误科"的科训,正奋勇前进着。

作为一名临床医生,我为能阅读到此书备感荣幸,可以看出,编者在著作该书的过程中,注入了大量心血,不但汇集总结了他们自己的病例,还广泛查阅各种文献资料,力求为读者呈现各家各派的见解和疗法。也正因为这是以临床一线的医生为主力编写的一部新作,他们了解读者想要获取的知识点及关切点,所以我愿意将该书推荐给热心于研究脊柱脊髓发育性疾病的医生,尤其是脊柱外科医生,希望该书能带给大家有益帮助或者科学启发。

中国工程院院士
海军军医大学校长
2017 年 9 月

序 二

当今,我国脊柱外科领域快速发展,某些专业的理论和技术与发达国家可以比肩;然而,我们对许多疾病的认识依然面临着许多棘手的问题,这也正是我们脊柱外科医生需要去大胆尝试、深入开拓的领域。我们不可因为疾病复杂、长期被临床忽略和已有的理论技术而墨守成规,困难的存在,常常是发展的机遇。《脊柱脊髓发育性疾病诊断与治疗》主编史建刚教授能够另辟蹊径,根据自己多年来临床观察,瞄准了众多临床工作者忽视的脊柱脊髓发育性疾病(这一并不少见但复杂的疾病群,常常因为缺乏有效的治疗技术,多年来又被临床忽视甚至被遗忘),从解剖学、组织学及生物力学入手,重新梳理思路,在回顾传统知识的基础上融入新的思考、创建新的理念,在临床开展有效的治疗并获得良好效果。

史建刚教授根据近年来的临床经验,参考国内外相关文献编写的《脊柱脊髓发育性疾病诊断与治疗》一书,针对常见脊柱脊髓发育性疾病,从病理病因、临床表现、临床分型、影像学特点、诊断与治疗等多个方面展开并作详细介绍。该书系统性阐述了脊柱脊髓发育性疾病的临床发病特点,跟踪国内外研究进展和编者所在医院脊柱外科临床经验,提出了脊柱脊髓发育性畸形的治疗基本原则;同时融汇了编者团队在该领域理论与技术的创新理念和诊治经验,尤其在脊髓栓系综合征诊断与治疗方面积累的比较丰富的经验:根据脊髓栓系综合征的发病特点,首次提出脊柱脊髓发育过程中不对称理论,即神经根在青春期生长速度慢于椎体生长,导致神经根和脊髓轴向张力增强,从而导致栓系在青春期发病或病情加剧。基于该理论,史建刚教授课题组提出了均匀短缩轴向压缩技术(Capsule手术),取得了良好的临床效果,尤其是在成人,术后尿流动力学均能得到不同程度改善或恢复。

该书编者根据临床观察提出的腰骶神经弓弦病理论,是现代脊柱外科发展中的重要创新性理论。该理论不仅拓宽了对脊柱脊髓发育性疾病致病机制的认识;而且又可以系统地解释许多疾病导致的下腰痛等临床常见病的发病机制;同时,又能指导手术方案,预防术后邻近节段退变、畸形加重和医源性神经损伤等并发症。该理论打开了脊柱外科一个崭新的领域,必将推动影像学等辅助检查手段革新,改变脊柱外科治疗理念,将由传统的解除神经压迫或恢复序列稳定,转变为恢复脊柱脊髓功能单元协调性,改善神经三维状态。未来脊柱外科会更加关注神经所处的状态。

作为老一代脊柱外科工作者,我欣喜地看到脊柱外科领域的新生代已经茁壮成长起来,他们正在努力创造属于自己时代的专家发展科学平台,并且在不断创新发展、不断构筑自己日臻完善的学术思想、不断取得新的突破。再经过5~8年的努力,他们的学术体系会在自己坚持不懈的努力下变得更加坚实。我相信,这些崭新的学术理念必将对脊柱脊髓发育性疾病研究领域产生重要影响。

相信同道一定会非常喜欢这本专著,并且必将从中汲取丰厚的学术营养。

全军骨科研究所所长
上海长征医院骨科医院教授
2017 年 9 月

前　言

　　脊柱脊髓发育性疾病中有很多疑难问题,上海长征医院骨科医院第二脊柱外科——脊柱脊髓疑难疾病诊治中心,针对这类疾病的某些问题展开了全面深入的研究,并取得了一些重要成果。例如,编者对脊髓栓系综合征的深入研究,针对发病机制对青少年患者提出了"骨骼和神经发育不对称"理论,改变了经典的、古老的"终丝牵拉"理论;提出了Capsule 手术,取代了经典的"终丝切断"的手术术式,因此使已经接受多次神经松解手术的患者,临床上认为严重大小便功能障碍已无法改善的患者获得了较好疗效,这不仅取得了临床上奇迹般的效果,更重要的是对大小便功能的控制机制有了新的思考,促使我们对腰椎疾病导致的严重神经损害,如马尾神经综合征(大小便功能障碍)、足下垂等临床疑难问题展开新的且充满希望的研究;它为老年发病的脊髓栓系综合征的患者提出了"退变的发病机制"——由于老化退变,马尾神经及神经根抗轴性牵拉能力下降,再合并椎管狭窄和椎间盘突出等,从而导致发病。编者在对临床机制有了认识后,也对治疗方案做出了改进:在常规减压的同时给予 Capsule 手术的轴性减压,获得了疗效;因为脊髓栓系综合征的临床效果,产生了对脊柱发育性疾病研究的极大兴趣,在脊柱外科门诊也经常看到,一些青少年患者腰椎管并没有明显的压迫或狭窄,但表现为双下肢麻木感、疼痛,严重者查体可出现双膝反射亢进改变,电生理提示神经根损害,影响到患者的生活和学习,且辗转多家医院,有的就医历史长达十数年,却得不到满意的救治。课题组在大量临床研究的基础上,对这类疾病创新性地提出了腰骶神经弓弦病的概念,同时应用 Capsule 手术大大改善了这类疾病的症状,为腰椎疾病谱中增加了一新的病种。认识了腰骶神经弓弦病的发病机制,就是认识了神经根轴性损害的重要损害方式,这对常规脊柱外科手术的实施也有指导作用,大大减少了手术的并发症,提高了疗效,所以腰骶神经弓弦病的提出对全面认识和提高腰椎退变性疾病的治疗有重要意义。

　　我们再思考一下,在"脊柱脊髓发育性疾病"这个领域中还有众多的临床疑难问题,如寰椎枕骨化及颅底凹陷综合征、Arnold-Chiari 畸形、齿突发育畸形、先天性分节不全型脊柱畸形、平山病(青少年上肢远端肌萎缩)、舒尔曼病、发育性腰椎椎弓峡部裂及滑脱等疾病,它们的发病机制和治疗都存在大量问题,有的疾病的预防和治疗更是空白。所以,本书以脊柱脊髓发育性疾病为主要内容展开论述,目的是引起大家对脊柱脊髓临床疑难问题的新的深入研究,为患者造福,为人类造福。

本书在撰写过程中得到了孙颖浩院士、邱贵兴院士、贾连顺教授、侯树勋教授、王岩教授、田伟教授、张英泽教授、邱勇教授、郑召民教授、袁文教授、倪斌教授、叶晓健教授、陈雄生教授、周许辉教授的大力指导,吸取了他们大量宝贵的意见,在此深表感谢。

本书的撰写受到了时间和科学的限制,有些疾病难以描述透彻,有的认识也可能有局限性,希望出版后能够得到更多专家教授的指导,共同努力,不断完善,逐步形成经典,为我国脊柱外科的发展做出贡献。

上海长征医院骨科医院
第二脊柱外科主任
2017 年 9 月

目　录

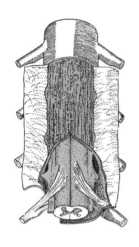
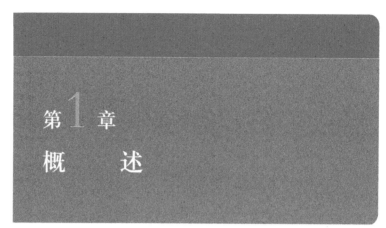

第1章
概　　述

1.1　脊柱脊髓的发育过程

　　了解脊柱脊髓的发育过程,对理解脊柱脊髓的形态、结构和相关发育性畸形疾病的发病机制、发生发展、临床特点和治疗原则具有一定的指导意义。脊柱脊髓的发育过程属于骨骼及中枢神经系统发育的一部分,身体每一部分的发生发展均从胚胎的发育开始。从精子与卵子的结合开始,胚胎发育大致可以分为受精、卵裂、桑椹胚(morula)、囊胚(blastula)、原肠胚与器官形成等阶段。

　　精子与卵子结合之后会形成受精卵,随即进入卵裂期。在卵裂时期,受精卵会先分裂成两个细胞,之后细胞通常会逐次倍增,但是对哺乳类而言,有时候会有不同时分裂并造成只有奇数个细胞的现象,在这个阶段,胚胎的总体积大致不变。当细胞分裂成 16～32 个细胞的时候就进入另外一个阶段——桑椹胚,到了 32 个以上细胞数目的阶段,称为囊胚,囊胚内部靠近动物极的区域会形成一个囊胚腔。当细胞分裂成为囊胚之后,会经过一段称为原肠形成的形态发生过程,之后形成原肠胚。原肠形成过程有许多不同的方式,大致分成内陷式、衰退式、进入式、脱层式及包覆式五种。动物的胚胎利用这五种方式形成了外胚层、中胚层与内胚层的组合,而这三种胚层在之后会分化成各种细胞。例如,由中胚层发展而来具有多潜能性的间叶细胞,可以分化成为纤维细胞、软骨母细胞、硬骨母细胞、脂肪细胞、平滑肌细胞、横纹肌母细胞、造血母细胞等。外胚层、中胚层与内胚层形成各种组织和器官的过程,称为器官形成,也称作器官发生。在器官形成的早期,外胚层会在突起之后向内凹陷,形成神经嵴与神经管;中胚层则会形成脊椎,中胚叶节包围的空间称为体腔(图 1-1)。

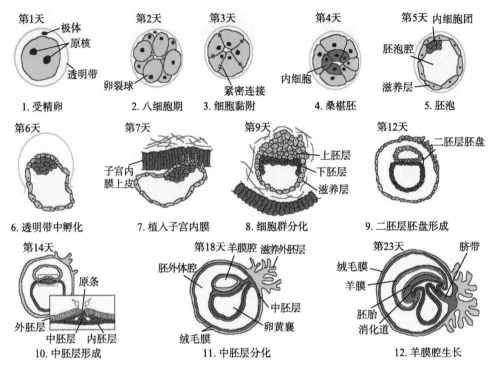

图 1-1　人体胚胎发生模式图（Wikipedia：Graphics Lab/Illustration workshop/Archive/Jun 2010）

1.1.1　脊柱的发育

1.1.1.1　椎体的发育

脊柱作为骨骼的一部分，其发生和发育经历了一个极其复杂的过程。从胚胎第十天到出生后的 20 多年，脊柱经过胚胎期、胎儿期、儿童期等不同的阶段才逐渐完成它的发生发展，并且在发生发展成熟后以后，还要不断地更新和改建。

脊索是背部起支持体轴作用的一条纵行棒状结构，位于消化道和神经管之间。脊索来源于胚胎时期的原肠背壁，经加厚、分化、外突，最后脱离原肠而形成，脊索由富含液泡的脊索细胞组成，外面围有脊索细胞所分泌形成的结缔组织性质的脊索鞘。脊索构成了支撑躯体的主梁，这个主梁使体重有了更好的受力者，使体内内脏器官得到有力的支持和保护、运动肌肉获得了坚强的支点，在运动时不致由于肌肉收缩而使躯体缩短或变形。同时，脊索为中轴骨骼（颅骨和脊柱）的发育奠定了基础，并决定了未来椎体的发生部位（图 1-2）。脊索终生存在于低等脊索动物中（如文昌鱼）或仅见于幼体时期（如尾索动物），圆口类动物的脊索也不退化而终生存在。脊椎动物的脊索在胚胎期及幼体期具有中轴支持器官的作用，其后被周围结缔组织形成的软骨或硬骨的脊柱所代替，成体的脊索完全退化或仅保留残余的痕迹。

脊索两侧的背部中胚层形成体节板，随后形成体节，再进一步分化为生肌节、生皮节和生骨节，椎骨的发育始于生骨节的形成。起初生骨节组织的节段包绕脊索与体节对应，

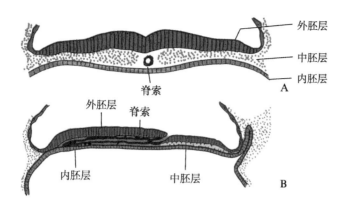

图 1-2 脊索形成示意图
A. 胚盘正中横切面；B. 胚盘正中纵切面

当进一步发展时，每个生骨节分化为尾侧半的致密部分及头侧半的较疏松部分，以后尾侧半与相邻下一个头侧半形成新的节段称椎骨原基，即后来的椎体。椎体形成后不久，在其背面伸出密集的间充质，围绕神经管形成椎弓，包围脊髓。而成对的前外侧支形成肋突，肋突在胸椎形成肋骨，在颈、腰椎与横突相合。椎骨原基形成软骨，后骨化为椎体。

出生时，每个椎骨由三个骨性部分组成，即一个中心部（椎体）和左右两个神经弓，彼此之间借助透明软骨相连，中心部和神经弓相连接处称为神经弓中心软骨联合。左右椎弓的骨性部分通常于出生后 3～5 年融合。生后 1 年，胸、腰椎两侧椎弓完全融合。颈椎第二年初融合。骶骨较晚，在 7～10 岁融合，且常融合不良，形成脊柱裂。椎弓与椎体的融合，在颈椎为 3 岁，胸椎为 4～5 岁，腰椎为 6 岁，骶椎为 7 岁或更晚，一般至 10 岁时从颈椎到骶椎的椎体与椎弓已全部愈合。次发骨化中心在青春期才出现，椎体中可出现五个次级骨化中心，分别位于棘突和横突的尖端及椎体上下缘的骺环处。25 岁左右，所有的次级骨化中心与椎骨的其余部分融合。

脊柱的分节和包绕神经管，是一个复杂的演化发育过程，在发育过程中椎体的发育缺陷可形成半椎体、楔形椎、蝴蝶椎、融合椎、移行椎等，它们是常见的脊椎畸形，更常见的发育障碍是两侧椎弓对合障碍形成的脊柱裂。较轻的脊柱裂多为腰骶椎骨的后弓没有合并，但脊神经正常，表面皮肤正常或仅有小凹，或有色素沉着及毛发，因临床无症状，常在体检中发现，称隐性脊柱裂；重者可同时有脊神经、脊膜或脊髓的膨出，产生相应的脊神经功能障碍，则变为显性脊柱裂。

在椎体发育的过程中，椎管的形成也很复杂及重要。颈椎、胸椎、腰椎的椎管形态差异很大，均与适应不同椎节椎管的生理功能相关。腰椎的椎管开始均为三角形，以后随着站立行走姿势的变化，上腰椎椎管逐渐接近圆形，而下腰椎椎管则接近三叶草状，在此期间，椎管可因多种因素的影响导致椎弓根变短、椎板增厚等，导致发育性的椎管狭窄，从而在成年后出现临床症状。

1.1.1.2 椎间盘的发育

就椎间盘的发育而言，脊索发挥着重要的作用，既能作为调节细胞迁移、分化和存活的信号中心，同时又是髓核的生发结构。椎间盘的纤维环和髓核部分沿不同发展路径几乎同时发生。妊娠 30 天左右,胎儿来源于体节轴旁的成对生骨节细胞向内侧迁移并聚集到脊索周围。这种生骨节细胞聚集以部分密集、部分稀释的分节形式出现,并在随后分别发育成纤维环和椎体。发育成纤维环的区域细胞外观似成纤维细胞,直线排列形成基质沉积的模板。在纤维环形成的同时,脊索与椎体原基相接触并在椎体间区膨胀,椎体中的脊索完全退化,但在椎间隙中央的脊索,却保留下来,增长并经过黏液样变性,形成髓核。髓核周围的纤维组织分化成纤维软骨环,与髓核共同构成椎间盘。

胚胎第 18 周,髓核继续增大,在胎儿后期及婴儿期生长很快。髓核的形态和在椎间盘中的位置随着年龄的变化而变化,到 4～8 岁时髓核才移位到中心位置,呈球形或者椭圆形。由于脊索细胞的增殖,纤维环分化明显,并初步显示出分层结构。纤维环的内层向中心处生长,构成髓核的纤维性部分,因此,髓核共有两个起源,一个是脊索组织,另一个就是纤维环的内层。因此椎间盘成熟后髓核与纤维环之间并没有清晰的界线,且在 4～8 岁之后,髓核的营养主要依靠纤维环的内层来供应。

1.1.1.3　脊柱弯曲的形成

脊柱的初级弯曲是由胸椎后凸和骶骨后凸的向前弯曲组成的,形成于胎儿期,这两个弯曲可以最大限度地扩大胸腔、盆腔对脏器的容量。婴儿出生时,颈部开始呈稍突向前的弯曲,当生后 3 个月,婴儿抬头向前看时,即形成了永久性向前凸的颈曲以保持头在躯干上的平衡。在生后的 18 个月幼儿学习走路时,又出现了前突的腰曲,使身体在骶部以上直立(图 1-3)。

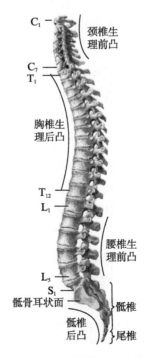

图 1-3　脊柱的生理弯曲

这样的脊柱出现了人类所特有的四个矢状面弯曲:两个原发后凸和两个继发前凸。

胸椎的后凸是胸椎椎体前窄后宽的结果,而颈部的继发前凸主要是由椎间盘的前宽后窄构成的,其椎体则前后等高或前方稍矮。腰椎的前凸则除了椎间盘的前高后矮外,第 4 腰椎及第 5 腰椎椎体亦变得前高后矮;第 3 腰椎椎体不定,仍多为方形,而第 1 腰椎、第 2 腰椎椎体仍适应胸腰段的后凸而呈后高前矮的形态。

儿童期通常指出生后 1～12 岁这一时期,这也是人体生理结构生长发育最快的时期,出生前形成的腰骶椎将进一步骨化成熟,同时这一时期脊柱发育的可塑性较大,从爬行到直立行走,从卧位、坐位到站位,随着应力负荷的增加,脊柱各部位的发育也发生着各自的变化。任何一个环节出现发育异常都会导致相应疾病的出现。

1.1.2　脊髓的发育

整个中枢神经系统都源于神经管,其形态发育过程较为复杂,主要过程可分为神经管的形成、神经管细胞的增殖和迁移、神经管的分化。这些过程往往相互关联、交叉重叠,构成神经系统发育分化的复杂性。

1.1.2.1　神经管的形成

神经管是在脊索诱导下,由其表面的外胚层转变而成的。了解神经管的形成、演变与发育对理解脊髓的发育和畸变有重要意义。神经管的形成大致可分为三个过程(图 1-4)。

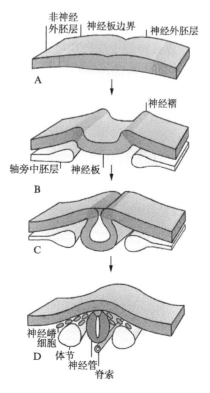

图 1-4　神经管的形成(引自 Behrooz A. Akbarnia MD, Muharrem Yazici MD 等,2010)
　A. 神经板的形成;B. 神经板弯曲;C. 神经板弯曲向内凹陷形成神经沟;D. 闭合形成神经管

(1) 神经板的形成：胚胎发育至三胚层结构最初时，内、中、外三个胚层紧紧相贴，形成鞋底状三胚层胚盘，内、外胚层之间是中胚层。之后，中胚层在其中线部位出现了细胞增殖，增殖细胞呈条索状即脊索。在脊索的诱导下，脊索背部中线外胚层细胞变长，而其侧翼的预定外胚层细胞变扁平，外胚层增厚，细胞呈高柱状，称为神经板。表皮细胞和神经细胞的运动导致两者交界处形成神经褶。由神经板中线区的细胞组成神经底板，而神经褶成为神经管的背部。

(2) 神经板的弯曲：神经板中线细胞被脊索锚定，背侧两边各一处也被相邻的外胚层锚定，被锚定的细胞变短、顶端收缩使神经板出现三个沟，然后神经板以这三个沟为支点而弯曲。同时，外胚层向中线移动的推力也促使神经板弯曲。

(3) 神经管的闭合：神经板弯曲并向内凹陷形成神经沟(neural groove)。随着胚胎发育，神经沟处的凹陷变得越来越深。同时，神经沟的背侧边缘逐步向中央靠拢，相互融合，将神经沟封闭起来，形成了中空的管道状结构，称为神经管(neural tube)。

1.1.2.2　神经管细胞的增殖与迁移

随着神经管的形成，其柱状上皮变为假复层上皮，此时称为神经上皮或增殖上皮。所有神经上皮的细胞以基底面附着于神经管管壁，进行有丝分裂的细胞均发现于近管腔处。放射自显影的研究发现，神经上皮细胞伴随着其分裂周期呈现一种在神经管内、外壁间往返迁移的过程。随着有丝分裂过程的进行，细胞在神经管壁内有规律地移动，细胞大量增殖，这个过程一直到细胞停止分裂并开始迁移为止。神经上皮细胞增殖，大量的成神经细胞和成胶质细胞离开神经管，积聚在神经上皮与软膜之间，形成套层(mantle layer)，也称中间层(intermediate layer)，随着胚胎发育，神经上皮的增殖能力减弱至完全丧失，逐步形成一层位于中央管腔面的室管层，构成室管层的上皮细胞演变成室管膜细胞(ependymal cell)。在脊髓，神经上皮下的室管膜下区(subventricular zone)很不发达，故套层几乎与室管层相贴。

由于停止有丝分裂后的细胞不断迁移加入，外套层逐渐增厚，在外套层和神经管外壁之间为边缘层，它起初含有神经上皮细胞基部的一些突起，后来外套层中的细胞突起和神经系统其他部分长入的突起也侵及此层。当外套层中的细胞开始分化，形成神经细胞的轴突和树突时，向外迁移的神经细胞又形成一个中间层。当神经管分化为脊髓时，因为外套层含有较多的细胞体，可分为灰质和白质。

1.1.2.3　神经管的分化

神经上皮可以分化为神经元、胶质细胞。神经管是中枢神经系统的原基，在脊柱动物——人胚发育第三周，在脊索的诱导下，出现了由神经外胚层构成的神经板。在神经管细胞的早期分化时期，神经板由单层柱状上皮构成，称为神经上皮或者增殖上皮，其内外面覆有内、外界膜，具有很强的分化能力，以后，神经板逐渐长大凹陷，形成神经沟。神经管及其管腔产生的膨大和收缩形成脑和脊髓的室，分化为中枢神经系统各不相同的区域。

神经管形成后，伴随着神经管细胞的增殖与迁移，神经管逐步与外胚层分割开来，在外胚层与神经管分割过程中,神经沟边缘与表面外胚层相延续的一部分神经外胚层细胞游离出来,形成左右两条与神经管平行的细胞索,位于表面外胚层的下方,神经管的背外侧,称神经嵴(neural crest)(图1-5)。神经管发育成中枢神经系统,神经嵴分化为周围神经系统的神经节和神经胶质细胞、肾上腺髓质的嗜铬细胞、黑色素细胞等。中枢神经系统由脑和脊髓构成,神经腔演变为脑内的侧脑室和脊髓中央管(central canal)。神经管的前端或后端,往往在一段时间内是不闭合的,故称神经孔。从脊椎动物来看,神经管形成初期前方粗,越靠近后方越细;前方分化成脑,后方分化成脊髓。

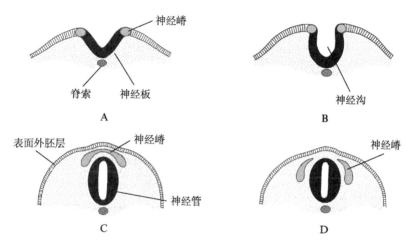

图1-5 神经嵴的形成过程示意图(https://baike.baidu.com/pic/神经嵴/4364562)

1.1.2.4 脊髓的发生

随着胚胎的发育,神经管腔逐步变细,演变成为中央管。神经管的两侧形成左右两个基板,背侧部形成左右两个翼板。神经管的顶壁和底壁都薄而窄,分别形成顶板和底板。在神经管的内表面出现了左右两条纵沟,称界沟;由于左右两基板向腹侧突出,致使在两者之间形成了一条纵行的深沟,位居脊髓的腹侧正中,称前正中裂;左右两翼板在中线的融合处形成一隔膜,称后正中隔。以神经管腔两边界沟(sulcus limitans)为标志,可以将侧壁分为背部的翼板(alar plate)和腹部的基板(basal plate),而上下中线区由顶板(roof plate)和底板(floor plate)构成。套层逐步演变成脊髓灰质,翼板中的套层形成背部灰质,即脊髓后角,这里的神经元接受传入信号(如感觉躯体和内脏神经),而基板中的套层衍变为腹部灰质,即脊髓前角,这里的传出神经元投射运动纤维到骨骼肌。

白质由神经管的边缘层演化而成,主要为神经细胞突起与神经胶质细胞所组成的网状支架。其中神经细胞突起在脊髓内上下走行,形成神经束。基板形成脊髓灰质的前角(或前柱),其中的成神经细胞分化为躯体运动神经元。翼板形成脊髓灰质后角(或后柱),其中的神经细胞分化为中间神经元。若干成神经细胞聚集于基板和翼板之间,形成脊髓侧角(成侧柱),其内的成神经细胞分化为内脏传出神经元。张涌等的研究表明脊髓灰质内各结构原基的全部形成持续的时间较长,且各结构的形成和发育,相互交错,因此很难从时间上把脊髓的发育阶段截然分开。

神经管的尾端分化成脊髓,神经管周围的间充质分化成脊膜。在胚胎1～3个月时,脊髓和脊柱的长度一致,在以后的发育过程中,脊柱的生长迅速超过了脊髓,致脊髓末端在椎管内上升。在出生时其末端位于第3腰椎水平,至成人末端在第1腰椎下缘,第2腰椎以下的脊膜称为终丝,仍连于尾骨水平。随着这种生长不相称的结果,腰骶脊神经就从脊髓的发出处,斜行到相应的脊柱节段出椎间孔处,脊髓以下的神经呈马尾状,称为马尾神经(图1-6)。

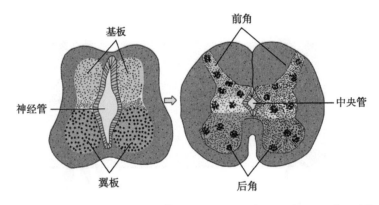

图1-6 脊髓的发生过程示意图(http://des.cmu.edu.cn/jiaoxue/kecheng/zupei/index.htm)

1.2 脊柱脊髓的相关解剖

脊柱脊髓在发生发展的过程中逐渐形成了特定的解剖结构与特点,了解脊柱脊髓的正常解剖结构有助于对脊柱脊髓发育性畸形相关疾病的理解,为其发病机制、临床表现及外科手术治疗提供帮助。

1.2.1 脊柱解剖

脊柱是人体的中轴,由脊椎骨、椎间盘、椎间关节和椎旁各关节、韧带及肌肉紧密连接而成,内有脊髓。成年男性脊柱的平均长度为72 cm,成年女性的脊柱长度比男性短7～10 cm。成人整个脊柱从正面观为一直线,从侧面观分为四个弯曲,颈部向前凸,胸部向后凸,腰部向前凸,骶部向后凸,这些弯曲是适应人体直立行走的需要而在生长发育的过程中逐步形成。初生儿脊椎是向后凸成弧形的,随着可以抬头及起坐,颈部前凸即逐渐出现,胸部后凸也显得明显,等到学会行走后,颈部和腰部向前的弯曲才显著发展成形。脊柱的功能为支持体重、传递重力、保护脊椎和神经根,参与形成胸廓和盆腔,支持和附着四肢与躯干联系的肌肉和筋膜。

脊柱由33个椎体组成,分为五部分:7个颈椎、12个胸椎、5个腰椎、5个骶椎及

4 个尾椎。因骶椎和尾椎融合成骶骨和尾骨,所以有 24 个运动单位。通常情况下,自头端向尾端每个运动椎体逐渐加大。一节典型的椎骨由前侧的椎体和后方环绕椎管的椎弓组成,椎弓由外侧的一对椎弓根和后侧的一对椎板构成:两侧椎板在后侧连接在一起形成棘突。椎弓的两侧各有一个横突和一对关节突,及上关节突和下关节突;一对上关节突与相邻椎体的下关节突构成滑膜关节。关节突的相对方向决定了每个脊柱椎体运动节段屈伸和旋转的范围。棘突和横突对大量附着的肌肉起到了杠杆作用。

1.2.1.1　脊柱椎体的共有形态特点

椎体在前,除寰椎无椎体外,其余均有椎体。

椎弓在后,呈半圆形,与其椎体连接部称椎弓根,其上下缘有切迹,两侧壁称椎板。

椎孔是由椎体与椎弓相连而成的一个孔。各椎体连接构成椎管,容纳并保护脊髓。

椎间孔由下一椎弓根上缘与上一椎弓根下缘的切迹构成,血管和脊髓发出的脊神经根及脊神经节在此通过。胸、腰椎部还有交感神经节前纤维通过。

在左、右椎弓根与椎板相连处向上和向下突出成为上关节突和下关节突。由下一椎体的上关节突与上一椎体的下关节突构成关节突关节,形成椎间孔的后壁。

横突由椎弓根与椎板相连处向左右突出,左右各一个。

棘突由两侧椎板会合后向后方突起。寰椎无棘突,此处称为后结节。

1.2.1.2　颈椎的特点

正常人体有 7 个颈椎,第 1 颈椎又称为寰椎,第 2 颈椎又称为枢椎。

颈椎的椎体较小,横径长、纵径短,约差 1/2,前缘比后缘略矮。椎体下面两侧偏后有斜坡,椎体上面两侧偏后有钩突,下一椎体的钩突与上一椎体斜坡之间构成钩椎关节(又称 Luschka 关节),此为滑膜关节,其作用可防止椎间盘向后突出。椎体上面前缘呈斜坡状,下面前缘呈嵴状突起,约为椎体厚度的 1/3,故椎体前方椎间隙小。

颈椎的椎弓较短,故椎孔前后径小。当椎体发生前后滑脱移位、黄韧带和后纵韧带钙化肥厚,或发生椎间盘突出时,神经根和脊髓易受挤压损伤。

颈椎椎间孔为椭圆形的骨性管道,纵径长、横径短,神经根通过其中只占其 1/2～2/3。当椎间盘变窄时,椎间孔纵径缩短为圆形;钩椎关节和后关节发生错位时,椎间孔横径变成多边形或肾形且狭窄,变窄 1/3～1/2 即刺激或压迫神经根而引起颈椎病症状。枕寰关节或寰枢关节,椎间无椎间盘,亦无椎间孔保护第 1、2 颈神经,故神经较容易受损伤。

颈椎的横突较小,第 1～6 颈椎的横突有孔,称为横突孔,椎动脉从中通过。横突上面呈沟状,脊神经根从中通过。

颈椎关节突较低,呈块状。上关节突的关节面朝上,偏后方。下关节突处的关节面朝下,偏前方神经根从关节突前方通过。颈椎后关节呈水平面,正常时使颈部活动较灵活;颈椎失稳时,容易发生错位。

棘突较短且末端多分叉。第 7 颈椎棘突不分叉或分叉不明显,但其最长,可作为体表标志之一(图 1 - 7)。

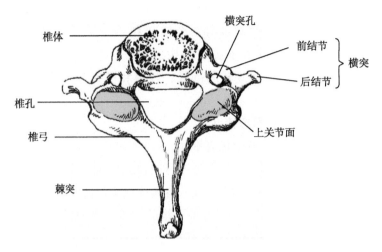

图 1 - 7　颈椎第 7 椎体(引自顾晓松,2014)

寰椎无椎体和棘突,由前弓、后弓和左右侧块组成。前弓短,内面有关节面,于枢椎齿突形成关节,齿突有横韧带固定于关节内。前弓前方正中有关节,是两侧颈长肌的附着点。后弓上面两侧近侧块处有椎动脉沟;侧块上面有椭圆形的凹形关节面,于枕骨髁突形成枕寰关节。下面两侧各有平坦的关节面,朝下前内方,于枢椎上关节突形成关节。侧块两侧有横突,较长大,为寰椎旋转的支点。

枢椎椎体是颈椎中最厚者,成为寰椎环绕运动的支点,上方有齿突,与寰椎构成寰齿关节。上关节面在椎体与椎弓根连接处。朝上、稍后方,与寰椎下关节面形成寰枢关节。棘突宽大且分叉,横突较小且朝下。第 2 颈神经从关节突后方通过。

1.2.1.3　胸椎的特点

胸椎体积大小介于颈椎与腰椎,外形与颈椎的隆椎相似。其特点是:每节各有一对肋骨。双侧关节面角度大于颈椎,约 60°角,加之胸廓的作用而使其不易脱位。棘突较长。另于胸椎椎体两侧各有一个与肋骨头构成的胸肋关节凹。其椎管矢状径较颈椎小,各部结构如下(图 1 - 8)。

胸椎椎体体积介于颈椎与腰椎,前缘高度略小于后缘,两者之比值为 0.88～0.97,从而形成了胸段脊柱的生理后凹。椎体矢状径大于横径,在其后部左右各由一肋凹和相对应的肋骨头构成肋头关节。

胸椎椎弓根及椎板均较短而较腰椎扁薄,其形成的椎孔呈圆形,较狭小,故外伤时易引起脊髓损伤,且在此处施术时,尤其是内固定术,易引起误伤。

胸椎棘突较长,起自椎弓中部,呈细条状伸向后下方。

胸椎关节突呈冠状位,上关节突朝向后外,下关节突则朝向前内。其关节面与冠状面成 20°角、与横断面位成 60°角,因此其稳定性较颈椎好。

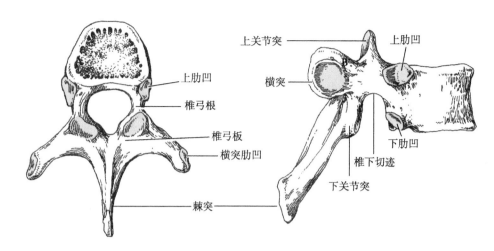

图 1-8　胸椎椎体(引自顾晓松,2014)

　　胸椎横突较短,左右各一,于两侧横突各有一横突肋凹,与肋骨结节构成关节,从而加强了胸段的稳定性。

1.2.1.4　腰椎的特点

　　腰椎负重最大,上位腰椎的椎体后面微凹陷。第 1、2 腰椎椎体横断面似肾形,在第 3 腰椎或第 4 腰椎过渡为椭圆形,第 5 腰椎椎体后缘中间比两侧稍隆起,椎体呈橄榄形(图 1-9)。

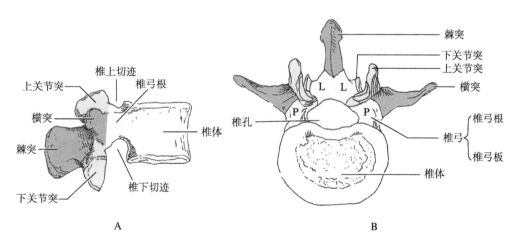

图 1-9　腰椎椎体(引自顾晓松,2014)

A. 侧面观;B. 上面观

　　腰椎椎弓很发达,棘突呈板状,呈水平方向后伸,故腰椎与棘突体表位置一致。

　　腰椎上关节突由椎弓根发出,关节面向内呈弧形;下关节突由椎体发出,面向外,故腰椎后关节呈矢状面,但从上而下又逐渐为冠状面(腰骶关节面)。

　　腰椎横突呈长而薄的外形,第 3 腰椎横突向上翘并较其他部位横突为长,有时可在体表摸到。因而第 3 腰椎横突所承受的腰肌牵拉力最大,常致腰肌筋膜附着点发生劳损,从而产生腰痛活动受限制的第 3 腰椎横突综合征。由于髂腰韧带附着于第 5 腰椎横突和髂骨,故横突较厚而大。第 5 腰椎横突常可一侧或两侧增大,与髂骨或骶骨形成假关节。

1.2.1.5 骶尾椎特点

骶骨由 5 个骶椎融合而成,呈倒三角形,组成骨盆后壁。骶骨弯曲,向后倾斜,与第 5 腰椎之间有一个明显成角,称为腰骶角。远端与尾椎相连,近端为一与第 5 腰椎下方相咬合形成腰骶关节,其左右与髂骨的耳状面及周围的韧带构成骶髂关节。骶骨的前方为凹状面,上缘中分向前隆凸,称为骶骨岬,是重要的骨性标志;后方则呈嵴状,中央为骶正中嵴,于骶中间嵴两侧各有 4 个骶后孔,通过骶神经后支。骶骨的上下各有一孔状间隙,与腰椎椎管相延续,上方称之腰骶间隙,下方则为骶尾间隙(图 1-10)。

尾椎由 4~5 节椎骨组成,呈上宽下尖的三角形块状,其背侧上端有一对骶角,借韧带与骶骨相连,同时也是盆底许多韧带的附着点。此骨变异较多,以致外伤后容易误诊。

1.2.2 脊柱关节的解剖

脊柱是各个脊椎通过椎弓间的关节和椎体之间的关节互相连接而成。

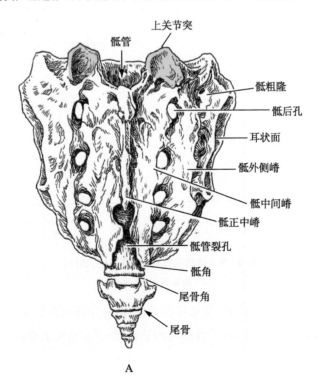

A

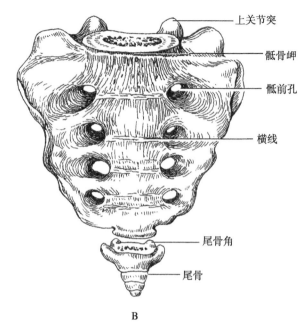

上关节突

骶骨岬

骶前孔

横线

尾骨角

尾骨

B

图 1 - 10 骶尾椎(引自顾晓松,2014)

A. 前面观;B. 后面观

1.2.2.1 关节突关节

椎弓间的关节称为关节突关节,它是由一个椎骨下关节突和相邻的下位椎骨的上关节突构成的。这些关节为滑膜关节,表面覆盖关节软骨,软骨边缘有滑膜连接,并有关节囊包裹。脊神经后根的分支支配这些关节。由于脊柱颈段、胸段及腰段行使的功能不同,关节突关节在颈椎、胸椎及腰椎之间亦呈现不同的方向。颈椎为侧块关节,关节面与水平面成约45°角;胸椎上关节突关节面主要向后略向上,下关节突关节面向前略向下;腰椎上关节突关节面主要向中线略向后,下关节突关节面主要向外略向前,上关节突在外侧,下关节突在内侧,与水平面成直角,额状面成45°角,允许屈伸和侧屈,但几乎不能旋转。

1.2.2.2 椎间盘

椎体之间的连接为特殊结构,被称为椎间盘,成人的椎间盘比所连接的椎体稍大,其厚度约等于所连接的椎体厚度的1/3,其长度总和约占脊柱全长的1/4。颈部的椎间盘占颈部脊柱高度的20%～40%。颈、腰部的椎间盘前部厚、后部薄,形成颈、腰段脊柱有前凸的弧形。胸椎椎间盘前后侧等高。除了第1和第2颈椎之间外,椎间盘存在于各个椎体之间。椎间盘的生理结构允许协调运动、负重,抗震荡能力强但又可变形,每个椎间盘包含一对终板,而外周呈现同心圆的纤维组织即纤维环和中央凝胶部分即髓核,如同三明治一样夹在这对终板之间,它们在每一个椎体平面形成次级软骨关节或联合结构。

（1）纤维环：由12层同心圆排列的纤维形成，相邻层纤维交互排列来抵抗多方向的应力。纤维环含有60%～70%的水，胶原占干重的50%～60%，氨基葡萄糖占干重的20%。随着年龄的增长，氨基葡萄糖和水比例逐渐减少。纤维环围绕在椎间盘的外围，因前部厚而髓核靠后，后纵韧带又窄又薄，故椎间盘易向后突出。纤维环的纤维是斜行编织的弹性纤维，包绕髓核，但与髓核没有明确的分界区。纤维环的这种排列与走向，可限制旋转活动和缓冲震荡。

（2）髓核：为半液态的黏性物质，称胶状物，由类蛋白组成，含70%～90%的水，氨基葡萄糖占干重的65%，胶原占干重的15%～20%。髓核随年龄及负重的不同而可有改变，正常人早晚的身长高度可相差1～2 cm，就是由椎间盘的高度变化所致。髓核具有流体力学的特点。

（3）终板：是椎间盘的上下面，为1 mm厚的软骨结构的纤维软骨和透明软骨，随着年龄的增长，纤维软骨的比例逐渐增加。在成年后软骨板和纤维环融合在一起，将髓核密封于其中。

椎间盘的血液供应在胎儿期，来自周围和相邻椎体的血管。椎体的血管进入透明软骨板，但不进入髓核。出生后这些血管发生变性并逐渐瘢痕化而闭锁。因而成年人的椎间盘没有血供，其营养来源是借以与软骨板类似的半渗透膜的渗透作用，与椎体进行液体交换，维持其新陈代谢。

椎间盘的神经支配是由窦椎神经支配椎间盘后部纤维环边缘及后纵韧带。窦椎神经由脊神经的脊膜返支和交感神经的一部分所组成，为无髓鞘神经，能传导与疼痛有关的冲动。当纤维环后部、后纵韧带受牵张时可出现疼痛。

1.2.3　脊髓的解剖

脊髓呈长椭圆形，位于椎管内，全长42～50 cm，直径1 cm，重26～30 g，上端在枕骨大孔处与延髓相接，下端为脊髓圆锥。脊髓的长度较椎管短，脊髓圆锥在成人相对于第2腰椎水平，新生儿相对于第3腰椎水平，自圆锥开始延伸到第1尾椎背侧的纤维结构，称为终丝（图1-11）。

由于脊椎骨发育较快，而脊髓发育较慢，初生儿脊髓下端可达第3腰椎，而成人的脊髓下端只达第1腰椎下缘，故成人脊髓的节段与脊椎骨不同在一个水平上。其相互关系为：颈髓节段比相应颈椎高1个，如第5颈髓平第4颈椎；上胸段脊髓比相应胸椎高2个，如第5胸髓平第3胸椎；下胸段脊髓比相应的胸椎高3个，如第11胸髓平第8胸椎；腰髓位于第10～12胸椎部；骶尾脊髓位于第12胸椎至第1腰椎。第2腰椎以下为马尾神经（表1-1）。

1.2.3.1　脊髓的被膜

脊髓外面包有三层被膜，最外层为硬脊膜，中间为蛛网膜，内层紧贴脊髓表面为软脊膜（图1-12）。

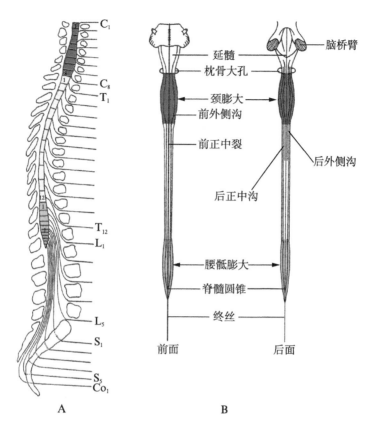

图 1-11 脊椎的位置和外形(引自顾晓松,2014)

A. 脊髓节段与椎骨序数的关系;B. 脊髓的外形

表 1-1 棘突、椎体与脊髓节段的关系

棘 突	椎 体	脊 髓
第 4 颈椎(C_4)	第 4 颈椎(C_4)	第 5 颈椎(C_5)
第 6 颈椎(C_6)	第 6 颈椎(C_6)	第 8 颈椎(C_8)
第 1 胸椎(T_1)	第 1 胸椎(T_1)	第 2 胸椎(T_2)
第 6 胸椎(T_6)	第 7 胸椎(T_7)	第 8 胸椎(T_8)
第 9 胸椎(T_9)	第 10 胸椎(T_{10})	第 12 胸椎(T_{12})
第 12 胸椎(T_{12})	第 1 腰椎(L_1)	第 4 腰椎~第 1 骶椎($L_4 \sim S_1$)
第 1 腰椎(L_1)	第 2 腰椎(L_2)	第 2~5 骶椎($S_{2 \sim 5}$)

(1)硬脊膜:位于最外层,质坚韧,上与硬脑膜相连,在枕骨大孔处与骨膜愈合;下端可达第 2~3 骶椎,在此处向下形成终丝外膜,附着尾骨的骨膜。硬脊膜与椎管骨膜间的狭窄的空隙称硬膜外腔,腔内有疏松结缔组织和静脉丛,为硬膜外麻醉的注药处。

(2)蛛网膜:是一薄层、柔软的结缔组织,无血管,呈蛛网状,含有胶质弹力和网状纤维,其外面与硬膜间有窄隙,称硬膜下腔,其内面与软脊膜间有宽大的间隙,称蛛网膜下隙,其内容为脑脊液。脊髓蛛网膜下隙上方与脑部蛛网膜下隙相通,下方成盲端称终池,终池内有马尾神经。蛛网膜与软膜间有许多小梁相连。

(3) 软脊膜:是一层富有血管的膜,分为两层,内层紧贴脊髓表面并形成纤维隔进入脊髓,血管沿此隔进入脊髓,纤维隔还形成血管周围间隙的外壁,对胶状物质起屏障作用;外层是由胶原纤维束组成的网,与蛛网膜小梁相连。

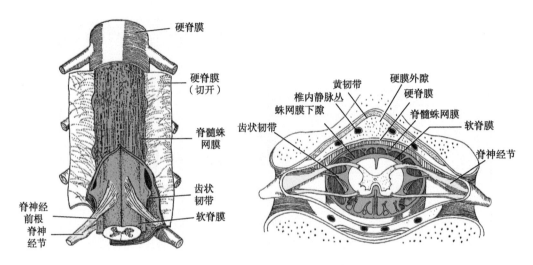

图1-12　脊髓的被膜示意图(引自顾晓松,2014)

1.2.3.2　脊髓的沟裂

脊髓的沟裂共有五种八条,分别为:

(1) 前正中裂:位于脊髓前方正中,深达脊髓前后径的前1/3处,其中有脊髓前血管及其分支。

(2) 后正中沟:此沟较前者为浅,但底部有正中隔伸入脊髓两侧背索间,将其均等地分为左右两侧。

(3) 前外侧沟:位于脊髓前外侧,左右各一条,脊神经前根沿此纵行排列,并穿出脊髓。

(4) 后外侧沟:此沟与前者相对应,亦左右各一条,有脊神经后根丝进入脊髓。

(5) 后旁正中沟:此沟为颈髓与胸髓所特有,位于后正中沟与外侧沟之间,左右各一条。

1.2.3.3　脊髓膨大

脊髓在颈部及腰部分别存在两个膨大部分,分别称为颈膨大及腰膨大。

(1) 颈膨大:是脊椎的上级膨大,指自人体第4颈髓节段至第1胸髓节段形成。颈膨大的出现是由该节段脊髓内的神经细胞和纤维较多所致,膨大的成因则与肢体的发达有关。由于人类的上肢动作灵巧,解剖结构精细,所以支配上肢的臂丛神经就比较发达,颈膨大正相当于臂丛神经发出的节段。颈膨大受损时双上肢呈周围性瘫痪,双下肢呈中枢性瘫痪,病变平面以下各种感觉缺失、括约肌功能障碍,上肢有节段性感觉减退或消失,肩部及上肢可有放射性疼痛;侧角受损时可出现同侧 Horner 征,其典型的临床特点为病侧眼球轻微下陷、瞳孔缩小、上睑下垂、同侧面部少汗等。

(2)腰膨大:指人和后肢发达的动物脊髓下端或后端的粗大部分。在人的脊髓自第 9 胸椎向下连续与脊髓圆锥的粗壮膨大区域,由腰膨大发出管理下肢或后肢的腰丛、骶丛神经。善于用后肢跳跃的有袋类等动物,腰膨大特别显著。已灭绝的恐龙类,其膨大部超过脑部数倍,说明脊髓膨大部分所含神经细胞和神经纤维的数量比其他部位多。腰膨大($L_1 \sim S_2$)受损时表现为两下肢下运动神经元性瘫痪,两下肢及会阴部感觉缺失,排尿及排便功能障碍。损害平面在 $L_{2\sim4}$ 时膝反射消失,在 $S_{1\sim3}$ 时跟腱反射消失,损害 $S_{1\sim3}$ 会出现阳痿。

1.2.3.4 脊髓血供

供应脊髓的血液循环主要来源于以下动脉血管,并经相同部位的静脉回流(图 1 - 13)。

(1)脊髓前动脉:自脊髓前正中裂迂曲下行,上方与双侧椎动脉所形成的基底动脉环相连,供应脊髓全长。在颈段该血管较粗,约为 250 μm,其分支有沟动脉和软脊膜动脉,主要向脊髓的前 2/3 部供血。

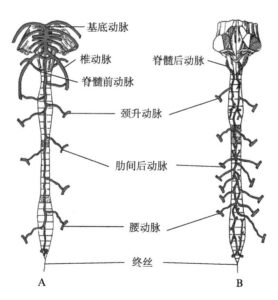

图 1 - 13 脊髓动脉示意图(引自顾晓松,2014)

A. 前面观;B. 后面观

(2)脊髓后动脉:自椎动脉内侧壁或小脑后动脉发出,绕延髓下行,并有细小的分支分布于薄束、楔束及其核和绳状体尾背侧部。该动脉左右各一支沿脊神经后根内侧下行,并在各节段和后根动脉相吻合。该血管主要供应脊髓的后 1/3 部。

(3)动脉冠:又称冠状动脉环,是脊髓前、后动脉和根软膜动脉的分支在脊髓表面相互吻合的软脊膜丛。其在颈膨大、腰骶膨大处较为密集,而胸段则稀疏,由动脉冠发出的分支沿软脊膜隔呈反射状进入脊髓实质,其与脊髓表面呈垂直状,主要供应脊髓前束和侧束的周边部分。

(4) 根动脉：直接来自椎管外的动脉干，该动脉干分为以下四段。

1）颈段：主要来自椎动脉第 2 段和甲状肋颈干的升支。其沿脊神经根进入椎管，并有前、后根动脉之分，两者分别与脊髓前动脉和脊髓后动脉吻合，并参与构成脊髓的动脉冠。一般根动脉均较细小或缺如，以 C_6 或 C_8 处较多见，且粗大，通过吻合支同时供应相邻节段的脊髓。

2）胸段：其多起自第 7（或第 8 等）肋间动脉，进入椎管后亦分为前后根动脉参与脊髓的血供。其供血范围向上达下颈髓，因此，若此动脉受阻，则可出现颈髓症状；向下达下胸髓，此血管可缺如，而被后者取代供血。

3）腰段：多自上方腰动脉和（或）髂外动脉发出，沿腰脊神经进入椎管后，即参与构成脊髓下段的脊髓前中央动脉，上方达 T_7，下方至 S_3，主要供应该段脊髓前方 2/3 的血供。

4）下部附加根动脉：其起自髂内动脉第 1 分支——髂腰动脉腰支，故又称为下部附加根动脉，其主要构成 $S_{3\sim4}$ 以下脊髓的血供。

(5) 脊髓全长的静脉：与动脉大致相似，脊髓后方有数支后根静脉，在后正中沟处形成纵行的脊髓后正中静脉延续脊髓全长。两侧各有一较小的脊髓外后静脉与之伴行，此组静脉主要收集后索和后角的静脉血。脊髓前静脉通过沟静脉收集沟缘白质和前角内侧部的血液构成一条脊髓前正中静脉，亦有一对脊髓外前静脉伴行。各纵行静脉干由静脉冠连接形成软脊膜静脉丛，其本身收集来自前角外侧部、侧角、前索和侧索的静脉血。对静脉系统的深入了解，将有助于防止及减少椎管手术中的失血量。

1.2.3.5 脊髓内部结构

(1) 脊髓灰质：外观呈"H"形，灰质主要由神经细胞和部分胶质细胞构成，于中心部有中央管居中。在中央管前后的横行灰质称为灰质连合，并有前后之分。灰质连合的侧前方延伸部称前角或前柱；而侧后方延伸部则称为后角或后柱。颈髓缺乏前后角之间向外突出的灰质，即侧角，或称侧柱。

1）前角：短而粗，由运动细胞组成，在脊髓颈段尤为发达。横切面上运动细胞呈排列分界清楚的细胞群，而纵切面上则为长短不等的细胞柱，分别支配所属肌肉。于颈膨大处细胞群最多，腰膨大处次之，均按躯体定为排位，一般可分为以下各组。

A. 内侧细胞群：其前内侧组（$C_1 \sim S_5$）支配躯干腹面的浅肌（如背阔肌、腹外斜肌等），而后内侧组（$C_3 \sim S_5$）则支配躯干的深肌（如前锯肌、后锯肌、腹横肌和腹内斜肌等）。

B. 外侧细胞群：前外侧组（$C_4 \sim C_8$、$L_2 \sim S_1$）支配手足的伸肌，而后外侧组（$C_2 \sim T_1$、$L_2 \sim S_3$）则支配手足的屈肌及其他小肌。

C. 中间细胞群：位于 $C_3 \sim C_7$ 节段，主要支配膈肌，故称为膈核，同时有副神经位于 $C_6 \sim C_7$ 前角腹侧。

2）后角：除背核、后角固有核及后角边缘核外，后角细胞一般较小，常呈多极，属于传导感觉冲动的中间神经元，与运动反射的调节及各节间联系有关。

3）侧角：位于胸髓，在颈段则无。

此外,在颈膨大处其内侧还有前后两组,前组支配附着于肱骨和肩胛骨处的伸肌群,后组则支配上述屈肌群。

(2) 脊髓白质:是由密集的有髓纤维组成,白质中的神经纤维因其传导道路有不同的走向,又可分为上行束、下行束。

上行束为脊髓向脑部传达的纤维,如脊髓丘脑束、脊髓小脑束、薄束、楔束等;下行束为从脑传向脊髓的通路,如皮质脊髓束、红核脊髓束、顶盖脊髓束等;节间束为节间的联系纤维,多集中于紧贴灰质的外面,构成一薄层,称为固有束。

脊髓白质以前、后外侧沟为界,一般将其分为前索、侧索和后索。

1) 前索:位于前正中裂与前外侧沟之间,内含以下四种传导束。

A. 皮质脊髓束:位于前内侧,由未交叉的锥体束纤维组成。在其下行过程中不断越过前连合支配对侧前角内的运动神经细胞,此种交叉在胸髓段以前即完成,故下方无此束。

B. 顶盖脊髓前束:位于前者外侧,大部分纤维起自四叠体上丘的深层细胞,在内侧纵束的前方形成交叉,大部分纤维终止于上四个颈髓,少部分纤维达颈髓下段。此束主要功能是参与视觉及听觉的姿势反射运动。

C. 内侧纵束:位于前者后方,主要为下行纤维,起自前庭内侧核,网状结构、上丘、中介核、连合核等,大部分止于上部颈髓,小部分下行达腰髓,参与头颈肌的共济和姿势反射。

D. 前庭脊髓束:起于前庭外侧核,其纤维大部分终止于颈、腰髓,其作用是参与身体平衡反射。

2) 侧索:位于前、后外侧之间,此两者之间并无明显界线,可合称为前外侧索,主要有以下六种传导束。

A. 脊髓小脑前束:起自腹侧海绵质的神经细胞,其轴突经前白质连合至对侧或同侧上行,经小脑上脚至小脑蚓,为共济运动反射的传入纤维。

B. 脊髓小脑后束:在脊髓小脑前束的后方,起自背核,传导来自同侧关节、肌腱及肌肉的传入冲动,轴突向上经小脑下脚至小脑蚓及简单小叶,作用同前。

C. 脊髓丘脑束:分为前束和侧束两组,为温度觉、痛觉和粗触觉的传导束,均经过前白质连合上行达丘脑。

D. 皮质脊髓侧束:为来自对侧大脑皮质下行的随意运动纤维,位于后前方。其纤维排列由内向外依次为颈、上肢、躯干和下肢,此束内常伴有部分同侧来自大脑皮质下行的纤维(支配同侧肌肉),故如受累时可导致同侧轻瘫。

E. 红核脊髓束:位于前者前外侧,起自中脑红核,经被盖腹交叉至对侧,向下终止于脊髓前柱,起姿势调节作用。

F. 网状脊髓束:起自脑干网状结构,止于脊髓前柱和侧柱,有调节随意运动及某些反射作用。

3) 后索:位于后外侧沟和后正中沟之间,由上行纤维组成,主要有内侧的薄束与外侧的楔束,传导躯体同侧的本体感觉和精细触觉(图1-14)。

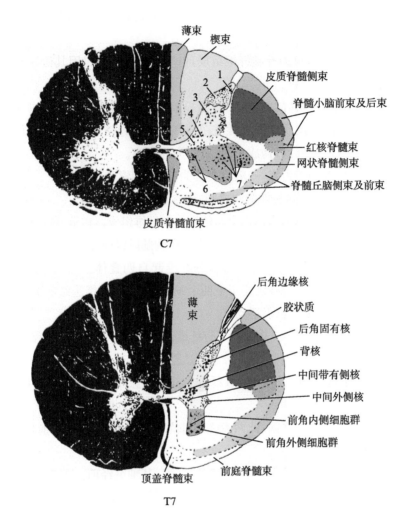

图 1-14　脊髓横断面(引自顾晓松,2014)

1.2.4　脊神经的解剖

　　脊神经位于相应节段的椎管中。$C_2 \sim C_7$ 神经根位于相应椎弓根的上面,C_8 神经根位于 $C_7 \sim T_1$ 椎弓根构成的椎间孔中,C_8 以下所有的神经根均位于相应椎弓根的下面(如 L_4 神经根位于 $L_{4/5}$ 椎弓根构成的椎间孔中)。因脊髓的长度较椎管短,脊神经越向下在椎管内走行越垂直。每个脊髓节段都发出前根(运动支)和后根(感觉支),前后根合并为具有混合神经的神经节。后根神经节是上行的感觉神经细胞联系的突触点。

1.2.4.1　脊神经根

　　脊神经根由前根和后根组成。在椎管内自脊髓侧方向椎间孔走行,当其穿过诸层脊膜时,各层脊膜分别包绕其外面,并于软脊膜与蛛网膜之间保留与蛛网膜下隙相通的间隙,于脊神经节(在椎间孔内)外方形成脊神经,该神经又分为:

(1) 前根(又称腹侧根):其纤维来自颈髓的前角细胞,分布于横纹肌,起运动作用。

(2) 后根(又称背侧根):沿脊髓的后外侧沟排列成行。其较前根为粗(第1颈神经除外,且有20%者缺如),主要为感觉性的传入纤维。在其与前根汇合前,有一纺锤形膨大,长4~6 mm,此即为脊神经节。各后根之间均有交通支相连,以颈髓最为丰富,腰骶部次之,胸髓较少。

前、后根汇合成脊神经,向椎间孔延伸,其在颈部较短。第1颈神经穿行于枕骨与寰椎后弓之间,经椎动脉沟在椎动脉下方穿出。第2~7颈神经则经相对应的椎骨上方的椎间孔穿出。第8颈神经则由 C_7 与 T_1 之间的椎间孔穿出。脊神经节位于椎间管外,胸腰段大致相似,唯骶尾的脊神经节位于椎间管内。

脊神经根包膜与脊髓的诸层被膜相延续。当前根和后根穿经软脊膜和蛛网膜时,两层脊膜呈鞘状包裹诸根的四周,蛛网膜下隙亦显于两鞘之间。自此前、后两根再各自穿经硬脊膜,并分别被此膜构成的鞘所包围,其间有一裂隙,称为根间隙(脊膜束)。再向下延伸,穿过脊神经节,两根合成一干,硬脊膜亦合成一鞘,其下方即构成脊神经的被膜。

1.2.4.2 脊神经

脊神经干很短,出椎间孔后至发生分支之前,其分为以下三支(图1-15)。

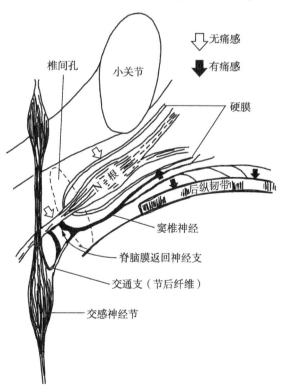

图1-15 脊神经解剖示意图(引自赵定麟,2006)

（1）脊膜支及窦椎神经：脊膜支为脊神经的第一分支，最细，逆方向经椎间孔返回椎管，故称为脊脑膜返回神经支。它又分为较粗的升支和较细的降支，两者相互吻合构成脊膜前丛和脊膜后丛。上方进入颅内，下方各髓段呈相延续状。脊膜支内除有来自脊神经节的感觉纤维，且有细支与相邻近的交感神经节相连，两者合称为窦椎神经，其神经纤维返回进入椎管。其中，除含有血管运动纤维外，尚有来自后根的无髓纤维参与。其分支布于椎管内各组织，包括脊髓本身的血管、硬脊膜、钩椎关节（颈段）及后纵韧带等处。每一窦椎神经分布至2~3个椎节，其主干多呈上行分布，少有下行者。

（2）后支：有内侧支与外侧支之分，此种以感觉为主的神经纤维主要分布至邻近皮肤。

（3）前支：主要分布至邻近肌肉（群）或参与组成神经丛（颈丛、臂丛、腰丛、骶丛等）。

1.3 脊柱脊髓发育性畸形的分类

1.3.1 脊髓发育性畸形

先天性神经管闭合不全是胚胎发育早期神经板发育异常导致的脊髓和脊柱合并畸形，常引起病变脊髓或神经所累及的内脏和外周神经的功能障碍，发病率为（1~3）/1 000。最常见的致病原因为妊娠期母体叶酸缺乏，也与环境、基因突变、药物等因素有关。根据脊髓神经组织是否外露，分为开放性和隐性神经管闭合不全两种。发生在脊髓的开放性神经管闭合不全可以分为脊膜膨出、脊髓脊膜膨出、脂肪脊髓脊膜膨出、脊髓外翻等，隐性神经管闭合不全主要包括脊髓脂肪瘤、终丝牵拉、脊髓纵裂、皮样囊肿等。

1.3.1.1 开放性神经管闭合不全

开放性神经管闭合不全也称开放性脊椎裂，由妊娠第3周末，神经管关闭时神经外胚层与皮肤外胚层分离不全，神经基板经脊柱裂向外膨出所致，一般发生于腰骶部中线处，局部椎管开裂，椎管内容物从裂开处向后方膨出。根据膨出的内容将其分为脊髓膨出和脊髓脊膜膨出两种。膨出的神经组织未形成神经管，而是停留在神经板阶段，称为基板。基板外露与空气接触，皮肤终止于基板的边缘，神经根从基板的腹侧面发出。脊髓脊膜膨出时膨出部分除基板外，还有基板腹侧的蛛网膜下隙。这种开放性神经管闭合不全应在出生后24 h内手术治疗。

开放性神经管闭合不全患者中，95%以上伴随Arnold-Chiari Ⅱ型畸形，80%伴发脑积水，30%~75%伴有脊髓积水，30%~45%伴有胼胝体发育不全及脊髓纵裂，10%~20%伴有脊柱侧弯或后凸及髋部畸形。该病的主要临床表现为出生后胸腰部、腰骶部皮肤特征性改变：皮肤色素沉着、局部肿块、毛发异常、皮肤小凹，少数呈小尾巴样改变，此病病死率低，但致残率高，多表现为双下肢功能障碍（肌力减退、足内外翻畸形、行走障碍等）；大小便异常（便秘、大小便失禁),严重影响患者生活质量。MRI 是诊断疾病的首选检查。

1.3.1.2　隐性神经管闭合不全

这种先天性畸形虽然也是腰骶部背面神经管闭合不全,但是有皮肤覆盖,神经组织不暴露于空气中,表现形式有多种。

(1)脊膜膨出:蛛网膜下隙从腰骶部后方椎弓开裂处疝出于背侧皮下,膨出内容不含脊髓和神经组织,80%位于腰骶部,其他常见部位为头颈交界处、颈部和胸部。

(2)脊髓囊肿膨出:患者合并脊髓空洞症,有室管膜上皮内衬的脊髓空洞症囊肿通过脊椎裂骨缺损进入皮下组织。此种囊肿因含有神经组织,不能通过简单的手术治疗。

(3)腰背部皮肤窦道:这种畸形是由于胚胎时期表浅的外胚层(皮肤组织)和形成神经组织的外胚层没有完全分离,遗留局部粘连带。在日后的发育过程中,脊髓被间充质组织包绕,并在以后形成的骨性椎管中向上移位。而粘连带持续存在,形成一条长的管状结构,管壁内衬上皮,一头连接脊髓,另一头连接皮肤。皮肤表面可见凹陷或小孔,合并有毛发、血管瘤或色素沉着,多位于腰骶部,其次是枕区。窦道终止于皮下组织、硬膜、蛛网膜下隙、脊髓或神经根。大约 59%的病例腰背部皮肤窦道终止于皮样囊肿或表皮样囊肿内。皮肤窦道常常容易继发感染,引起脑膜炎或皮下脓肿。它需与潜毛窦鉴别,后者多位于尾部靠近肛门,窦口常见毛发,窦道位于尾骨背侧,不与椎管相通。

(4)脊髓脂肪瘤:含成熟脂肪组织的肿块与脊髓或者软脊膜相连,可分为硬膜内脂肪瘤、脂肪脊髓脊膜膨出和终丝纤维脂肪瘤三种类型。硬膜内脂肪瘤可位于脊柱的任何水平,硬膜是完整的。位于脊髓软膜下和脊髓之间的脂肪瘤充满中央管与软膜之间的后正中裂,比较低位的脊髓脂肪瘤可以栓系脊髓圆锥。脂肪脊髓脊膜膨出表现为有皮肤覆盖的、脂性的、稍硬的腰背肿块。脊髓常被栓系到大的脂肪瘤上。后者从皮下经脊椎裂进入椎管。MRI 是诊断该病的首选方法。终丝纤维脂肪瘤大部分可能不存在腰骶部皮肤改变,起病隐匿,其可导致终丝增粗、弹性下降,脊髓受到牵拉,表现为腰部疼痛或大小便障碍,甚至双下肢肌张力增高。

(5)脊髓栓系综合征:正常胚胎第 3 个月末,脊髓占据椎管全长。但因脊椎生长相对较快,故引起脊髓圆锥相对上移。出生时脊髓圆锥位于第 2 和第 3 腰椎水平,生后 3 个月位于第 1 和第 2 腰椎水平,与成人相似。如果圆锥上移遭到阻碍,圆锥位置在第 1 和第 2 腰椎以下,即所谓的脊髓圆锥低位。原因一般是有一根短而粗(粗 2 mm 以上)的终丝将脊髓圆锥栓系在比较低的位置上。患者最初无症状,随着年龄增大,椎管生长较快,而脊髓圆锥因受粗大终丝的栓系,不能上移,则产生症状,常合并轻的隐性脊椎裂,1/3 的病例终丝附近有脂肪病。

(6)脊髓纵裂:指脊髓在矢状面上分裂为两个各有软膜包裹的半脊髓。完全性分裂者,形成两个硬膜囊,之间有纤维软两个脊髓及其各自的神经根,分别位于两个椎管中。脊髓纵裂几乎总伴有显著的脊柱畸形,如半椎体、蝴蝶椎、大块融合椎等,一般都有脊椎裂。皮肤表面可有血管痣,常合并脊髓圆锥低位、脊髓积水等。

1.3.2 脊柱发育性畸形

人类脊柱在胚胎期发育较快,全部结构在数周内完成。脊柱形成后即有其形态和稳定性。全部发育过程分为四期:第一期称脊索期,于胚胎的第15天形成,其残留部分终生存在,称为髓核;第二期称膜性期,第21天开始到3个月结束;第三期为软骨期,从5~6周到出生前;第四期为骨性期,从2个月到出生后完成一部分。胚胎发育到第14~21天时有板状细胞层将羊膜腔和卵黄囊分开,从此分为外胚层、中胚层和内胚层。外胚层形成神经板,其中部下陷成为神经沟,继之发育成神经管。脊索源于间叶细胞,位于神经管的深层,上自枕后下达尾椎。沿正中线围绕脊索形成42对体节。中胚层沿神经管形成原始的体节渐演变成"生骨节",沿神经管和脊索发育,最后形成椎体。

椎体发育缺陷可分为:

(1) 椎体分节不良:单侧的分节不良称为骨桥,可导致脊柱侧弯,因骨桥限制了凹侧的生长发育。椎体前方分节不良可产生进行性驼背,后方分节不良可致脊柱前突。两节以上的分节不良称为"大块椎体",该部脊柱活动受限,如颈部的 Klippel-Feil 综合征。

(2) 椎体形成不良:椎骨发生时,椎体一侧的骨化中心发生障碍,只形成半个椎体而导致脊椎侧凸。侧方形成半椎体可引起脊柱侧弯,后方形成半椎体可致脊柱后突。上述先天性椎体畸形多并发肋骨畸形,也常见形成不良型椎体畸形如蝴蝶椎、椎体纵裂等。

蝴蝶椎是一种脊柱椎体畸形,是椎体的两个软骨中心联合异常,椎体成为左右对称的两个三角形骨块,又称为矢状椎体裂。在正位 X 线上形似蝴蝶的双翼,故称蝴蝶椎。如果一侧的软骨中心不发育,则成为半椎体。

(3) 椎体闭合不全:又称为脊柱裂,是一种常见的先天性畸形,是在胚胎发育过程中,由椎管闭合不全而引起,可从较小的畸形如棘突缺如或(和)椎板闭合不全,到严重的畸形。造成脊柱裂畸形的病因尚不明确,有学者认为其与妊娠早期胚胎受到化学性或物理性的损伤有关。孕妇的保健(孕妇摄入足量叶酸)对预防胎儿畸形很重要。一般可将脊柱裂分为显性脊柱裂(spinal bifida apertum)和隐性脊柱裂(spinal bifida occultum)两种。隐性脊柱裂较显性脊柱裂多见,临床上少有症状,一般可分为单侧型、浮棘型、吻棘型、完全脊椎裂型和混合型等。隐性脊柱裂只有椎管的缺损而无椎管内容物的膨出,无须特殊治疗。显性脊柱裂根据膨出内容的不同又分为脊膜膨出型(meningocele)、脊髓脊膜膨出型(myelomeningocele)、脊髓膨出型(mylocele)等。

1.4 脊柱脊髓发育性畸形的物理诊断

脊柱脊髓发育性畸形的明确诊断虽然有时需要辅助一定的影像学检查,但是通过基本的物理检查即临床体格检查,并全面、详细收集病史,对绝大多数病例可以取得正确诊断。因此脊柱外科临床中常用到的视、触、动、量是每个脊柱外科医师必须掌握的内容。

1.4.1　视——视诊

视诊是指医生用眼睛来观察患者的全身或局部,简单易行,常能提供重要的诊断资料和线索,有时仅用视诊就可明确诊断一些疾病。脊柱脊髓发育性畸形相关疾病除了脊柱外科常规的视诊内容之外,还需要特别注意以下几种情况。

1.4.1.1　全身状况

(1) 后凸畸形:胸背部后凸畸形多见于舒尔曼病、椎体骨骺炎后遗症、强直性脊柱炎或老年性驼背等,颈椎后凸畸形多见于半椎体、椎体发育不良者。

(2) 短颈及短腰畸形:前者多见于先天性颈椎融合(Klippel-Feil 综合征)、Arnold-Chiari 畸形及颅底凹陷综合征、颈胸段半椎体畸形等,后者则以腰椎椎弓崩裂合并椎体滑脱及腰椎胸椎化畸形者等多见。

(3) 侧弯畸形:脊柱存在侧弯畸形者除提示特发性脊柱侧弯者外,尚可见于先天性半椎体畸形者,同时需要观察两肩是否等高、双侧肩胛骨的高低、腰部皱折皮纹、剃刀背征等。

(4) 前凸畸形:脊柱过度向前突出性弯曲,多见于第 5 腰椎峡部裂并重度向前滑脱及骶椎水平的患者。

(5) 散在肿块:常提示患者存在神经纤维瘤病的可能。

1.4.1.2　局部异常

(1) 脊椎走行处隆起:多见于各型脊柱裂、脊髓纵裂、畸胎瘤及脊索瘤者。

(2) 异常毛发或色素沉着:腰骶部有此征者,多见于隐性脊椎裂、脊髓纵裂者。

(3) 窦道:如果伴有异常毛发常提示存在潜毛窦。

1.4.2　触——触诊

触诊是医生用手指或触觉来进行体格检查的方法,通过触、摸、按、压患者局部,以了解体表及脏器的物理特征,如触痛、压痛、棘突位置、脊柱侧弯程度等。

触诊的第一步为检查者应立于患者后方正中,用右手拇指自上而下触及棘突以判定其有无偏移、后突及确定其顺序数,一般是可根据双侧肩胛下角连线及髂后上棘连线等判定,也可以通过颅顶至尾骨端连线测量加以判定。

1.4.2.1　触摸双侧竖脊肌状态

触摸双侧竖脊肌状态主要注意该肌有无痉挛、触痛(或压痛)及敏感区,双侧是否对称,从而有助于对伤患的性质、程度及位置进行推断。

1.4.2.2　寻找压痛点

(1) 棘间隙压痛点:即在上下棘突之间凹陷处有压痛,主要见于椎间盘突出症及棘间韧带损伤(或劳损)等。

(2) 棘突压痛点:即在棘突处有压痛,在扭伤情况下多见于棘上韧带损伤,跌伤或撞击伤时尚可见于棘突骨折(较前者少见)。

(3) 棘突旁压痛点:即在棘突之两侧 1.0～1.5 cm 处有压痛,此由脊神经根背侧支受累引起。主要见于椎管内疾患,以颈椎病发作期、椎间盘突出症及肿瘤等多见。

(4) 颈肩部压痛点:枕大神经受累时,压痛点位于乳突和枢椎之间;前斜角肌综合征则位于锁骨上窝;肩周炎时多位于肩关节四周及岗上肌处等。

(5) 背部压痛点:胸背部纤维织炎时,压痛点多位于第 7～9 胸椎棘突处;胸椎结核时一般在病节椎骨棘突处。

(6) 腰肌压痛点:以下方髂嵴之腰肌附着点处为多见,或见于棘突两侧,并伴有侧向肌张力试验阳性(即向肌张力增加的一侧活动时疼痛加剧,而放松时减轻)。

1.4.3 动——检查活动度

正常人脊柱存在一定的活动度,但是各部位活动范围明显不同,颈椎和腰椎活动范围最大,胸椎活动范围最小,骶椎、尾椎由于融合成一骨块,基本没有任何活动度。

1.4.3.1 颈椎活动范围检查

颈椎活动范围检查时,令患者做颈部前屈、后伸、旋转与侧屈活动,并与正常加以比较即可。在脊柱畸形伴有外伤及重症者,不宜行此种检查,操作时最好采用半圆尺或头颈部活动测量器进行测量,并予以记录。

在正常情况下,除瘦体型者活动度较大和胖型活动度略小外,一般并无明显受限。而在颅底凹陷、Arnold-Chiari 畸形者,可能影响颈部旋转活动。

1.4.3.2 腰椎活动范围检查

腰椎活动范围检查主要包括以下四种方向的脊柱活动。

(1) 前屈:患者取直立位,嘱其自然向前弯腰,双手自然下垂,指尖朝向足面方向。正常情况下,腰部呈弧形,一般为 90°。

(2) 仰伸:直立位,让患者自然后仰,正常范围为 30°。

(3) 侧屈(弯)立正位:让患者自然弯向侧方,左右分别测量及记录,正常时左右各 30°。

(4) 旋转:检查者将患者骨盆两侧固定,之后嘱患者分别向左、右旋转,并测量双肩连线与骨盆横径所成的角度,一般为 30°。

脊柱腰段活动受限多见于腰椎发育性椎管狭窄、峡部裂性腰椎滑脱等。

1.4.4 量——脊柱参数测量

脊柱脊髓发育性畸形疾病患者在物理诊断的基础上,一般均需要行全脊柱 X 线检查,必要时需要增加双下肢 X 线检查,此法简单易行,并可以确诊是否存在先天性椎体融合、脊柱裂、半椎体畸形、脊柱侧凸等。脊柱 X 线检查各种参数的测量对于疾病的诊断、治疗方案的选择具有重要的意义,因此将该部分内容附加在物理诊断章节,下述脊柱相关参数在评估脊柱脊髓发育性畸形疾病过程中常被用到。

1.4.4.1 测量患者的身高

详细记录患者的身高,包括站高及坐高。患者的体重、双臂间距、双下肢长度、感觉等均需记录在案。

1.4.4.2 脊柱侧凸弯度测量

(1) Cobb 角法:最常用,头侧端椎上缘的垂线与尾侧端椎下缘垂线的交角即为 Cobb 角。若端椎上、下缘不清,可取其椎弓根上、下缘的连线,然后取其垂线的交角即为 Cobb 角。

(2) Ferguson 法:很少用,有时用于测量轻度侧弯,找出端椎及顶椎椎体的中点,然后从顶椎中点到上、下端椎中点分别画两条线,其交角即为侧弯角(图 1-16)。

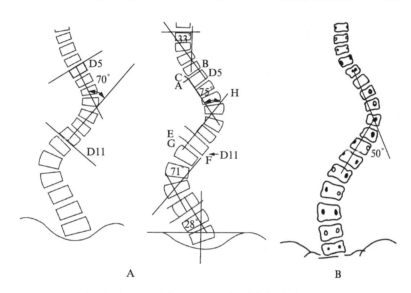

图 1-16 侧弯角度测量方法(引自赵定麟,2014)
A. Cobb 角法;B. Ferguson 法

1.4.4.3 脊柱旋转度的测量

脊柱旋转度的测量通常采用 Nash-Moe 法,根据脊柱正位 X 线上双侧椎弓根的相对位置分度,一般将其分为五度(图 1-17)。

Ⅰ度:双侧椎弓根对称、等大、等圆。

Ⅱ度:凸侧椎弓根移向中线,但未超过第一格,凹侧椎弓根变小。

Ⅲ度:凸侧椎弓根已移至第二格,凹侧椎弓根消失。

Ⅳ度:凸侧椎弓根移至中央,凹侧椎弓根消失。

Ⅴ度:凸侧椎弓根越过中线,靠近凹侧。

1.4.4.4 脊柱成熟度的测量

(1) 第二性征:男童的声音改变,女孩的月经初潮、乳房及阴毛的发育等。

(2) 骨龄 Risser 征(图 1-18):将髂棘分为四等份,骨化由髂前上棘向髂后上棘移

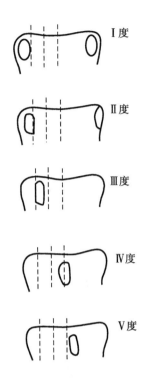

图 1 - 17　椎体旋转程度 Nash-Moe 法（引自赵定麟，2014）

动，骨骺移动 25％为Ⅰ度，50％为Ⅱ度，75％为Ⅲ度，移动到髂后上棘为Ⅳ度，骨骺与髂骨融合为Ⅴ度。

1.4.4.5　颅底凹陷常用测量指标（图 1 - 19）

（1）Chamberlain 线（钱氏线，又称腭枕线）测量：在端正的颅骨侧位片上，从硬腭后极背侧唇，到枕骨大孔后缘的上唇，作一连线。正常者此线经过齿突尖端之上，枕骨大孔前缘之下。由于在颅底凹陷者难以在平片上识别枕骨大孔后缘，因此常常需做侧位的矢状面中线断层摄影供测量。一般认为，齿突尖端超过此线 3 mm 为颅底凹陷。

（2）McGregor 线测量：从硬腭到枕骨鳞部最低点的连线，因易于判定，故而临床上更常用。McGregor 认为齿突尖超过此线 4.5 mm 为病理状态，另有人提出超过 7 mm 或 9 mm 为颅底凹陷。

（3）McRae 线：在侧位片上枕骨大孔前后缘的连线，齿突尖部超过此线即可考虑颅底凹陷。

（4）乳突连线（Fischgold 线）：在颅骨正位片上，作双侧乳突尖端的连线，正常此线恰经过齿突顶点。齿突高出此线 1～2 mm 即为不正常。

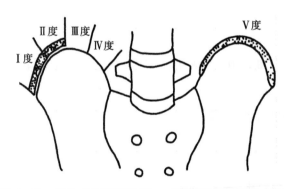

图 1 - 18　骨骼成熟度评价 Risser 征法（引自赵定麟，2014）

（5）二腹肌沟线（Metzger 线）：亦在颅骨正位片上测量，为双侧二腹肌沟之连线，此线与齿突顶点之距离应＞10 mm，＜10 mm 为不正常。

1.4.4.6　峡部裂型腰椎滑脱的测量

（1）临床上有多种方法用于滑脱程度的判定，其中较为常用的是 Meyerding 分度法。其将下位椎体上缘分为四等份，并根据滑脱的程度不同，分为以下四度（图 1 - 20）。

Ⅰ度：指椎体向前滑动不超过椎体中部矢状径 1/4 者。

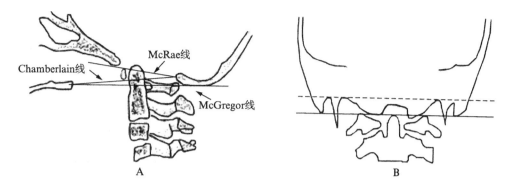

图1-19　Chamberlain线、McGregor线、McRae线、Fischgold线、Metzger线示意图(引自赵定麟,2014)

A. 侧位片Chamberlain线、McGregor线、McRae线；B. 实线：Fischgold线，虚线：Metzger线

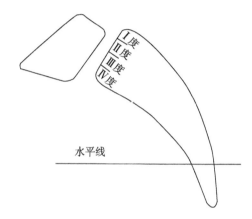

图1-20　滑脱程度Meyerding分度判定示意图(引自赵定麟,2014)

Ⅱ度：超过1/4,但不超过1/2者。

Ⅲ度：超过1/2,不超过3/4者。

Ⅳ度：超过椎体矢状径3/4以上者。

（2）临床实践中另一常用而更加精确的方法是用滑椎滑移距离除以其下位椎体上终板矢状径,以百分数表示。滑移超过5%方能诊断为滑脱,滑脱5%～25%为Ⅰ度；滑脱26%～50%为Ⅱ度；滑脱51%～75%为Ⅲ度；滑脱>75%者为Ⅳ度,而椎体滑移至下位椎体前方,呈完全"脱位"状态为Ⅴ度滑脱。

1.4.4.7　其他脊柱脊髓发育性疾病导致的畸形用到的脊柱平衡方面的相关参数

（1）骨盆投射角（pelvic incidence，PI）：S_1上终板的中点与股骨头中心的连线与S_1终板中点与S_1终板垂直的垂线形成的夹角,该值为35°～85°,平均51.9°。若<35°,多见于舒尔曼病,若>85°,多见于峡部裂型腰椎滑脱,常用来描述骨盆解剖形态,不受体位影响,数值比较恒定。

（2）骨盆倾斜角（pelvic tilt，PT）：S_1上终板的中点与股骨头中心的连线与重力线之间的夹角,为-5°～30°,平均12°。该数值为体位相关性参数,反映骨盆前倾后倾的指标,

PT 值越大,表示骨盆越后倾。

(3) 骶骨倾斜角(sacral slope,SS):S_1 上终板的平行线与水平线的夹角,变动范围为 $21°\sim66°$,平均 $40°$,亦为体位相关性参数,代表骶骨倾斜度(图 1-21)。

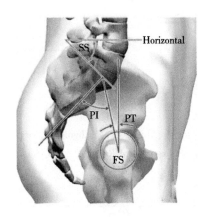

图 1-21　腰椎骨盆相关参数测量方法示意图(http://orthop. dxy. cn/article/65826)

(4) 胸椎后凸角(thoracic kyphosis,TK):T_4 上缘与 T_{12} 下缘的 Cobb 角度,为 $20°\sim 45°$(图 1-22)。

(5) 腰椎前凸角(lumbar lordosis,LL):L_1 上缘与 S_1 上缘的 Cobb 角度(图 1-22),变动范围为 $40°\sim60°$。其中 $LL=PI\pm9°$。

6) 矢状位垂直轴(sagittal vertical axis,SVA):C_7 铅垂线与骶骨后上缘之间的距离,约为 ±50 mm(图 1-22)。

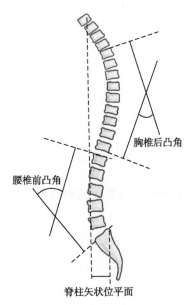

图 1-22　胸椎后凸、腰椎前凸角度的测量方法示意图
(引自李危石,孙卓然,陈仲强等,2013)

1.5　脊柱脊髓发育性畸形的治疗

脊柱脊髓发育性畸形相关疾病一旦明确诊断,依据患者目前的临床症状及预期发展,采取不同的治疗方法。对于没有神经症状、脊柱畸形不明显或者预期对脊柱生长不会造成明显畸形及功能障碍的患者可采用保守方法治疗;而对于已经存在神经症状,就诊时畸形明显或者预期畸形进展明显或者造成患者器官功能障碍者,则建议早期进行外科手术干预。

1.5.1　非手术疗法

非手术疗法主要适用于疾病的早期,没有明显临床症状或者临床症状比较轻微、疾病的全程不会导致患者明显的畸形进展及功能障碍者,主要包括观察、支具治疗、药物治疗、物理治疗及颈托固定等方法。

(1)观察及定期随访:对于隐性脊柱裂,如 L_5 隐裂、S_1 隐裂等,由于不会造成患者脊髓神经症状,亦不会产生畸形,以观察和定期随访为主;对于特发性脊柱侧弯 Cobb 角度 <20°的患者,以观察和定期随访为主;对于先天性颈椎融合畸形(如 Klippel Feil 综合征)没有临床症状者亦以观察为主。

(2)支具治疗:对于特发性脊柱侧弯 Cobb 角度为 20°~40°的患者,可采用支具治疗以控制病情发展,同时加强腰背部肌肉锻炼,定期复查。而神经纤维瘤病导致脊柱侧弯畸形,由于进展迅速,常在短时间内导致恶性进展,因此建议早期手术治疗。支具治疗期间应注意预防及治疗各种并发症,尤其是脊柱畸形严重者多伴有心肺功能不全,应综合治疗。

(3)药物治疗:对于畸形不明显伴有轻微脊髓神经症状者,如峡部裂导致的轻度滑脱患者,平山病早期出现的上肢疼痛或者麻木,可采用营养神经药物或者非甾体类抗炎止痛药物治疗。

(4)物理治疗:对于早期峡部裂型腰椎滑脱导致的腰部酸痛等可配合针灸、热疗、电磁治疗等以缓解患者的临床症状。脊柱脊髓发育性畸形患者不推荐使用推拿或者按摩等方式给予治疗,以免引起病情加重。

(5)颈托治疗:早期的平山病、寰枢椎不稳等患者,早期可给予颈托稳定颈椎,减缓临床症状。

1.5.2　手术疗法

脊柱脊髓发育性畸形手术疗法的治疗原则主要是在尽可能减少内固定及融合节段、保留患者脊柱运动功能的基础上,纠正已经存在的畸形,维持或重建脊柱平衡,避免畸形进一步发展及由此对患者造成的不可挽回的脊髓神经障碍。因脊柱脊髓发育性疾病患者发病多在婴儿期及青少年期,生长发育较快,故一旦患者具备手术指征,建议早期进行手术,避免因快速的脊柱生长导致畸形明显加重而出现难以挽回的局面。

根据治疗的原则不同，主要分为单纯固定融合手术、病变切除术、复位减压术、脊柱的截骨矫形手术、脊柱轴性减压＋均匀短缩技术等。

（1）单纯固定融合手术：诊断明确的平山病需要手术治疗的患者，可仅仅给予前路椎间盘切除椎间植骨融合＋内固定手术，常可获得满意的疗效。齿突发育性畸形，可依据病情不同采用前后路内固定手术，以稳定患者寰枢椎，避免寰椎脱位导致脊髓神经功能障碍。

（2）病变切除术：椎体发育异常导致的畸形如半椎体畸形及由此引起的脊柱侧弯，一般情况下需要进行半椎体切除术，去除导致畸形的病因，并给予短节段的固定融合。脊髓纵裂患者需进行手术切除椎管内的骨性纵隔，脊髓脊膜膨出的患者亦可通过手术进行病变的切除，同时根据患者病情确定是否同时给予融合内固定或者脊柱均匀短缩轴性减压手术等。

（3）复位减压术：发育性峡部裂伴腰椎滑脱的患者，由于滑脱导致的椎管狭窄及神经根压迫，应给予椎板切除、复位减压、椎间植骨融合内固定手术。存在颅底凹陷的患者，因齿突陷入颅内，颅颈交界处脊髓神经压迫，最为理想的手术方式为齿突的复位，同时辅助内固定植骨融合，重建颅颈交界处生理解剖功能，从而达到减压、缓解患者临床症状的目的。

（4）脊柱的截骨矫形手术：没有明确病因导致的脊柱畸形，或者原发病变不能通过手术去除的脊柱脊髓发育性畸形疾病，可以通过脊柱的截骨矫形手术，改善患者的外观，恢复脊柱的平衡，缓解患者的神经功能障碍，如特发性脊柱侧凸导致的侧弯畸形、舒尔曼病导致的脊柱后凸畸形等，均可通过截骨矫形手术来治疗。

（5）脊柱轴性减压＋均匀缩短技术：脊髓栓系综合征是临床常见的脊柱脊髓发育性畸形疾患，目前的终丝松解及切终丝切断的手术方式并不能解决患者的临床症状，部分患者甚至出现症状加重等，本书编者在长期进行脊髓栓系综合征基础与临床研究的基础上，提出了"组织发育差异性学说"的发病机制及"脊柱轴性减压＋均匀缩短技术"的新手术方式，通过抑制脊柱的生长，缓解脊髓及神经根的张力，患者术后大小便功能明显恢复，临床疗效显著。

参 考 文 献

李危石,孙卓然,陈仲强,等. 正常脊柱-骨盆矢状位参数的影像学研究. 中华骨科杂志;2013,33(5)：447-453.

赵定麟,陈德玉,赵杰. 现代骨科学. 北京：科学出版社,2014.

邹仲之,李继承. 组织学与胚胎学. 北京：人民卫生出版社,2013.

Anthony P. Trenga, Anuj Singla, Mark A. Feger, Mark F. Abel. Patterns of congenital bony spinal deformity and associated neural anomalies on X-ray and magnetic resonance imaging. J Child Orthop, 2016,10(4)：343-352.

Basu P, Elsebaie H, Noordeen M. Congenital spinal deformity：a comprehensive assessment at presentation. Spine,2002,27(20)：2255-2259.

Blount J P, Elton S. Spinal lipomas. Neurosurg Focus,2001,10(1)：3.

Klekamp J. Tethered cord syndrome in adults. J Neurosurg Spine,2011,15(3)：258-270.

Konin G P, Walz D M. Lumbosacral transitional vertebrae: classification, imaging findings, and clinical relevance. Am J Neuroradiol,2010,31(10): 1778 – 1786.

Lew S M, Kothbauer K F. Tethered cord syndrome: an updated review. Pediatr Neurosurg,2007,43 (3): 236 – 248.

Nicholas D. E. Greene, Andrew J. Copp. Neural Tube Defects. Annu Rev Neurosci, 2014; 37: 221 – 242.

Raghvendra V. Ramdasi, Trimurti D. Nadkarni, Atul H. Goel. Congenital meningocoele presenting in an adult. J Craniovertebr Junction Spine,2014 Jul-Sep,5(3): 134 – 136.

Ramdurg S R. Noncontiguous Double Spinal Lipoma with Tethered Cord and Polydactyly: Two Different Embryological Events in One Patient. J Pediatr Neurosci,2017,12(1): 43 – 45.

Shashank R R, Shubhi D, Vishal K. Multiple neural tube defects: a rare combination of limited dorsal myeloschisis, diplomyelia with dorsal bony spur, sacral meningocoele, syringohydromyelia, and tethered cord. Childs Nerv Syst,2017,33(4): 699 – 701.

Tsou P, Yau A, Hodgson A. Embryogenesis and prenatal development of congenital vertebral anomalies and their classification. Clin Orthop Relat Res,1980,152: 211 – 231.

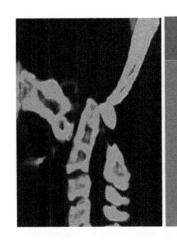

第2章
寰椎枕骨化及颅底凹陷综合征

寰椎枕骨化(occipitalization of the atlas)是指寰椎前后弓、侧块部分或椎体全部与枕骨先天性融合所导致的畸形，又称为寰枕融合（atlanto occipital assimilation of the atlas），包括寰椎与枕骨之间部分或全部以骨性或纤维性融合，常合并颅底凹陷、Klippel-Feil畸形、枕骨发育不良、枕骨髁发育不良等畸形。Mcrae和Barnum首先报道了寰椎枕骨化，后续的相关研究拓展了临床医生对这种先天性畸形的认识。寰椎枕骨化、颅底凹陷、齿突发育不良是临床上最常见的枕颈部畸形，国外报道发病率在0.2%左右。

颅底凹陷综合征(basilar impression)是指枕骨大孔周围颅底骨组织内陷进入颅腔，进而寰枢椎移位进入颅腔，特别是齿突尖部移位，造成枕骨大孔狭窄，引起脑干、脊髓、小脑和血管受压的系列临床表现的枕颈部畸形。在1901年，Homer首次报道了颅底凹陷畸形。在1939年，Chamberlain进一步描述了颅底凹陷和颅底扁平的临床表现，患者影像学表现为颅底软化扁平，颈椎把颅后窝神经组织推向上方占据颅内组织空间，给人以头颅被自身重力重塑的感觉。这里编者同时使用"颅底凹陷"和"颅底扁平"两个词语描述临床表现，给读者造成了一定的混淆。颅底扁平是指蝶鞍中心与斜坡构成的基底角增大导致的整个颅底平坦的一种上颈椎畸形，但它仅仅描述一种特定的颅后窝位置较高的解剖形态，并无实际临床意义。颅底扁平常常同颅底凹陷一同使用来描述枕颈部畸形的解剖形态，但两者之间在病理学上无任何必然联系。尽管颅底凹陷和颅底扁平可同时存在，但是大多数有症状的颅底凹陷患者并未发现合并有颅底扁平(图2-1)。

2.1 病理病因

寰椎枕骨化的病理特点表现在寰椎和枕骨融合后，虽然可能保留关节结构甚至残存

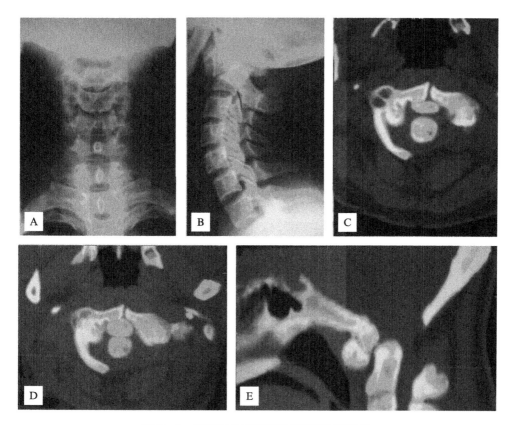

图 2-1　35 岁男性寰椎畸形伴颅底凹陷患者

A、B. 颈椎正侧位平片示寰椎贴近枕骨；C、D、E. 横断面 CT 示寰椎前后弓未闭，CT 矢状面示颅底凹陷

关节囊，但已丧失了正常的相互运动功能。头颅的重量直接作用于寰枢关节，加速了寰枢椎关节退变，增加了关节不稳定性。更严重的是，寰椎枕骨化常常合并 Klippel-Feil 畸形，尤其是第 2、3 颈椎先天性融合，加重了寰枢关节生理负担。另外，寰椎后弓和枕骨后部分融合内陷翻转，造成枕骨大孔狭窄，加重了对神经组织的压迫。寰椎后弓和枕骨融合处，由于长时间对寰枕覆膜的刺激和压迫，可形成坚硬的半环形状纤维束带，也可增加对神经组织的压迫。由于寰椎枕化后高度变低，使得齿突更加靠近或者突入枕骨大孔。寰椎枕骨化常合并齿突发育畸形，齿突较大，且与枢椎椎体向后方成角。在这种情况下，齿突的大小、位置和稳定性至关重要。McRae 指出，如果齿突在枕骨大孔下方（齿突尖位于 McRae 线以下），患者往往不出现症状；如果齿突进入枕骨大孔或向后方成角，就会造成对延髓、脊髓和椎动脉的压迫，出现相应的临床症状。

　　颅底凹陷综合征的病因未明。一个世纪以来，解剖学家一直认为其是由于应力导致凹陷畸形，因此命名为"颅底凹陷"。一部分学者认为，颅骨-颈椎移行区域发育畸形导致该病，特别是与寰枢椎发育畸形相关，如椎体裂隙、缺如或者突出，导致移行区域结构改变；另一部分学者认为颅底凹陷继发于寰枢椎关节面异常倾斜对位，导致寰椎容易从枢椎滑脱，该过程与腰椎滑脱类似，从而进一步导致齿突陷进枕骨大孔，压迫颅段脊髓。该病常常与其他先天畸形同时出现,如遗传性成骨不全、椎体分节不全、软骨发育不全、Arnold-Chiari畸形、颅骨发育不全、锁骨发育不全等。

颅底凹陷综合征导致枕骨大孔狭窄,颅后窝变小,压迫延髓、小脑及牵拉神经根产生一系列症状,合并有椎动脉受压出现供血不足表现。病理改变为枕骨大孔畸形包括枕骨基底部、外侧部及髁部三部分的发育异常,致使颅底向内凹陷、寰椎和枕骨距离变短、寰枕融合、寰椎枕化等,有时还合并寰枢椎畸形、椎板裂缝或缺如、颅颈移行处曲度异常等;颅底凹陷是枕骨大孔区最常见的畸形,90%以上颅底凹陷综合征是枕骨和寰枢椎的畸形,特点为枕骨的基部、髁部及鳞部以枕骨大孔为中心向颅腔内陷入,枕骨大孔边缘有寰椎距离变短甚至与寰椎后弓融合,颅底呈漏斗状,寰椎突入颅内,枢椎的齿突高出正常水平而进入枕骨大孔,而使颅后窝缩小从而压迫延髓、小脑和牵拉神经根产生一系列神经系统症状和体征。除上述骨质改变外,局部软组织还可产生增厚和紧缩,枕骨大孔附近的筋膜韧带、硬脑膜、蛛网膜粘连、增厚呈束带状,从而进一步压迫小脑、延髓、上颈髓、颈神经和椎动脉等。晚期可出现脑脊液循环障碍,进而导致梗阻性脑积水和颅内压增高。原发性颅底凹陷虽然是先天性枕颈部畸形,但患者一般到20~30岁后才出现症状。随着年龄的增加,骨质和椎间关节退变增生和韧带渐进性松弛,枕颈部不稳定进行性加重(尤其合并枕颈部其他部位先天性畸形),寰枢椎骨性组织和韧带组织突入枕骨大孔,尤其是齿突和内陷的斜坡下部压迫脑干、延髓及脊髓。同时,延髓和脊髓相对延长,被迫顺应骨结构的变化而屈曲后弓。延髓和脊髓屈曲后弓致使脑干腹侧组织自身挤压,背侧组织受牵拉,延髓、脊髓和小脑相互挤压甚至形成小脑扁桃体疝或压迫双侧椎动脉,表现出相应的临床症状。

2.2 临床分型

寰椎枕骨化根据其畸形解剖特点可分为两种:一种是完全性枕寰分节不全,即寰椎前弓、后弓与枕骨大孔边缘相连;另一种是部分性寰枕分节不全,即前弓融合,后弓分离;一侧枕骨髁与寰椎上关节面融合,而另一侧不融合。寰椎后弓与枕骨大孔后缘融合的部位可能呈外翻式,融合的寰椎后弓也可陷入枕骨大孔呈内翻式融合,造成枕骨大孔狭窄。

Hadley将颅底凹陷综合征分为两型。① 先天型:又称原发性颅底凹陷综合征,伴有寰枕融合、枕骨变扁、枕骨大孔变形、齿突向上移位甚至进入枕骨大孔内,致使枕骨大孔前后径缩小。在胚胎发育2~3周时由于胚胎分节的局部缺陷,寰椎不同程度地进入枕骨大孔内有时与之融合等。② 继发型:又称获得性颅底凹陷综合征,较少见,常继发于骨炎、成骨不全、佝偻病、骨软化症、类风湿性关节炎或甲状旁腺功能亢进症等导致颅底骨质变软,变软的颅底骨质受到颈椎压迫而内陷,枕骨大孔升高,有时可达岩骨尖,且变为漏斗状。同时颈椎也套入颅底,为了适应寰椎后弓,在枕骨大孔后方可能出现隐窝,而寰椎后弓并不与枕骨相融合。印度爱德华国王医院在颅底凹陷综合征诊治过程中积累了大量经验,根据有无Arnold-Chiari畸形,在1997年提出将其分为Ⅰ型和Ⅱ型。Ⅰ型患者无 Arnold-Chiari 畸形,Ⅱ型患者伴有 Arnold-Chiari 畸形。在Ⅰ型患者中,齿突尖进入枕骨大孔,压迫脑干。齿突尖远离寰椎前弓和斜坡下缘,提示该区域存在不稳和寰枢椎脱位。该类型患者斜坡角度和颅后窝容量不受影响。Ⅱ型患者的齿突、寰椎前弓和斜坡一起向上移位,导致颅后窝容量降低,从而引起相应症状。Arnold-Chiari 畸形和小脑蚓部疝也正是由颅后窝容量降低所导致。该分型揭示了颅后窝容量减少与 Arnold-Chiari 畸形之间的关系(图 2-2)。在 2009 年,爱德华国王医院提出一种新的颅底凹陷综合征分型。他们发现一部分患者颅底区域存在力学失稳,影像学上表现为齿突和寰椎前弓距离增大,该发现可以为患者治疗提供新的策略。根据有无颅底失稳,可以将颅底凹陷综合征分为 A 型和 B 型(图 2-3)。A 型为固定的寰枢椎脱位,齿突陷入枕骨大孔,高于 Chamberlain 线、McRae 线和 Wackenheim 线。B 型为齿突和斜坡解剖对位关系没有变化,齿突尖高于 Chamberlain 线但是低于 McRae 线和 Wackenheim 线。影像学上可以观察到 A 型患者齿突尖直接压迫脑干,同时存在颅底失稳,即齿突远离寰椎前弓和斜坡下缘。部分 A 型患者合并有 Arnold-Chiari 畸形,这与 1997 年提出的Ⅰ型患者存在不同。A 型患者寰枢椎关节是活动的,并且呈倾斜方向。B 型患者寰枢椎位置正常,并且部分患者出现融合。

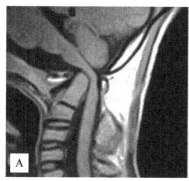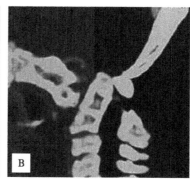

图 2-2　颅底凹陷综合征患者 MRI 影片(引自 Goel A 等,1998)

A. Ⅰ型患者 MRI 影像;B. Ⅱ型患者 MRI 影像,伴有脊髓空洞症

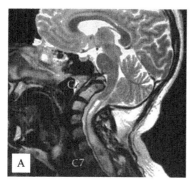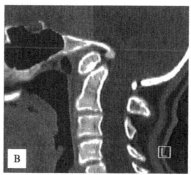

图 2-3　颅底凹陷综合征患者 MRI 和 CT 影片(引自 Goel A 等,2004)

A. A 型患者 MRI 和 CT 影像,齿突进入枕骨大孔;B. B 型患者 MRI 和 CT 影像,齿突和斜坡解剖关系无变化,齿突到脑桥延髓交界处距离缩短,伴有 Arnold-Chiari 畸形和脊髓空洞症

2.3 临床表现

寰椎枕骨化的患者具有与 Klippel-Feil 畸形相似的外貌特征,如低发际、短颈、颈部活动受限、斜颈等,还可合并腭裂、耳部、面部或泌尿系统畸形。通常情况下,寰椎枕骨化的患者在 30～40 岁出现神经受损的临床表现,也有在儿童期发病的报道。起病方式一般是隐匿、渐进的,轻微外伤和感染常常是其诱因,也可突然发病甚至突然死亡。枕颈部疼痛是最常见的症状,这是上颈髓神经根受不稳定的骨组织和韧带组织反复刺激的结果。枕大神经受累可出现头部疼痛,局部症状还包括发作性颈部僵硬感。寰椎枕骨化一般存在前方组织尤其是移位的齿突对神经组织的压迫,症状的形式取决于受压的部位和程度。其主要表现为锥体束受损的症状和体征,如肌张力增高、肌力下降、腱反射亢进、步态不稳等,脑神经受压的症状少见,枕骨大孔后方的压迫可导致脊髓后束受损的表现,本体感觉、触觉、震动觉减退,也可累及小脑,出现眼球震颤和共济失调。枕骨大孔区域的狭窄可能刺激和压迫椎动脉,影响脑部组织,尤其是脑干的血供,出现眩晕、窒息、步态异常甚至癫痫发作。

先天性颅底凹陷综合征的患者常常有特征性外貌,如短颈、面部发育不对称和斜颈等,这些特征性的临床表现可为早期发现先天性畸形提供依据。多数患者症状进展缓慢,偶有缓解。有些患者可无症状,仅在 X 线检查时发现有枕骨大孔区畸形。患者可因畸形的程度及并发症的不同,症状与体征差异较大,一般症状可有头痛、眩晕、耳鸣、复视和呕吐等。患者可有头颈部偏斜、面颊不对称、颈项粗短、后发际低、颈部活动受限,且固定于特殊的角度位置。正常的颈椎前凸消失及外貌异常患者,常诉颈部强直,多以进行性下肢无力和行走困难为首发症状。患者一般起病隐匿,逐渐加重,亦可在头部外伤后突然发病或加重,即在头部轻微外伤或仰头或屈颈过猛后出现肢体麻木无力甚至发生四肢瘫痪和呼吸困难等症状。先天性颅底凹陷综合征一般在中年以后出现神经症状,尽管可能并无明确的诱发因素,但多数情况下有轻微的外伤、跌倒病史等。

先天性颅底凹陷综合征的患者由于受累的神经组织部位不同而表现出相应的临床症状。最常见的是锥体束受累出现的四肢无力,病程较长可出现肌张力增加。感觉减退常见于脊髓后方存在压迫合并脊髓空洞症的患者,在一些病例中出现小脑性共济失调和眼球震颤,脑神经(第Ⅴ、Ⅸ、Ⅹ、Ⅻ对)受损的患者可出现吞咽困难和构音障碍。有报道可出现呼吸肌功能减退,而异常呼吸方式和阵发性意识混乱的表现分别由延髓和椎动脉受累引发。

多数 A 型患者(58%)一般有头部外伤病史,以锥体束受损为主要表现,多有运动觉异常,脊髓丘脑束感觉受损少见。77% 的患者会出现颈部疼痛,其中近半数会出现斜颈。A 型患者起病较急,B 型患者症状隐匿,症状持续时间长,缓慢进展。大部分 B 型患者难以确定发病时间,一般无外伤病史。短颈和斜颈在 A 型患者中多见,B 型患者症状以颅后窝挤压神经症状为主。

神经系统症状及体征主要表现为枕骨大孔区综合征,其主要临床表现为:

(1)上颈椎神经根刺激症状:主要是由于颅底畸形骨质刺激和压迫、寰枕筋膜韧带和硬脊膜增生、肥厚或形成纤维束带压迫上颈神经根,患者常常诉说枕部慢性疼痛,颈部活动受限、感觉减退,以一侧或双侧上肢麻木、疼痛为主,可伴有肌肉萎缩、强迫头位等。

(2)后组脑神经障碍症状:常因脑干移位、牵拉或蛛网膜粘连使后组脑神经受累,而出现吞咽困难、呛咳、声音嘶哑、舌肌萎缩、言语不清、咽反射减弱等延髓性麻痹及面部感觉减退听力下降、角膜反射减弱等症状。

(3)延髓及上颈髓受压体征:主要由小脑扁桃体下疝、局部病理组织压迫延髓及上颈髓和继发脊髓空洞症所致。患者表现为四肢无力、感觉障碍、锥体束征阳性、尿潴留、吞咽困难、呼吸困难、手指精细动作障碍、位置觉消失;有时出现脊髓颈胸段单侧或双侧节段性痛、温觉消失,而触觉和深感觉存在,这种分离性感觉障碍为脊髓空洞症的特征表现。

(4)小脑功能障碍:以眼球震颤为常见,多为水平震颤,亦可为垂直或旋转震颤。晚期可出现小脑性共济失调,表现为行走不稳、说话不清,查体可见指鼻试验不准、跟膝胫试验不稳、闭目难立征阳性等。

(5)颅内压增高症状:早期患者一般无颅内压增高,一旦出现说明病情严重,且多为晚期,症状由发生梗阻性脑积水所致。个别出现较早的患者可能为合并颅内肿瘤或蛛网膜囊肿,表现为剧烈头痛、恶心呕吐、视盘水肿甚至发生枕骨大孔疝,出现意识障碍、呼吸循环障碍或突然呼吸停止而死亡。

(6)椎动脉供血障碍:表现为发作性眩晕、视力障碍、恶心呕吐、共济失调、面部感觉障碍、四肢瘫痪及延髓性麻痹等临床症状。

2.4　影 像 学 检 查

影像学检查是明确诊断的主要手段。对于怀疑存在枕颈部畸形或临床上有枕骨大孔区综合征表现的患者,应该常规拍摄颅颈正侧位片、颈椎伸屈动力侧位片和寰枢椎张口位片。值得注意的是,颈椎动态摄片时切记不要施加外力,以免加重脱位的骨组织对神经的损伤。这些检查可以基本明确枕颈部畸形的性质和特点,如侧位伸屈动态条件下枕骨与寰椎和寰椎与枢椎之间的稳定性及动态条件下是否具有复位可能,齿突的形态、大小、位置及神经管道的狭窄程度,从而对疾病做出初步判断。

枕颈部的正侧位断层摄片可较清晰地显示枕骨、寰枢椎和齿突的形态、位置及其相互关系,尤其对齿突畸形的显示较好。CT 平扫和三维重建可以更加直观地显示畸形的形态。

MRI 对于明确病情和选择治疗方式是必不可少的,不但可以显示神经致压物的来源、位置、性质和神经损害的程度,而且对神经组织受损后的病理形态变化有一定的反映。

2.5 诊断与鉴别诊断

2.5.1 诊断

儿童期寰椎枕骨化的诊断是较困难的,因为寰椎的大部分结构仍未完成骨化。X线上表现为不完全的前弓和后弓,在后弓的部位出现5~9 mm的X线透光区,这种情况一直要持续到青少年。在80%的新生儿中,寰椎前弓没有骨化。寰椎前弓的骨化变异较多,一般是由中央骨化中心向两侧骨化,这一过程持续到出生后第三年。寰椎后弓没有独立的骨化中心,是由双侧侧块逐渐向后内方骨化形成软骨性的神经环骨化而来的。此神经环一般在4岁开始骨化,整个寰椎的完全骨化到7~10岁完成。

常规的X线检查对早期发现未出现神经症状或症状较轻的寰椎枕骨化病例至关重要,常规的枕颈部摄片应包括颅颈正侧位片、颈椎伸屈动力位片和寰枢椎张口位片。这些检查可以基本明确寰椎枕骨化的性质和特点,是否合并枕颈部的其他部位的畸形,伸屈动态条件下寰枢椎的稳定性及齿突大小、位置和神经管道的狭窄程度(图2-4)。

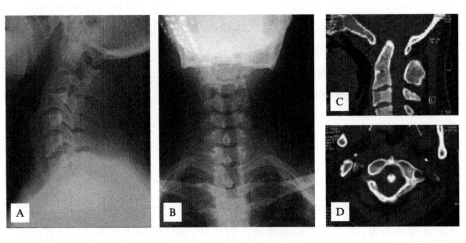

图2-4 X线和CT摄片

A、B. X线检查示枕颈侧位片示寰椎与枕骨融合;C. CT检查示寰椎前弓与枕骨融合;D. 伴有寰枢椎关节脱位

对于出现神经症状的成年人来讲,根据临床表现和影像学检查可做出诊断。颈椎正侧位断层摄影可以较清楚地显示寰枢椎和齿突的形态、相互位置,尤其对齿突的畸形、移位能够准确显示。CT三维重建成像技术能够更加直观地显示先天性畸形的骨性结构异常。MRI检查可以进一步显示神经组织受压的部位,指导临床医师判定神经受压的程度和决定手术方式。

颅底凹陷综合征在尚未出现神经受损症状前,患者一般不会就诊,有时也因为临床医生对本病缺乏认识,难以及时做出诊断。但先天性颅底凹陷综合征常合并其他畸形,患者常具有短颈和斜颈等特征性的面貌,可促使医生对其进行影像学检查。常规的 X 线检查是发现本病的重要手段。

根据寰椎为中心的颅颈正侧位片的一些相关径线测量可对先天性颅底凹陷综合征做出初步诊断。

(1) Chamberlain 线:又称腭枕线,为枕骨大孔后缘至硬腭后端上缘的连线。在正常情况下,齿突尖部不应高出此线 2 mm,如高出 2 mm 则提示颅底凹陷。有时,可因枕骨大孔后缘在 X 线下显影不清,或颅底凹陷后枕骨后缘随之内陷而无法进行影像测量(图 2-5)。

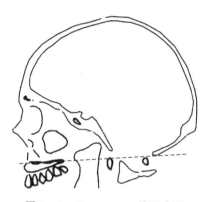

图 2-5　Chamberlain 线示意图

(2) McGregor 线:又称基底线,为枕骨大孔后缘的最低点至硬腭后端连线。正常时齿突尖位于此线之上,但不超过 4.5 mm,大于此值则说明颅底凹陷。此线避免了 Chamberlain 线的缺点。

以上两种测量法都以硬腭为参考点,但硬腭并不是枕颈部的解剖结构,面部的畸形可能影响测量的准确。另外,齿突的大小存在着一定的个体差异,也会导致测量值的偏差(图 2-6)。

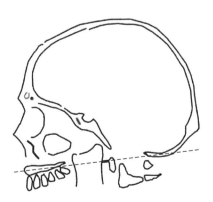

图 2-6　McGregor 线示意图

(3) McRae 线：为枕骨大孔后缘至斜坡最低点的连线，正常齿突不超过此线。此线用来表明齿突陷入枕骨大孔的程度。若齿突尖超过此线，则多有症状。因为此线容易在常规的颅颈侧位片测得，所以是临床上最常用的初步评估颅底凹陷综合征病情的测量方法（图 2-7）。

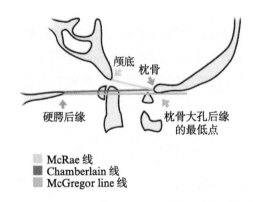

McRae 线
Chamberlain 线
McGregor line 线

图 2-7 Chamberlain 线、McGregor 线和 McRae 线示意图

（4）Wackenheim 线：为颅底斜坡的延长线，正常时该线与齿突尖部相切。A 型患者齿突显著高于该线，大部分 B 型患者齿突低于该线和 McRae 线。

（5）齿突与延髓交界处距离：MRI 可以测量齿突与延髓交界处的距离，在 B 型患者中显著缩短而在 A 型患者中距离增大。

（6）寰椎-齿突或斜坡-齿突距离：在 A 型患者中，齿突在枕骨大孔中向后上移位，与寰椎前弓和斜坡距离增加。测量寰椎-齿突或斜坡-齿突间距，可以发现寰枢椎脱位。然而，只有少数患者在颈部屈伸时表现出寰枢关节活动。B 型患者无寰椎-齿突或斜坡-齿突距离增加。

（7）双乳突连线：为双侧乳突尖的连线，正常齿突尖部不超过此线 10 mm，不低于此线 3 mm。

（8）二腹肌沟线：为两侧乳突内侧面与颅底交接点之间的连线。如果此线与寰枕关节中点连线的距离＜10 mm，即提示颅底凹陷（图 2-8）。

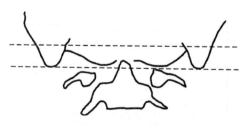

图 2-8 二腹肌沟线示意图

（9）寰枕关节角：为与两侧寰枕关节面相平行的两线的夹角，如果此角＞150°，就可疑颅底凹陷。

（10）Klaus 高度指数：在颅骨侧位片上，由鞍结节后床突向枕内粗隆做连线，齿突尖到此线的垂直距离。Klaus 高度指数＜34 mm，即表明颅底凹陷。

（11）基底角：在颅骨侧位片上，蝶鞍中心至枕骨大孔连线和鼻根至蝶鞍中心连线的交角。基底角正常值为 120°～140°，基底角变小无临床意义；基底角＞140°，提示颅底扁平，表明颅底发育畸形（图 2-9）。

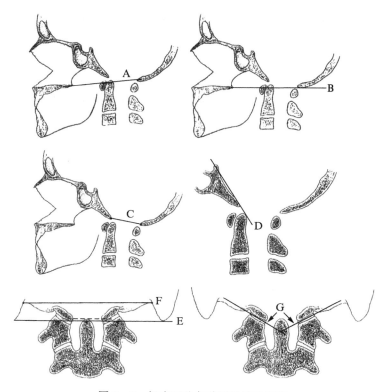

图 2-9　颅底凹陷各种测量法示意图

A. Chamberlain 线；B. McGregor 线；C. McRae 线；D. Wackenheim 线；E. 双乳突连线；
F. 二腹肌沟线；G. 寰枕关节角

根据发病年龄、病程，临床表现为枕骨大孔区综合征及特有的头部外貌借助 X 线检查多可诊断。但是，值得提出的是各种测量值，在男女之间、小儿之间存在着差异，因此测量绝对值并不能诊断该病。而应全面观察颅底枕骨大孔区有无骨质改变及临床体征等，综合分析做出诊断。CT 扫描和 MRI 的临床应用，对诊断本病有了突破性进展，尤其是 MRI 有助于本病的早期诊断，其中对下疝的小脑扁桃体和合并脊髓空洞症显示清晰，是常规 X 线检查所不能做到的。

X 断层摄片和 CT 平扫及三维重建对了解该部位骨性结构的形态、相互关系及是否合并其他部位畸形均有一定的帮助。脊髓造影后 CT 扫描（CTM）和 MRI 对了解神经受压的部位和程度是必需的。MRI 还可提示受累神经病损的变化，有时比脊髓造影更有优越性（图 2-10）。

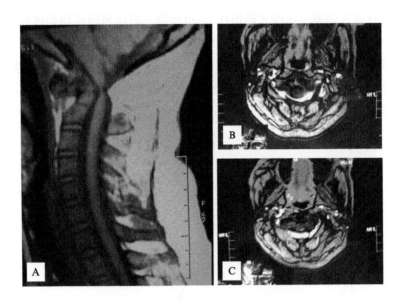

图 2 - 10 MRI 矢状面和冠状面影像

A. 齿突突入颅底,颅底凹陷;B、C. 冠状面示颈脊髓受压

2.5.2 鉴别诊断

寰椎枕骨化及颅底凹陷综合征需要与下列疾病鉴别。

2.5.2.1 脊髓空洞症

常与颅底凹陷综合征并存,其临床特征为脊髓颈胸段分布区呈分离性感觉障碍,手部小肌肉多有萎缩甚至畸形;如症状持续加重,并有颅内结构受损表现,应考虑有颅底凹陷综合征的可能,CT 及 MRI 有助于诊断。

2.5.2.2 上颈髓肿瘤

本病可表现为颈部及枕部疼痛,膈肌和肋间肌麻痹,四肢痉挛性瘫痪,症状进行性加重。早期症状类似颅底凹陷综合征,但缺乏颅底凹陷综合征的特征外貌及颅内结构受累的症状。X 线检查或脊髓造影有助于鉴别诊断。

2.5.2.3 原发性侧索硬化

本病主要表现为两侧锥体束征阳性即四肢瘫痪,如病变波及皮质延髓束,尚可出现吞咽困难及声音嘶哑,但无感觉障碍。颅颈 X 线检查多正常。

2.5.2.4 进行性脊髓性肌萎缩

由于病变常从下颈段及上胸段脊髓前角细胞开始,一般最早表现为双手指无力、持物不稳、手部小肌肉萎缩及肌纤维震颤,并逐渐发展至前臂、臂部和肩部,一般无感觉障碍。颅底 X 线检查正常。

2.6　治疗与预后

对于早期发现的没有神经症状的寰椎枕骨化的病例,不需要临床处理,但应密切随访。轻微的外伤或口咽部的感染可诱发先天性畸形出现枕颈部疼痛和神经受累的临床症状,如果这些症状较轻微,可先行非手术治疗。非手术治疗主要为颈部制动,如颈托固定、支架、石膏固定和颅骨牵引。其中颅骨牵引效果最佳,可密切观察病情变化,随时调整治疗方案。

有严重的神经症状且枕颈部不稳,保守治疗无效或者神经症状反复发作的患者具有手术指征。然而,寰椎枕骨化外科手术难度大(图 2‑11),具有一定的致残率和病死率。术前医师应根据临床表现、影像学特点和患者对前期治疗的反应对患者进行全面系统的

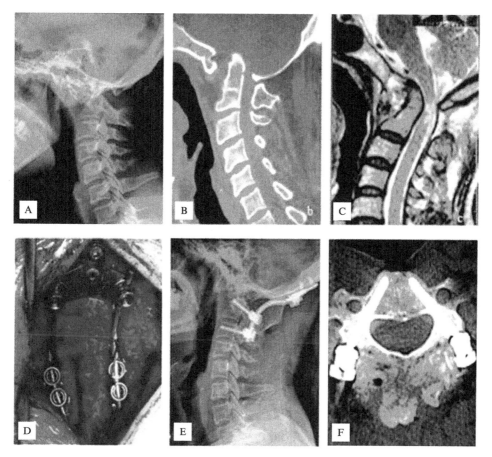

图 2‑11　50 岁男性颅底凹陷综合征伴寰椎枕骨化患者
A. 术前 X 线检查示齿突进入枕骨大孔,寰椎与枕骨融合;B. CT 检查示颅底凹陷伴寰椎枕骨化;
C. MRI 检查示脊髓受压;D. 行枕颈减压融合内固定术;E、F. 术后 X 线和 CT 检查示内固定位置良好

评估,而患者对术前牵引治疗的效果可以预示手术的难度和术后的效果。一般认为,对于经过牵引治疗后寰枢椎能够获得一定程度的复位、神经症状获得部分缓解的患者,往往有较好的临床预后。手术的方式以后路的枕骨大孔扩大减压和枕骨枢椎棘突间植骨固定融合术为主。本病使用内固定可以提供即刻稳定性,方便术后护理,减少术后并发症,提高植骨愈合率。本病亦可应用外固定。术中对寰枢椎复位风险极大,可能导致死亡,因此应绝对避免。对于神经症状较重、寰枢椎不稳无法复位的患者,在后路手术植骨愈合重获枕颈部稳定性后可以进行二期前路经口腔或上颌切开途径切除向后方移位的齿突,去除前方致压物。

颅底凹陷常导致颅后窝和上颈部椎管有效空间缩小,故治疗的目的在于给予足够空间进行减压术。对于偶然发现的无症状者一般不需要治疗,应嘱患者防止头颅部外伤及过度剧烈头部屈伸,避免颈椎按摩。对症状轻微而病情稳定者,可以随访观察,一旦出现进行性加重,应手术治疗。需要注意的是,症状轻微患者即使影像学发现畸形也不宜手术治疗。

目前手术指证: ① 有延髓和上颈髓受压表现者;② 有小脑征症状及颈神经寰椎枕骨化症状并呈进行性加重者;③ 有颈神经根受累和伴有脊髓空洞症患者;④ 有脑脊液循环障碍或颅内压增高者;⑤ 伴有颅后窝肿瘤或蛛网膜囊肿者。

手术治疗应建立在早期诊断的基础上,因为延迟诊断会给后期治疗带来困难,影响治疗效果。手术治疗的主要原则和目的是解除神经压迫、促进受累神经功能恢复,植骨固定融合重建枕颈部的力学稳定性。前者是受累神经恢复的关键,后者是提高手术效果的保障。手术前必须根据患者的临床表现、影像学特点及全身状况,判断神经受压部位和程度,选择合适的手术方式。尽管牵引治疗难以取得完全复位,但术前牵引治疗仍是必要的,需循序渐进,密切观察临床症状的变化,若出现症状加重,立即停止牵引。术前常规准备石膏床会给术中操作和术后护理带来益处。手术的方式的选择主要取决于压迫因素所在的部位及临床分型,同时维持和重建枕颈部的稳定性应贯穿于整个治疗过程中。

对于颅底凹陷综合征临床分型为 A 型的患者,一部分学者建议行经口减压术,另一部分学者建议前路减压后行后路枕颈融合固定术(图 2-12)。印度爱德华国王医院在积累了几百例手术经验的基础上,发现经口齿突切除和枢椎椎体部分切除可能会加重 A 型患者病情,尽管短期内患者症状缓解,但是长期随访发现手术效果低于颅颈对位重建术(无须骨切除、硬膜切开神经减压)。经过颈椎牵引治疗,颅骨颈椎成角畸形获得改善,齿突得以下降,仅行后路颅颈对位重建术(寰枢椎侧块固定)即可获得良好的手术效果。

在颅底凹陷综合征的患者中,暴露寰枢关节十分困难,操作难度较大。一般关节位置偏向头侧,因此需要调整头灯和显微镜的角度。若存在骨性畸形或者旋转畸形,容易找不到关节的位置。在诱导麻醉之前,给予患者颈部牵引,牵引重量逐渐增加到身体重量1/5。

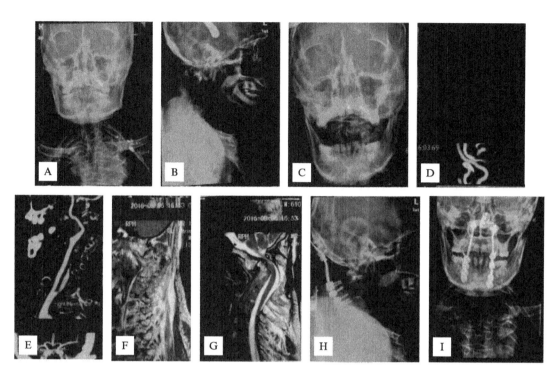

图 2-12 A 型颅底凹陷综合征伴寰椎枕骨化患者,牵引后行后路枕颈融合固定术

患者体位为头部抬高 35°,术中应用神经监测和导航。暴露双侧寰枢关节,切除关节囊,用磨钻清除关节软骨,然后用骨凿分离关节面。将骨凿的扁平一端插入关节面然后旋转 90°,从而分离关节面。术后透视评估关节脱位和颅底凹陷程度。然后将髂骨块自体骨植入关节间隙,促进关节融合。部分患者植入钛网或者羟基磷酸钙骨块,进一步分离关节面,增加稳定性。寰枢关节复位后,采用关节螺钉和钢板进一步固定,维持力学稳定性。该方法可以维持轴向、横向和旋转应力的稳定性。然后进行侧块固定。双孔钢板长度为 15~20 mm,螺钉直径为 2.4 或 2.6 mm,长度为 16~22 mm。将两枚螺钉各拧入双侧侧块进行固定。部分患者难以植入侧块螺钉,可以采用 $C_{1\sim2}$ 关节螺钉固定或者枕骨枢椎后路固定。关节螺钉的进钉点和角度需要在直视下根据解剖情况及时调整。最后用磨钻去除 $C_{1/2}$ 棘突、椎板的皮质骨,植入骨块促进融合。术后患者需要佩戴 3 个月硬质颈托,限制头颈部活动。术后患者神经功能会不同程度持续恢复,尤其斜颈显著改善。术后 X 线复查可发现齿突在 Wackenheim 线、Chamberlain 线和 McRae 线以下,提示齿突、斜坡和颅颈相对位置恢复正常(图 2-13,图 2-14)。

对于临床分型为 B 型的患者,手术目的是解除神经组织压迫,恢复脑脊液循环的通路。枕颈部后路枕骨大孔扩大、寰椎后弓切除减压是主要的术式,可以部分缓解神经症状,延缓疾病进展。经枕骨大孔减压后,印度爱德华国王医院经长期随访未发现有症状加重的患者。目前临床证据不推荐切开硬膜囊、切除小脑蚓部。Logue 报道了 75 例 Arnold-Chiari 畸形或者脊髓空洞症的患者接受颅颈减压术,一组患者仅仅减压,另一组

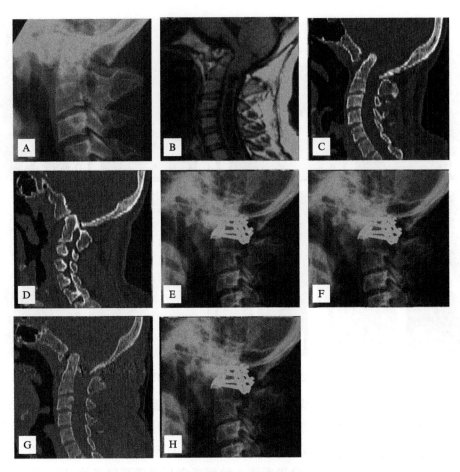

图 2‑13　术前和术后的 X 线、MRI 和 CT 对比图

A、B、C. 术前 X 线、MRI 和 CT 检查示寰椎枕骨化，C$_{2\sim3}$融合，颅底凹陷，为 A 型颅底凹陷综合征，合并 Arnold‑Chiari 畸形和脊髓空洞症；G. 为患者牵引复位两周后，X 线检查示齿突部分复位；E、F、H. 为采用寰枢椎侧块螺钉钢板内固定术后，发现颅底凹陷复位，注意寰枢关节间隙

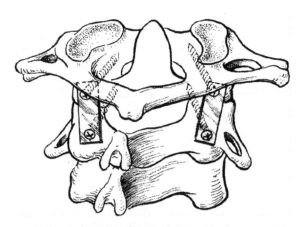

图 2‑14　寰枢椎侧块螺钉钢板内固定示意图(引自 Goel A 等,1998)

患者减压同时切开四脑室行脑脊液分流,随访发现两组患者手术效果无显著差异。

枕颈减压融合术步骤:

(1) 手术显露:做枕颈部后正中切口,由枕外粗隆向下沿后正中线走行,按固定节段确定切口下缘,切开枕后肌肉、筋膜及项韧带并加深切口。对椎旁肌肉组织做骨膜下剥离显露出枕骨、寰椎后弓、枢椎后方结构及包括在融合范围内椎骨的关节侧块。枕骨肌用锐刀在骨膜外侧切割剥离,保留骨膜。移位的寰椎后弓位置较深在,有时紧贴枕骨大后缘,用刀剥离时不可用力加压和推按。如果需 $C_{1\sim2}$ 经关节螺钉固定,必须暴露枢椎两侧椎弓峡部及 $C_{1\sim2}$ 关节间隙。

(2) 试模及固定方法的选择:用试模测试枕部曲度、固定的长度及螺钉钉孔位置,挑选相应的重建钢板,并根据试模形状进行预弯成型。模板形状应允许在枢椎水平做固定并在枕骨上有三个孔可供固定。如果需要可将钢板延伸至下颈椎,选择合适的模板孔间距(8 mm 或 12 mm)以便使钢板螺孔位于 $C_{1\sim2}$ 的钻孔位置,如果将钢板向下延伸,则下方的孔必须位于 C_3 侧块的中央。为了易于放置钢板,枢椎椎板常需切除少许。对寰椎的固定,可采用钢丝寰椎后弓结扎法或者 $C_{1\sim2}$ 经关节螺钉内固定,后者扩大了螺钉的固定范围使其延伸到寰、枢椎关节,增加了内固定的稳定性;也可采用枢椎椎弓根螺钉内固定法。C_3 以下的内固定,采用侧块螺钉内固定方法。

(3) $C_{1\sim2}$ 螺钉的置入:行后路寰枢椎经关节螺钉内固定术。例如,由于解剖异常无法拧入 $C_{1\sim2}$ 经关节螺钉时,也可改用枢椎椎弓根螺钉或枢椎标准螺钉置入法。如果寰椎和枢椎间有明显半脱位,则在双侧寰椎后弓下方穿过钢丝。钢丝应穿过钢板的一个孔然后拧紧,这样可防止寰椎向前半脱位。

(4) 枕骨螺钉的置入:螺钉可以被安全地拧入枕骨,但预先需要详细地了解枕部解剖。为避免损伤硬膜窦,螺钉位置不应超过枕外隆凸上方。中线区域的骨板可使螺钉固定牢靠,中线 $2\sim3$ mm 以外枕骨皮质变薄。钻孔及拧入螺钉时应避免损伤小脑。然而硬脑膜被撕破及脑脊液漏的情况并不少见,遇此情况,可直接将螺钉拧入钻孔内进行封堵。

在枕骨中线区域用一 2.5 mm 钻头在可调式钻头导向器引导下先钻 8 mm,然后每次增加 2 mm,直至对侧皮质骨被钻透。钻孔时使用摆动钻,以防止钻头周围的软组织被缠绕,中线旁的骨皮质厚度仅有 $5\sim7$ mm,钻孔时一定要小心。每次钻孔后,用测深器检查孔是否钻透。一旦对侧皮质骨被钻透需测量深度。用 3.5 mm 皮质螺丝攻攻丝达对侧骨皮质,然后拧入 3.5 mm 螺钉。

将 8 mm 或 12 mm 孔间距钢板放在脊椎上,测量 $C_{1\sim2}$ 钻孔的深度。对近侧骨皮质及关节面进行攻丝并拧入合适长度的 3.5 mm 皮质骨螺钉。经过钢板的其余孔进行钻孔。用 2.5 mm 可弯曲式钻头进行枕骨钻孔。钻枕骨孔时应小心,因在中线两侧深度仅 $5\sim8$ mm,用手动螺丝攻攻丝。测量钻孔深度,拧入适宜长度的 3.5 mm 皮质骨螺钉。最尾端的螺钉通过钢板拧入侧块,如前所述。在对侧重复相同步骤。

(5) 植骨床的准备:于颈椎椎板和棘突两侧用刮匙或咬骨钳制造粗糙面,自枕骨大孔后缘上方 6 cm 处,即枕骨结节或稍下方,用薄锐口骨刀向下凿制 2 cm 宽的骨瓣,其厚度只限于枕骨外板,骨瓣向下至枕骨大孔后缘上方 2~3 cm 处,骨瓣长 3~4 cm。将骨瓣缓慢向下翻转折曲,使骨瓣向下倾斜,保持骨瓣蒂部骨膜连续而不分离。

(6)植骨:将取下的移植骨块的中间松质骨面贴于枕骨骨瓣的切面上。上端抵于骨瓣折曲的枕骨处,在移植骨块下方正中钻一洞,穿过 10 号丝线,两侧结扎。下端达枢椎棘突豁口内,使之互嵌、压紧。修整骨块时,余下的碎骨屑填于植骨条的两端,检查植骨与骨床接触是否紧密。冲洗切口逐层闭合。

由于手术在延髓和上颈髓区进行,手术空间小,且伴有畸形,手术危险性比一般枕颈减压术大得多。且手术操作困难,术中突然呼吸停止发生率为 3%~5%。部分患者延髓压迫主要来自腹侧面的枕骨大孔前缘,在 MRI 检查的矢状位上可以明确地看到压迫来自腹侧,只做后枕部减压不会显著改善患者症状,此时可以经颈部或口咽部前入路行减压术,去除枕骨大孔前缘寰椎前弓和齿突,可取得良好的手术效果。总之,颅底凹陷综合征的手术治疗应遵循的原则为延髓-颈髓的压迫因素来自前方者应做前入路减压,来自后方者宜做后入路减压,所有颅颈部力学失稳的患者均应考虑施行植骨融合固定术。

2.7　并发症预防与处理

一般认为病史越短,年龄越小,手术效果越好;反之,疗效越差。近年来文献中报道手术治愈及好转率为 67%,病死率为 0~7.1%,加重率为 0~8.1%。术后随访 1 年以上者症状消失能参加工作者可达 60%,30% 可以生活自理。有报道将其手术远期效果分为四级。甲级:术后健康状况良好,能全天工作占 68.1%;乙级:身体状况较好,但时有轻度麻木或乏力感,偶有头晕,只能做轻工作或半天工作占 21%;丙级:术后状况好转,能自行走路,生活部分自理,或不能自理,占 7%;丁级:术后加重并死亡,占 3.5%。

由于上颈椎解剖位置的特殊性,其并发症也有特殊之处。延髓在第 1 颈神经根处与脊髓相接,延髓是呼吸的低级中枢,并调节心血管的活动;其所含的脑干网状结构对于维持人的觉醒有十分重要的作用。膈神经的神经元位于第 3~5 颈髓节段,上颈髓损伤则导致完全自主呼吸丧失。因此上颈椎手术难度较大、危险性高,术中稍有不慎就可导致呼吸功能障碍甚至死亡。上颈椎手术的另一个特点是其并发症的发生率远较下颈椎为高,达到 20%~80%,死亡率高达 2%~20%。

后路植骨融合术因其相对简单易行而应用广泛,但其并发症往往严重。

2.7.1　神经损害

神经损害是上颈椎手术最危险的并发症,可致四肢瘫痪甚至死亡。

其发生的原因有:① 术中向后过度地牵拉寰椎后弓加重脊髓损伤;② 在使颈椎后

伸以使寰椎复位时,寰枕及寰枢后膜发生皱褶突向椎管内压迫脊髓;③ 寰椎后弓切除减压、植骨融合时,如固定不紧或松脱时,植骨块可发生移位并压迫脊髓;④ 颈椎后弓下穿钢丝时或寰椎后弓切除时直接损伤脊髓;⑤ 在寰椎后弓切除减压、枕颈部融合时由于植骨块固定不牢、术后制动不确实造成植骨块移位进入椎管压迫脊髓;⑥ 术后脊髓反应性水肿。

Michael D. Smith 等认为手术发生脊髓损害的危险因素有：① 术前寰枢椎脱位的程度大、有明显不稳者;② 患者已适应于寰枢椎的非解剖性相对位置关系,尤其是屈曲或后凸畸形;③ 合并有遗传性的韧带松弛,如 Down 综合征患者;④ 已有颈椎手术史者;⑤术前已有神经功能损害者。

正常时齿突和脊髓各占椎管的前 1/3 和中 1/3,后 1/3 为缓冲间隙。在寰枢椎脱位的状态下,脊髓可利用的间隙减少,后部操作时就容易损伤脊髓。患者由于韧带松弛、脱位畸形固定及术前多已有神经损害而出现并发症的危险尤大。例如,寰椎向前明显的难复性脱位,此时患者已适应,而在此情况下寰枢椎的排列即使有轻微的变化也可导致脊髓损害。

预防措施：

(1) 由于在寰枢椎极度不稳定的情况下手术操作很容易加重脊髓损害,所以术前应行颅骨牵引,定制合适的石膏床。手术要在颅骨牵引下进行,以便保持颈椎在复位和稳定状态下手术。

(2) 操作时应轻柔,锐性剥离可防止对寰枢椎过度用力。寰椎脱位时绝不可用骨膜剥离器直接推按后弓,以免导致再次医源性脱位。

(3) 术中使寰枢椎复位,不应直接暴力向后牵拉寰椎后弓,而应在牵引下慢慢使颈椎伸展来达到复位,在此操作前应将寰枕及寰枢后膜切除。

(4) 如需做寰椎后弓切除减压,应在保持后弓稳定的状态下施行寰椎后弓切除,游离的后弓用鼠齿钳钳持后弓结节以保持稳定,再于后弓两侧分别截断。

(5) 寰椎后弓下穿钢丝时,应先充分复位,恢复椎管形态;充分游离寰椎后弓,穿钢丝应轻柔耐心。

(6) 由于术后可能有再移位、不稳存在,故术后应卧石膏床,头颈保持中立位,翻身时尤应避免颈部的晃动。

2.7.2　椎动脉损伤

关于椎动脉损伤国内外有少量报道,其发生率为 0.3%～0.5%。Michael D. Smith 等报道 10 例椎动脉损伤,术中分别采取压塞止血、直接显露并电凝止血、跨骨缝扎、直接显露缝扎及直接显露损伤处远近端放血管夹等止血方法,结果有 5 例术后出现神经功能障碍,包括 Wallenberg 综合征、共济失调和位置性眩晕、神经根损害(椎动脉盲扎时损伤脊神经根)及严重的四肢瘫。所以,从患者的利益及避免出现医源性损伤的角度出发,我们认为有条件时应尽可能地修复损伤的椎动脉。当然如果缺乏相应条件和技术时,试图修复只能拖延手术时间、增加出血量。在此情况下,建议暴露椎动脉损伤处时,在其远近端行双重结扎。因为从以往救治创伤性椎动脉损伤的经验可知,单纯的填塞止血或近端结扎可能会出现延迟血栓、再出血、假性动脉瘤及动静脉瘘等并发症。

预防措施:由于椎动脉出血处理困难,后果较严重,所以关键在于预防。

(1) 术前仔细阅 CT 及 MRI 片,详细观察椎动脉有无扩张、扭曲。必要时可做椎动脉 MRA 或血管造影,其可清楚地显示椎动脉的走行、侧支循环、有无血管异常等,做到心中有数。

(2) 术中确定椎体的中央区,减压操作不应过分靠外。

(3) 侧前方椎动脉减压时操作要细致,尤其在切除靠近横突孔时应直视下操作,严防血管壁撕裂伤。

2.7.3 硬脊膜撕裂、脑脊液漏

在致压物与硬脊膜有粘连或二次手术的患者由于硬膜外瘢痕粘连,此时由于硬脊膜变薄,容易发生撕裂,术后一般出现短暂的脑脊液漏,大多可在短时间内痊愈。但由于脑脊液漏可发展成硬脊膜-皮肤瘘、脑脊膜炎或形成假性脑脊膜膨出造成脊髓压迫及容易导致切口延迟愈合甚至感染发生,所以对其预防和治疗应给予充分的重视。

(1) 脊柱手术由于手术视野小,在发生硬脊膜撕裂时,多难以缝合。裂口较小时可先将外流的脑脊液吸净,然后用纤维蛋白胶或吸收性明胶海绵覆盖。裂口较大则要用细的不吸收线严密缝合硬脊膜,缝合的间距一般为 2～3 mm,边距为 1～1.5 mm,若裂口很大直接缝合困难或硬脊膜缺损时,可采用人工硬脊膜修补,缝合完毕可让麻醉医师做 Valsalva 动作以检视修补处是否漏液。

(2) 硬脊膜缝合处可放置吸收性明胶海绵、筋膜、肌肉或与纤维蛋白胶交替重叠以加强硬脊膜的修补。

(3) 肌肉多层严密缝合,加压包扎。

(4) 术后一旦有脑脊液漏应采取静卧、加压包扎,敷料要勤更换,加大抗生素的用量以预防感染。预防感冒及便秘,防止出现使腹压增加的动作。漏量少的一般 1 周左右即可消失。

(5) 如果术后持续出现脑脊液漏,可应用乙酰唑胺减少脑脊液产生,或腰部蛛网膜下隙脑脊液分流以降低脑脊液压,有助于控制脑脊液漏。分流手术一般用 3～4 天,最多不超过 7 天。此间,患者需卧床,同时给予抗生素预防感染。

(6) 对于已形成脑脊液漏者,可先用如上所述的脑脊液分流术。如无效,则需进一步手术探查修补。

预防措施:

(1) 在椎管内操作时应保持视野清晰,器械不应盲目进入椎管或钳夹组织,操作过程

中应耐心、轻柔。

（2）硬脊膜外粘连严重时，应仔细剥离粘连后再切除粘连的组织。

（3）二次手术者，应从正常的区域向瘢痕区解剖。一般情况下，在中央区将硬脊膜和瘢痕分开有困难，硬脊膜上粘连的瘢痕只要没有栓系作用就不必将其勉强切除。

2.7.4　血肿形成

血肿是一种比较严重的并发症，主要与结扎血管的线头脱落、骨质创面渗血及血管丰富的肌肉组织受损等术中止血不彻底或术后积血引流不畅有关，而于术后当天（多在 12 h 内）发生局部出血、血肿形成，颈椎手术患者可引起窒息、死亡，在胸、腰椎手术中可出现脊髓或神经根压迫症状。血肿存在的远期结果可使局部瘢痕增多，造成医源性椎管狭窄，也容易导致感染，因而对其应积极防治。

预防措施：

（1）术前完全纠正可能存在的凝血功能障碍。

（2）术中彻底止血，术毕切口认真冲洗，仔细检查切口内有无活动性出血，并给予补充性的止血操作。

（3）术后切口引流 24～48 h，保持切口引流通畅，有时引流条因扭曲、缩进切口等原因而不能有效地引流，密切注意观察切口局部、引流及血压等情况，在颈椎手术后应注意呼吸及肢体运动感觉情况。如有局部肿胀、引流液量多，即应考虑相应处理，对出现休克应对症处理同时行再次手术止血。在颈椎手术后出现呼吸困难、颈部肿胀，应立即在床旁进行抢救，及时剪开缝线、敞开切口，迅速去除血肿，待呼吸情况稍有改善后再送往手术室做进一步检查、止血和其他处理。

2.7.5　切口感染

切口感染可蔓延至椎管、脊髓脑脊膜，后果严重，要注意预防。

切口的感染可分为表浅感染和深部感染，前者为皮肤和皮下组织的感染，后者为深筋膜以下的感染。表浅感染一般发生在术后 3～4 天，有切口附近的红肿热痛甚至有皮下波动感，做分泌物或穿刺液的细菌培养并使用敏感抗生素，局部可拆线引流。

深部感染多在术后 7～14 天表现出来，可有切口疼痛、低热和乏力且切口部有肿胀。检查白细胞计数及血沉升高，X 线、CT 及 MRI 检查可有阳性发现。治疗应积极，根据细菌培养结果使用大剂量敏感抗生素，感染灶做病灶清除术，术毕视情况做敞开换药、闭式灌洗引流或单纯的引流。

一般浅在的软组织感染经全身使用抗生素、皮肤表面用 75% 乙醇湿敷后容易被控制。而深在的感染，除应用抗生素外，多需开放引流、病灶清除并将植骨块及内固定物取出。

抗生素的使用时间，一般表浅的感染用 10～14 天，深部的感染用 6 周左右，可根据血沉判断治疗效果及作为停药的参考。

预防措施：

（1）消除或减少引起感染的危险因素。

（2）完善的手术操作技术是最重要的措施，如严格无菌操作，减少组织损伤，仔细彻底止血，但电凝和结扎也有可能增加感染率。

（3）预防性使用抗生素：临床研究已证明预防性使用抗生素的有效性，Keller 指出预防性使用抗生素使脊柱融合内固定术的感染率从 2.7% 降到 0%。一般使用青霉素或头孢菌素，如果患者术前住院时间超过 1 周，应使用广谱抗生素。对于一类手术，术后抗生素使用不应超过 24～48 h，因为术后长时间应用抗生素并不能增强预防效果，相反可能致高毒性和耐药菌株感染。

2.7.6　植骨块移位、脱出

后路植骨由于多属外侧火柴棒样植骨或小关节突间植骨，骨块移位较少。但近年来，随着后路腰椎间隙植骨融合的开展，由此造成的后突压迫硬膜囊、神经根的报道不时出现。

骨块轻微的突出或移位一般不需要手术翻修，但要密切观察、严格制动，防止植骨块进一步移位。当骨块移位引起明显的症状，出现脊柱后凸畸形、骨块与椎体不接触、植骨块不愈合等情况时应考虑翻修，有脊髓压迫者应紧急手术。

预防措施：

（1）手术中可将减压骨槽的前后缘做成唇状以锁定植骨块，防止植骨块的移动。

（2）植骨后可加用丝线将骨块与内固定之间绑定，以维持植骨块位于正确位置，使植骨与受骨区间保持相对间的稳定，促进骨愈合。

（3）术后 3 个月内严格制动，即使有内固定存在，由于局部应力存在，在预融合处会存在不稳。

参 考 文 献

Ali Al Kaissi, Rudolf Ganger, Klaus Klaushofer, et al. Cervico-thoracic kyphosis in a girl with Pierre Robin sequence. Ger Med Sci. 2011；9：Doc06. Published online, 2011,

Batzdorf U. Clinical Presentation and Alternative Diagnoses in the Adult Population. Neurosurgery clinics of North America, 2015,26(4)：515-517.

Brockmeyer D L, Spader H S. Complex Chiari Malformations in Children：Diagnosis and Management. Neurosurgery clinics of North America, 2015,26(4)：555-560.

Chaudhry N S, Ozpinar A, Bi W L, et al. Basilar Invagination：Case Report and Literature Review. World neurosurgery, 2015,83(6)：1180. 7-11.

Dlouhy B J, Dahdaleh N S, Menezes A H. Evolution of transoral approaches, endoscopic endonasal approaches, and reduction strategies for treatment of craniovertebral junction pathology: a treatment algorithm update. Neurosurgical focus, 2015,38(4): 8.

Fang C H, Friedman R, Schild S D, et al. Purely endoscopic endonasal surgery of the craniovertebral junction: A systematic review. International forum of allergy & rhinology, 2015,5(8): 754 - 760.

Gholve P A, Hosalkar H S, Ricchetti E T, et al. Occipitalization of the atlas in children. Morphologic classification, associations, and clinical relevance. J Bone Joint Surg Am, 2007,89(3): 571 - 578.

Goel A. Basilar invagination, Chiari malformation, syringomyelia: a review. Neurology India, 2009,57 (3): 235 - 246.

Goel A. Craniovertebral Junction Instability: A Review of Facts about Facets. Asian spine journal, 2015, 9(4): 636 - 644.

Goldstein H E, Anderson R C. Craniovertebral Junction Instability in the Setting of Chiari I Malformation. Neurosurgery clinics of North America, 2015,26(4): 561 - 569.

Harcourt B T, Mitchell T C. Occipitalization of the atlas. J Manipulative Physiol Ther, 1990,13(9): 532 - 538.

Health Quality Ontario Positional Magnetic Resonance Imaging for People With Ehlers-Danlos Syndrome or Suspected Craniovertebral or Cervical Spine Abnormalities: An Evidence-Based Analysis. Ontario health technology assessment series, 2015,15(13): 1 - 24.

Jain V K. Atlantoaxial dislocation. Neurology India, 2012,60(1): 9 - 17.

Kim H J. Cervical spine anomalies in children and adolescents. Current opinion in pediatrics, 2013,25 (1): 72 - 77.

Krauss W E, Bledsoe J M, Clarke M J, et al. Rheumatoid arthritis of the craniovertebral junction. Neurosurgery, 2010,66(3): 83 - 95.

Liu J K, Patel J, Goldstein I M, et al. Endoscopic endonasal transclival transodontoid approach for ventral decompression of the craniovertebral junction: operative technique and nuances. Neurosurgical focus, 2015,38(4): 17.

Morales-Valero S F, Serchi E, Zoli M, et al. Endoscopic endonasal approach for craniovertebral junction pathology: a review of the literature. Neurosurgical focus, 2015,38(4): 15.

Oro J J, Mueller D M. Posterior fossa decompression and reconstruction in adolescents and adults with the Chiari I malformation. Neurological research, 2011,33(3): 261 - 271.

Palav S, Vernekar J, Pereira S, et al. Hajdu-Cheney syndrome: a case report with review of literature. Journal of radiology case reports, 2014,8(9): 1 - 8.

Patel A J, Boatey J, Muns J, et al. Endoscopic endonasal odontoidectomy in a child with chronic type 3 atlantoaxial rotatory fixation: case report and literature review. Child's nervous system: ChNS: official journal of the International Society for Pediatric Neurosurgery, 2012,28(11): 1971 - 1975.

Pindrik J, Johnston J M Jr. Clinical Presentation of Chiari I Malformation and Syringomyelia in Children. Neurosurgery clinics of North America, 2015,26(4): 509 - 514.

Pinter N K, McVige J, Mechtler L. Basilar Invagination, Basilar Impression and Platybasia: Clinical and

Imaging Aspects. Current pain and headache reports，2016，20(8)：49.

Ricchetti E T，States L，Hosalkar H S，et al. Radiographic study of the upper cervical spine in the 22q11. 2 deletion syndrome. J Bone Joint Surg Am，2004，86 − A(8)：1751 − 1760.

Ridder T，Anderson R C，Hankinson T C. Ventral Decompression in Chiari Malformation，Basilar Invagination，and Related Disorders. Neurosurgery clinics of North America，2015，26(4)：571 − 578.

Roberts T T，Cepela D J，Uhl R L，et al. Orthopaedic Considerations for the Adult With Osteogenesis Imperfecta. The Journal of the American Academy of Orthopaedic Surgeons，2016，24(5)：298 − 308.

Smith J S，Shaffrey C I，Abel M F，et al. Basilar invagination. Neurosurgery，2010，66(3)：39 − 47.

Yu Y，Hu F，Zhang X，et al. Endoscopic Transnasal Odontoidectomy. Sports medicine and arthroscopy review，2016，24(1)：2 − 6.

Zoli M，Mazzatenta D，Valluzzi A，et al. Endoscopic Endonasal Odontoidectomy. Neurosurgery clinics of North America，2015，26(3)：427 − 436.

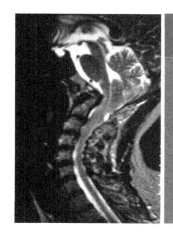

第3章
Arnold-Chiari 畸形

Arnold-Chiari 畸形是一种先天性发育异常性疾病,以颅颈交界区骨组织和神经组织结构异常导致小脑扁桃体疝至枕骨大孔平面以下或进入椎管为特征,常伴有脊髓空洞症,其病情的轻重与下疝的程度、合并不同脑结构畸形等情况有关。Cleland 于 1883 年最早描述该类畸形,在 1891 年 Hans Chiari 描述了一个小脑蚓部圆锥状延长的病例,并将该类畸形分为四类,在 1907 年,德国病理学家 Julius Arnold 在报道四例畸形患者的时候将该病命名为"Arnold-Chiari 畸形"。据美国国立卫生研究院(National Institutes of Health,NIH)统计发现,人群中的发病率达 0.1%～0.8%。其发病机制至今尚未完全明确,可能与基因突变或颅后窝容积减少等有关。Arnold-Chiari 畸形的主要病理特点是颅颈交界区骨组织和神经组织结构异常而导致小脑扁桃体疝(可合并延髓下降)至枕骨大孔平面以下或进入椎管中,其主要临床表现为小脑、脑干、上段颈髓及颈神经和后组颅神经受损症状,其诊断主要依赖于 MRI 检查。目前 Arnold-Chiari 畸形尚未有统一分型,一般分为 0、Ⅰ、1.5、Ⅱ、Ⅲ、Ⅳ型(该临床分型已停用)。手术是治疗 Arnold-Chiari 畸形的唯一有效治疗手段,针对不同病情相应采取颅后窝减压、分流术或减压加分流手术,大部分患者的症状和体征可以得到改善,由于其常合并有脊髓空洞症及枕颈部骨性畸形,所以目前很大一部分患者由脊柱外科或脑外科医师实施手术。

3.1 病 理 病 因

Arnold-Chiari 畸形的发病机制尚未明确,可能与一个或多个与体节相关的基因突变有关,尤其是Ⅰ型 Arnold-Chiari 畸形。近年来,越来越多关于 Arnold-Chiari 畸形的家族性聚集、孪子的研究报道提示,Arnold-Chiari 畸形患者可能有遗传学改变。分子遗传学家推测,该病可能由编码菱脑分节的基因和头颅其他结构生长的基因缺陷所致。相关基因可能存在突变或者缺失,或是外源致畸剂导致基因突变。部分学者认为该病由于颅后窝结构拥挤所致,颅后窝生长受限,导致神经组织像挤牙膏一样被从枕骨大孔挤出(图 3-1,图 3-2),其原因包括先天脑积水、颅缝早闭、骨肥大、维生素 D 缺乏病、神经纤维瘤病等。Arnold-Chiari 畸形患者的颅后窝一般较正常人小,窦汇位置异常降低。采用体视学方法对颅后窝容积进行研究发现,Arnold-Chiari 畸形患者颅后窝容积较正常人明显减小,这在一定程度上也支持了以上假设。部分学者从脑脊液动力角度出发,提出胎儿早期进展性脑水肿将脑干和小脑推至枕骨大孔以下。然而,另一些学者认为患者可能存在脑脊液不足,神经管在发育过程中闭合不全导致脑脊液外漏,没有足够体积的脑脊液将脑室系统撑开,因此导致颅后窝变小,小脑组织结构异常。

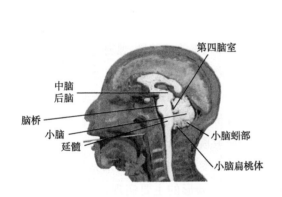

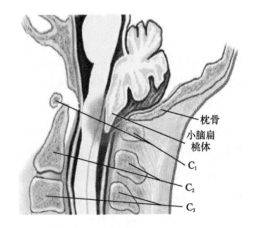

图 3-1　正常枕颈部解剖(引自史建刚,袁文,2015)　　图 3-2　小脑扁桃体疝入椎管内(矢状位)

　　Ⅰ型 Arnold-Chiari 畸形可能是由于神经外胚层或者中胚层发育异常所致。目前认为单纯Ⅰ型 Arnold-Chiari 畸形是由于中胚层体节枕骨部发育不良,导致枕骨发育迟缓滞后,使得出生后正常发育的后脑结构因颅后窝过度挤压而疝入到椎管内。如果Ⅰ型 Arnold-Chiari 畸形合并颅缝早闭,或者其他的神经功能异常,如癫痫或智力缺陷,则合并神经外胚层发育异常。Ⅰ型 Arnold-Chiari 畸形偶尔合并闭合性脊柱裂。其余类型的畸形是由于神经外胚层发育异常所致。至于为何 Arnold-Chiari 畸形合并脊髓空洞症,目前尚存在争议。一开始学者们认为,枕骨大孔水平的蛛网膜下脑脊液循环障碍导致脑脊液集中在中央导水管,从而导致空洞。而最近 MRI-Cine 成像发现,空洞之间是相互独立的,也就否定了上述假设。脊髓空洞症很可能由于枕骨大孔水平的蛛网膜下隙脑脊液流动障碍,导致脑脊液压力增加,进而增加静脉压,开始使 Virchow-Robin 间隙充血增大。增多的液体进而弥散到脊髓间隙,导致脊髓水肿。当液体量远多于实质细胞吸收能力时,就会流入中央管,使之膨大,形成空洞。

3.2　临　床　分　型

最初报道中 Arnold-Chiari 畸形被分为Ⅰ、Ⅱ、Ⅲ型,后来提出Ⅳ型。近年来在此基础上又提出被广泛接受的新的分型,即 0 型和 1.5 型,这些分型主要以解剖结构的异常为基础。

3.2.1　0 型 Arnold-Chiari 畸形

0 型 Arnold-Chiari 畸形的临床表现,无小脑扁桃体下疝或下降极小,可伴有脊髓空洞症、脑脊液动力学改变和颅后窝容积减小。颅后窝减压术对此类空洞的治疗有效。Iskandar 等报道五例脊髓空洞症而无扁桃体下疝的患者,全脑脊髓 MRI 检查排除空洞形成的其他原因。最终,颅后窝或枕骨大孔的脑脊液流动异常被认为是空洞形成的原因。所有患者均接受颅后窝减压和硬膜成形术,未行空洞直接引流。术后所有空洞均显著缩小,症状明显改善。手术疗效表明即便在无小脑扁桃体下疝的情况下,"Arnold-Chiari 畸形"样的病理生理学也是存在的。其依据是在两例患者中发现枕骨大孔区拥挤,另两例患者可见多发的蛛网膜粘连,另有一例可见第四脑室出口处的蛛网膜帆。上述发现均可影响脑脊液流动(图 3-3)。

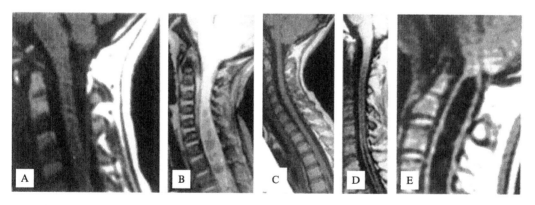

图 3-3　颈椎矢状位 MRI 示 Arnold-Chiari 畸形 0 型(引自 Iskandar B J 等,2009)

MRI 矢状面可见小脑扁桃体位于枕骨大孔水平,伴有脊髓空洞症

3.2.2　Ⅰ型 Arnold-Chiari 畸形

Ⅰ型 Arnold-Chiari 畸形为临床上最常见的类型,也称为成人型,常于 20～30 岁以后发病。其表现为小脑扁桃体下疝至枕骨大孔下(＞5 mm),呈锥状向椎管内疝入,而脑干、小脑蚓部和第四脑室位置形态正常,常合并骨性结构异常如颅底凹陷、枕颈融合和脊柱侧凸症。其发生原因与多种疾病导致的颅后窝容积减少有关,异常发育的骨性颅后窝无法容纳正常发育的神经结构,导致后脑神经结构被挤压、向下疝出。由于脑脊液流动不畅,

Ⅰ型 Arnold-Chiari 畸形常合并脊髓空洞症和脑积水(图 3 - 4)。脑积水发生率为 10%，脊髓空洞症(包含脊髓积水)发生率为 40%～75%，部分患者甚至有全脊髓空洞症。寰椎枕骨化和 Klippel-Feil 畸形也比较常见。

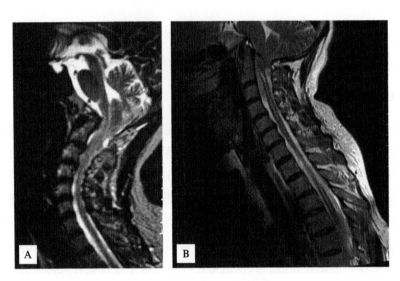

图 3 - 4　颈椎矢状位 MRI 示Ⅰ型 Arnold-Chiari 畸形(引自 Deng X 等, 2015)

小脑扁桃体变尖并下移至枕骨大孔下缘，齿突上移，所示颈胸段脊髓内见条形水样信号影，伴有脊髓空洞症

3.2.3　1.5 型 Arnold-Chiari 畸形

1.5 型 Arnold-Chiari 畸形由 Iskander 和 Oakes 提出，由于Ⅰ型 Arnold-Chiari 畸形仅指小脑扁桃体经枕骨大孔下疝，对后脑疝无明确定义，研究发现Ⅰ型 Arnold-Chiari 畸形患者有 17% 在术中发现脑干下降，因而命名 1.5 型 Arnold-Chiari 畸形(图 3 - 5)。

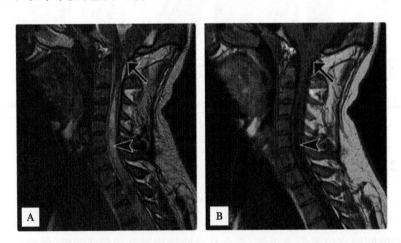

图 3 - 5　颈椎矢状位 MRI 示 1.5 型 Arnold-Chiari 畸形(引自 Deng X 等, 2015)

MRI 矢状面可见小脑扁桃体疝入枕骨大孔，伴有脊髓空洞症

3.2.4　Ⅱ型 Arnold-Chiari 畸形

Ⅱ型 Arnold-Chiari 畸形也称为儿童型,出生后早期即出现相关表现。Ⅱ型 Arnold-Chiari 畸形的特点为小脑蚓部、小脑扁桃体和延髓下降至枕骨大孔以下,压迫上颈髓,通常合并腰骶部脊髓脊膜膨出。膨出的组织可以阻断颅后窝脑脊液循环,从而导致脑水肿。几乎所有脊髓脊膜膨出的患者合并Ⅱ型 Arnold-Chiari 畸形。部分患者合并第四脑室下降,脑桥和延髓变得细长,四叠板撕裂,延髓脊髓交界区扭结,小脑导水管堵塞,小脑上部移位至中颅窝,小脑发育异常等(图 3-6)。

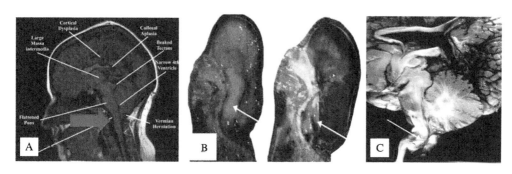

图 3-6　A 头颅 MRI,B/C 解剖矢状位示Ⅱ型 Arnold-Chiari 畸形

A. Ⅱ型 Arnold-Chiari 畸形胎儿的 MRI 矢状面 T_2 切面,可见脑干和小脑低位,位于颈椎管内(箭头);B. Ⅱ型 Arnold-Chiari 畸形胎儿将脑组织去除后,可见低位的小脑幕和非常小的颅后窝(箭头);C. Ⅱ型 Arnold-Chiari 畸形的大体标本,示脊髓皱褶

3.2.5　Ⅲ型 Arnold-Chiari 畸形

Ⅲ型 Arnold-Chiari 畸形非常少见,常发生于新生儿期,在Ⅱ型 Arnold-Chiari 畸形的基础上合并枕部或颈部脑膨出及枕骨大孔增大,脑膨出囊内包含延髓、小脑、第四脑室及各种病变神经组织成分,较Ⅱ型 Arnold-Chiari 畸形更为严重,患者在出生后很少存活(图 3-7)。

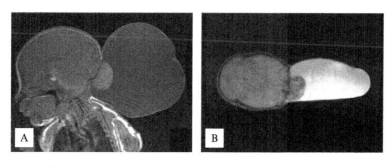

图 3-7　Ⅲ型 Arnold-Chiari 畸形(引自 Jeong D H 等,2014)

A. 大脑轴向位;B. 大脑矢状位可见小脑扁桃体疝入枕骨大孔,伴有脑膜膨出

3.2.6 Ⅳ型 Arnold-Chiari 畸形

Ⅳ型 Arnold-Chiari 畸形极少见,常发生于婴儿期,表现为小脑扁桃体和小脑幕发育不全或缺如,该型无小脑扁桃体下疝(目前已不用该临床分型)。

除了以上分型之外,也有学者提出临床分型以利于术式的选择,但分型众多,目前尚未公认的分型。Pillay 根据 MRI 影像结合临床表现及体征,将 Arnold-Chiari 畸形分为A、B 两型:A 型,扁桃体下疝伴脊髓空洞症,有明显的脊髓中央管受损表现;B 型,不伴脊髓空洞症,表现为脑干或小脑受压。Bindal 将 Arnold-Chiari 畸形分为五型:A 型,无症状和体征;B 型,仅有脑干受压表现;S 型,仅有脊髓空洞症表现;BS 型,脑干受压和脊髓空洞症同时存在;BSX 型,脑干受压伴无症状脊髓空洞症。刘伟国教授根据神经系统受压和受损情况分为以下几型。

(1) 脊髓前受压型:齿突压迫延髓或脊髓腹侧,造成延颈段脊髓严重成角畸形;四肢痉挛性瘫痪,锥体束征阳性;选用术式为枕颈髂骨植骨融合内固定术和经口齿突磨除术。

(2) 小脑受压型:枕骨压迫小脑,延髓脊髓腹侧未受压;小脑和后组颅神经受损;选用术式为颅后窝减压术。

(3) 混合型:齿突轻度压迫延髓脊髓腹侧,枕骨轻度压迫小脑;四肢肌力轻度减低,肌张力可增高,腱反射可亢进;后组颅神经和小脑受损的表现也很轻微;选用术式为颅后窝部分减压,同时行枕颈髂骨融合内固定术。

3.3 临床表现

Arnold-Chiari 畸形是一类颅颈交界区先天性发育异常综合征,以小脑结构异常下降为主要表现。该病常有脊髓发育异常,如脊髓空洞症;同时也合并其他骨性异常,如寰椎枕骨化、寰枢关节脱位、Klippel-Feil 畸形、颅底扁平、颅底凹陷、颅底缺裂等。Arnold-Chiari 畸形临床表现纷杂,并且随着 MRI 的应用,无症状性 Arnold-Chiari 畸形越来越引起人们的重视,其属于 Arnold-Chiari 畸形无症状期,缺乏典型的临床症状体征,但影像学可见小脑扁桃体疝,因此大体可将 Arnold-Chiari 畸形分为无症状型和有症状型,其中有症状型根据主要症状及体征大体可分为四种症候群:

(1) 枕颈区受压型:由于小脑扁桃体下疝或伴有颅底凹陷,会出现相应的后组颅神经及小脑的受压,以头痛、共济失调、眼球震颤、吞咽困难、不安腿综合征及锥体束征为主要特征。

(2) 脊髓中央受损型:因延髓上颈段受压,以肩胛区痛觉分离型感觉障碍、偏瘫、四肢瘫及肌萎缩为主要表现。

（3）小脑损害型：小脑受累可以出现步态不稳、共济失调、眼球震颤及皮质脊髓束征为主。

（4）颅内压增高型：脑组织受压引起脑水肿，可以有头痛（Valsalva 试验加重），伴呕吐、眩晕、眼底水肿、颈项强直等颅内压增高症状。

3.3.1　Ⅰ型 Arnold-Chiari 畸形

该类型畸形的自然病程尚未完全确立。绝大多数病例直到青少年或者青年时期开始出现临床症状，且起病隐匿。有研究显示，CM－Ⅰ型患者平均发病年龄为 18 岁，典型症状主要为颅内压增高、颅神经损伤、脑干压迫和脊髓相关症状群，可有小脑功能异常，枕颈部疼痛，合并脊髓空洞症（常合并脊柱侧凸）。脑干和颅神经相关症状主要表现为声音嘶哑、声带麻痹、构音障碍、咽部迟缓失能、舌头萎缩、重复吸气、眼球震颤（下视性为主）、睡眠相关呼吸异常，如中枢性睡眠呼吸暂停综合征。不典型的症状包括幻视、感音性听力丧失、窦性心动过缓、晕厥和呃逆。脑干压迫相关临床表现为锥体束征阳性，如肌肉无力或强直、反射亢进、Babinski 征阳性。小脑相关症状有眼球震颤、语言断续、共济失调（以躯干症状为主）。约 30％儿童患者伴有脊髓空洞症，最早的临床表现是查体发现腹壁反射消失，然后出现步态异常、放射性疼痛、触觉减退、下肢上运动神经元损害表现及上肢下运动神经元表现。如果空洞位置达到延髓，患者也会有脑干损伤相关表现。空洞前状态一般认为症状是可逆的，此时脑脊液循环障碍导致脊髓水肿，MRI 表现为 T2 相空洞征象然而 T1 相无空洞表现。脑膜刺激导致的头痛可能是 CM－Ⅰ型患者最常见症状，以枕颈部和背部为主，表现为躯体近段的持续疼痛。体力活动或者 Valsalva 试验（咳嗽、大笑、打喷嚏）会加重头痛，并引起头晕。Ⅰ型的典型表现是在 Valsalva 试验（将口、鼻闭住用力鼓气）时出现剧烈头痛和独特的神经-眼综合征（neuro-ophthalmologic syndrome），患者感觉不在地上或地面向其扑来，并由特征性的下视性眼球震颤，很可能是 Valsalva 动作增加了枕骨大孔区域小脑垂体的压力。尽管该类型畸形的患者儿童期无临床症状，一项纳入 39 例 6 岁以下接受手术的儿童研究发现，在患者 2 岁的时候即出现口咽功能障碍，3～5 岁时出现脊髓空洞症、脊柱侧凸和头痛。婴幼儿可出现尖叫、头部后仰、食欲减退、流口水、打鼾甚至呼吸暂停及喘鸣。

3.3.2　Ⅱ型 Arnold-Chiari 畸形

由于该类型合并腰骶部或胸椎脊髓脊膜膨出，患者一般会在产前或者出生后即做出诊断。婴儿的症状表现为吞咽困难、肌肉无力、喘鸣、发作性窒息等。及至幼儿期，脑水肿症状逐渐加重，并且会合并 CM－Ⅰ型相关症状，如脊髓空洞症和脊柱侧凸。尽管Ⅱ型 Arnold-Chiari 畸形患者合并多种畸形，一些患者具有正常的智力，可以自主活动。

3.3.3　Ⅲ型 Arnold-Chiari 畸形

该类型发病率最低，常合并颈椎或枕部脑膨出，包容物有小脑、枕部皮质和其他脑组织。该类型自然病程和预后尚缺少临床随访。大部分患者死于呼吸功能衰竭,度过新生儿期以后,通常会出现严重神经功能障碍,如智力低下、癫痫、肌肉无力或强直、上运动神经元或下运动神经元损伤表现等。

值得一提的是,先天性畸形的患者往往合并有其他组织结构的畸形,这些伴发疾病也是导致先天性畸形出现复杂临床表现的重要因素之一。Arnold-Chiari 畸形患者常合并有枕骨大孔区畸形,如颅底凹陷、扁平颅底、寰枢椎脱位、寰枕融合、第 2~3 颈椎节融合等,近年来不断出现 Arnold-Chiari 畸形合并脊柱侧凸的研究报道,虽然其发生机制和合并发生率目前并不清楚,但对该类伴发疾病的重视将会对分析 Arnold-Chiari 畸形的临床表现,帮助其诊断、鉴别诊断以及手术方案的制订具有重要意义。

3.4　影像学检查

3.4.1　X线检查

颅颈交界处 X 线可显示 Arnold-Chiari 畸形合并的骨性结构畸形如颅底凹陷症、寰枕融合、脊柱裂、Klippel-Feil 综合征。脊柱全长 X 线可显示伴有脊柱侧凸的 Arnold-Chiari 畸形(图 3 - 8,图 3 - 9)。

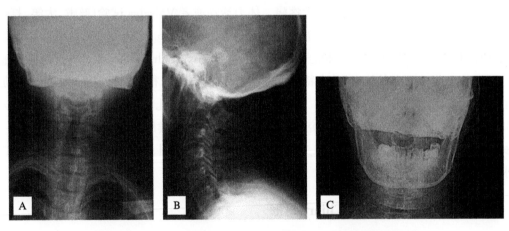

图 3 - 8　Arnold-Chiari 畸形合并有颅底凹陷症、寰椎枕骨化患者
A/B. 颈椎正侧位 X 线;C. 颈椎开口位 X 线

3.4.2　CT检查

CT 除可观察到枕颈部骨性结构畸形外,还可显示本畸形脑部病变的下述病理特征:① 脑积水;② 小脑扁桃体、小脑下蚓部及小脑、脑干和四脑室下移;③ 大脑镰和天幕发育不良,增强 CT 可见大脑镰呈部分间断的线状增强影;④ 部分脑组织过度增生导致脑室系统畸形,两侧脑室形态不对称,枕骨角常大于额角;⑤ 颅后窝内容物的挤压引起继发性颅骨和蛛网膜下隙的改变,颞骨岩部及斜坡呈扇贝壳样变化,内听道缩短和其内侧端的截断,天幕下蛛网膜下隙受压,枕大池形成不良或消失(图 3 - 10)。

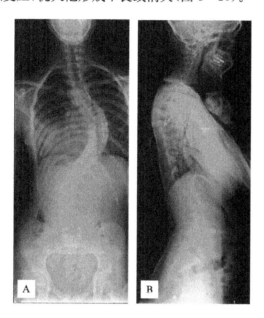

图 3 - 9　Arnold-Chiari 畸形患者脊柱全长正侧位 X 线

可见合并脊柱侧后凸畸形

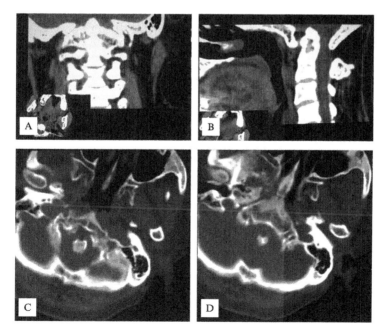

图 3 - 10　Arnold-Chiari 畸形患者 CT 矢状面及冠状面

A、B. CT 矢状面;C、D. CT 冠状面示合并颅底凹陷症、寰枢关节脱位、寰椎枕化

3.4.3 MRI 检查

MRI 是诊断 Arnold-Chiari 畸形的首选检查手段之一，具有多角度、多层面、无骨性伪影等特点。它可清晰显示脑部病变，具体表现有：① 小脑扁桃体下疝，超过 5 mm 具有临床表现。② 脑积水和脊髓空洞症。③ 颅颈交界畸形：如颅底凹陷症，枕颈融合，颈椎分节不全，寰椎骨化不全。④ 横窦及窦汇低位伴有后颅凹浅小，枕骨大孔增大。⑤ 延髓扭曲，顶盖鸟嘴样变，小脑围绕脑干两侧向前内侧生长。⑥ 双侧脑室大小由正常到显著扩大，且不对称（枕角扩大），第三脑室扩大，前隐窝变形，透明隔发育异常；第四脑室拉长，变小，向下移位，枕大池变小或无枕大池。⑦ 脊髓脊膜膨出，脊髓低位，常合并有脂肪瘤。⑧ 合并胼胝体发育不全，脑膨出，小脑发育不良（图 3-11）。

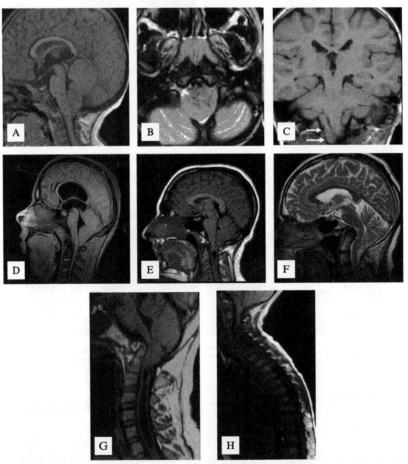

图 3-11　Arnold-Chiari 畸形的 MRI 显示

A. MRI 矢状面 T_1 加权可见小脑扁桃体疝入椎管；B. MRI 水平面 T_2 加权可见枕骨大孔平面两侧小脑扁桃体压迫前方延髓，蛛网膜下隙非常狭小；C. MRI 冠状面 T_1 加权可见不对称的右侧小脑扁桃体低位；D. MRI 矢状面 T_1 加权可见小脑扁桃体下疝，伴有脑积水、脊髓空洞症；E. MRI 矢状面 T_2 加权可见小脑扁桃体下疝，伴有扁平颅底；F. MRI 矢状面 T_1 加权可见小脑扁桃体疝入椎管，伴有颅底凹陷，脊髓空洞症；G、H. MRI 矢状面 T_1 加权可见小脑扁桃体下疝，伴有脊柱后凸畸形

3.5　诊断与鉴别诊断

3.5.1　诊断

发病年龄、临床表现及辅助检查,特别是影像学检查,包括颅颈交界处 X 线、CT、MRI,使诊断变得准确、迅速。MRI 是诊断 Arnold-Chiari 畸形合并脊髓空洞症和指导治疗的最佳手段,可以清晰显示颈髓受压的确切部位、程度及是否伴有空洞畸形,为手术提供依据。如果没有条件拍摄 MRI 片,可以行薄层 CT 扫描进行诊断。对一些脑室肿大的胎儿,可以运用胎儿超声进行诊断。目前建议 MRI 矢状位一侧或两侧小脑扁桃体疝出枕骨大孔平面 5 mm 以上就可确诊。而把下疝至 1～5 mm 称为异位扁桃体,研究发现小脑扁桃体下移<3 mm 一般无临床症状,而小脑扁桃体下移位范围为>3 mm 且<5 mm 时,为临界型,应密切观察有无神经系统症状体征。当异位扁桃体伴发 Arnold-Chiari 畸形相关症状时,也可诊断。扁桃体下疝的距离在 MRI 矢状面测量,先在枕骨大孔前后缘中点连线,再在扁桃体最低点做连线的垂线,是为扁桃体下疝的距离(图 3 - 12)。诊断时除考虑小脑扁桃体下疝的程度,也要考虑小脑扁桃体下端的形状,失去下端圆弧形而变成楔形才有诊断意义。脊髓空洞症的存在对诊断很有价值,50%～70%的 I 型 Arnold-Chiari 畸形合并脊髓空洞症。

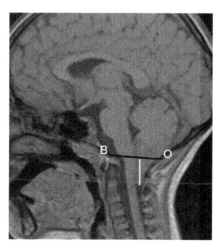

图 3 - 12　枕骨大孔前后缘中点连线

下疝距离:小脑扁桃体最低点到枕骨大孔前后缘中点连线的垂线

为了做好 Arnold-Chiari 畸形的早期诊断并指导手术方案,除了常规的影像学检查之外,广大学者不断提出新型的检查方式,以丰富人们对 Arnold-Chiari 畸形的认识。运动-敏感 MRI 或动态 MRI 的提出不仅可以观察脑脊液流动受阻情况,而且在病因学研究和手术方案制订方面作用很大。应注意观察背、腹侧脑脊液在枕大孔的流动情况。术后重复此项检查有助于评价减压术的效果。神经电生理的应用也在 Arnold-Chiari 畸形的早期诊断中起到一定作用,脑干听觉诱发电位(BAEP)早已被用于 Arnold-Chiari 畸形患者的研究,尤其是 II 型 Arnold-Chiari 畸形。研究人员在对脊髓膨出新生患者的长期随访研究中发现,部分患者在出现脑干功能障碍时,伴有脑干听觉诱发电位的异常,但该项检查的诊断敏感性仍需要进行研究探讨,研究同时发现 II 型 Arnold-Chiari 畸形患者行减压术后,电生理出现改善。也有研究人员将肌电图(EMG)、脑干听觉诱发电位、双上肢体感诱发电位(somatosensory evoked potential,SEP)和运动诱发电位(motor evoked potential,MEP)共同应用于 Arnold-Chiari 畸形的诊断中,研究显示 Arnold-Chiari 畸形患者的诱发电位出现不同程度的异常,表现为电位的波幅下降甚至消失,潜伏期延长,而且异常程度和患者的病程、畸形的严重程度有一定的关联。因而提出结论,联合应用脑干听觉诱发电位、体感诱发电位、运动诱发电位等可以提高诊断的准确率,且能更好地反映脊髓感觉、运动功能的受损害程度,弥补了影像学检查只能反映神经的受压程度,而无法显示神经功能的受损情况,可以作为临床预后判断的客观指标和补充。

3.5.2　鉴别诊断

3.5.2.1　小脑肿瘤

小脑肿瘤因其占位性的病变,因而可产生与 Arnold-Chiari 畸形相似的临床症状,但小脑肿瘤的 CT 和 MRI 影像学表现上差异明显,可鉴别。例如,髓母细胞瘤,CT 上呈等密度或高密度,形态不规则,呈分叶状生长,部分可有小囊性变、钙化。MRI 表现为等或稍长 T_1 信号、等或稍长 T_2 信号,边界较清。其他小脑肿瘤,如血管网状细胞瘤、星形细胞瘤、小脑转移瘤、室管膜瘤等均有其特异的影像学表现,方便鉴别。

3.5.2.2　颈静脉孔神经鞘瘤

颈静脉孔神经鞘瘤发生于第 9～11 对颅神经,发病年龄多见于 40 岁左右,多见于女性。典型 CT 表现为颈静脉孔扩大,骨质破坏的边缘光整,颈静脉孔区软组织肿块,呈低等混合密度;增强扫描肿瘤呈明显不均匀增强或均匀增强。典型 MRI 表现为 T_1 加权肿瘤呈等或稍低信号,边界清楚,病灶内变性、坏死的囊变区呈更低信号;T_2 加权呈高信号,信号不均匀。

3.5.2.3　小脑脓肿

小脑脓肿可发生于任何年龄,早期可无明显症状,一旦出现症状,病情发展迅速,会出现颅内压升高症状,严重时也会出现颅神经和脑干症状,鉴别诊断可依据原发感染症状。此外腰椎穿刺对小脑脓肿的诊断价值较大,典型的 CT 表现为脓肿周围显示高密度环影带和中心部低密度改变。

3.5.2.4　颅后窝慢性硬膜外血肿

颅后窝慢性硬膜外血肿因其慢性临床表现,容易被医师所忽视,所以在患者有头颅外伤病史时，要特别注意颅后窝慢性硬膜外血肿的鉴别诊断，及早行头颅 CT 或 MRI 检查可予以鉴别。

3.6　治 疗 与 预 后

　　Arnold-Chiari 畸形因病理机制复杂，且患者个体差异较大，目前尚未形成统一的治疗规范。美国神经外科医生协会认为，对于无临床症状的 Arnold-Chiari 畸形患者应实行保守治疗并长期随访；而对于有临床症状的 Arnold-Chiari 畸形患者应积极进行手术治疗，防止病情进一步发展。大量临床研究也得出类似结论，认同对无症状的 Ⅰ 型 Arnold-Chiari 畸形患者采取保守治疗并长期随访，而对出现症状的 Ⅰ 型 Arnold-Chiari 畸形及明确诊断的 Ⅱ、Ⅲ、Ⅳ 型 Arnold-Chiari 畸形患者，应早期手术，阻止病情发展。而对于无症状（轻微症状）的合并脊髓空洞症的 CM－Ⅰ 型患者，是随访观察还是行预防性手术治疗存在争议。部分临床病例报道小脑扁桃体疝和脊髓空洞症会自行缓解，推荐临床随访无症状儿童患者。因此，推荐采用 MRI Cinc 成像，评估该类患者脑脊液循环状态。编者建议，对于无神经症状合并脊髓空洞症的 CM－Ⅰ 型患者，如果脑脊液循环未完全阻塞，可以临床观察随访；如果存在完全梗阻或者出现神经功能退化应及时行颅后窝减压术。对于伴有睡眠呼吸障碍的患者，应行多导睡眠监测，如判断为中枢性呼吸功能暂停，应立即行减压手术治疗。

　　手术治疗的目的是减轻枕颈部压力，恢复枕颈部脑脊液循环。最常用的手术方式为后路枕骨下颅骨切除减压术，此外还有前路齿突切除枕骨大孔减压分流术。目前普遍认为 Arnold-Chiari 畸形的手术适应证包括：① 符合诊断标准且有相关症状；② 合并大而扩张的脊髓空洞症，并伴有相关慢性神经损害症状；③ 排除继发性小脑扁桃体下疝和其他相关疾病如枕寰枢关节失稳、脊髓粘连、脊髓肿瘤、脊髓栓系综合征等。但是以下情况在制订手术方案时应谨慎处理：① 单纯 Arnold-Chiari 畸形但无脊髓空洞症形成，临床症状轻微的患者可以保守观察；② 小脑扁桃体下疝＜5 mm 患者；③ 脊髓空洞较小或萎缩塌陷者，应慎行分流术；④ 合并颅底凹陷、寰枕融合或脊柱侧凸等疾病的患者，应注意进行脊柱关节方面的检查和评价；⑤ 病程长、体质较弱者应避免实施创伤较大的手术治疗；⑥ 有难产史的 Arnold-Chiari 畸形患者，应考虑枕骨大孔区可能存在粘连。Arnold-Chiari 畸形的手术目的主要有两个：一是扩大颅后窝而减轻各种组织间压迫；二是重建枕骨大孔区的脑脊液循环通路。目前，临床上常用的手术方式包括颅后窝减压术、颅后窝重建术、枕大池重建术、经口入路齿突磨除＋枕颈植骨融合术。

　　（1）颅后窝减压术：也有说法是颅颈减压术（CVD），是手术治疗小脑扁桃体下疝畸形合并脊髓空洞症的传统术式。骨窗开颅，枕骨鳞部切除范围应广泛，两侧达乳突后缘，上方至横窦下缘，向下切除枕骨大孔后缘。同时还要切除寰椎后弓及第 2 颈椎椎板（图

3-13)。其目的是通过切除部分枕骨以扩大狭小的颅后窝,主要步骤包括骨性减压、硬脑膜(外层)减压。在2001~2002年进行的一项国际调查发现,约有3/4(共76位医生参与调查)的脑外科医生倾向硬膜切开。然而,近年来越来越多的学者认识到敞开硬脑膜减压的缺陷:① 小脑失去骨性支撑而下垂甚至自减压窗疝出,使脑脊液循环再次发生障碍,还可能诱发枕颈部疼痛;② 硬脑膜敞开后,手术切口处肌肉组织等血液渗入颅内而引起脑膜刺激症状,还可能引起蛛网膜粘连,从而影响临床疗效;③ 可能出现切口脑脊液漏和中枢性感染及持续性发热症状;④ 切口愈合过程中软组织增生突入骨窗内,从而影响颅后窝扩大效果。Durham等在2008年发表的一项专门探讨是否应该行硬膜切开的meta分析,该研究纳入五项回顾性队列和两项前瞻性队列,累计582例儿童患者。研究发现,硬膜切开的患者术后临床恢复率(79% vs. 65%,RR=1.23,95%CI 0.95~1.59)和脊髓空洞体积缩小率(87% vs. 56%,RR=1.43,95%CI 0.91~2.25)均较硬膜未切开的患者改善,但是差异没有统计学差异。硬膜切开的患者返修手术率显著下降(2.1% vs. 12.6%,RR=0.23,95%CI 0.08~0.69)。然而硬膜切开的患者术后脑脊液相关并发症发生率显著高于未切开硬膜的患者(19% vs. 2%,RR=7.64,95%CI 2.53~23.1)。该meta分析结果能否为临床提供广泛指导需要进一步研究,因为纳入研究没有全部采用标准手术方式,临床评估也没有采用盲法。因此,目前尚无统一结论是否在CM-Ⅰ型患者中行硬膜切开重建。

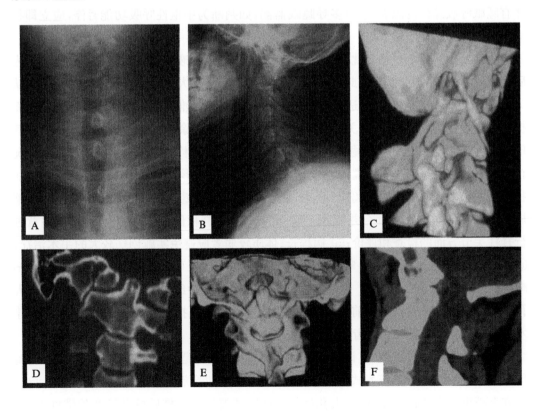

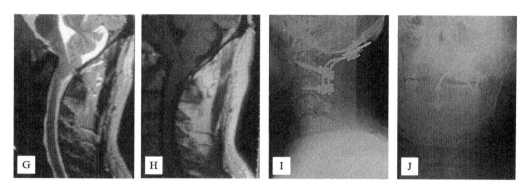

图 3 - 13　Ⅰ型 Arnold-Chiari 畸形伴寰椎枕骨化患者行后路枕骨大孔减压枕颈融合术

（2）颅后窝重建术：是针对颅后窝减压术的缺陷而进行的改良术式。该术式是在颅窝减压术的基础上，重建枕大池，而保持蛛网膜完整，使用冻干硬膜或人造硬膜修补切口，悬吊之成帐篷状以保持脑脊液通畅（图 3 - 14）。有学者对 10 例 Arnold-Chiari 畸形患者的观察发现，所有患者均于颅后窝形成枕大池，后脑平均抬高 6.20 mm，脊髓空洞缩小，与传统的颅后窝减压术相比，小脑扁桃体下疝还纳程度明显高于对照组。Vanaclocha、Saiz 和 Sapena 等经临床观察发现，采用冻干硬脑膜修补切口易发生脑脊液漏、皮下积液甚至假性脑膜膨出等并发症，而以自体筋膜作为切口修补材料则能很好地避免上述并发症。Klekamp 等通过对比大骨窗和小骨窗减压颅后窝重建术的临床疗效，发现小骨窗减压扩大修补硬脑膜的效果与大骨窗减压效果相当，但前者术后并发症发生率明显降低。经不断改进和试用，颅后窝重建术已在临床广泛推广应用。

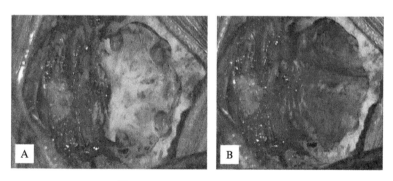

图 3 - 14　颅后窝重建术术中图

（3）枕大池重建术：与以上两种手术方式完全不同，此手术的目的不仅仅是扩大患者的颅后窝，同时重新建造被堵塞的枕大池，从而更有效地形成患者的脑脊液循环。手术过程是小范围内的骨性减压，先切开患者的硬脑膜及蛛网膜，在软脑膜的下方切除小脑扁桃体的一部分，最后修补、缝合硬脑膜（图 3 - 15）。该术式骨性减压范围小，使得手术过程趋向微创化。但也有许多学者对此持谨慎态度，认为下疝的小脑扁桃体虽然存在畸形，但仍具有一定的生物学功能。

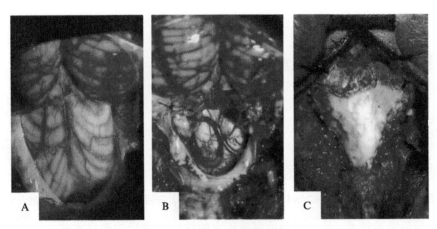

图 3-15 枕大池重建术术中图

A. 术中见小脑扁桃体移位疝入椎管至 C₃ 水平；B. 小脑扁桃体部分切除，第四脑室敞开，将残余软脑膜固定于硬脑膜开口颅侧；C. 硬脑膜移植

（4）经口入路齿突磨除＋枕颈植骨融合术：对于合并齿突畸形、颅底凹陷等枕颈部畸形，延髓或脊髓腹侧受压及有呼吸功能、吞咽功能、语言功能受损症状和腱反射亢进、锥体束征阳性表现的 Arnold-Chiari 畸形患者，行传统颅后窝减压术可能效果不佳。一部分患者病情进一步发展，将会产生不可复性的前路压迫，其症状主要与齿突压迫延髓或脊髓的腹侧有关，应经口或经鼻途径先行减压术后进行后路减压和枕颈融合；另一部分患者已行后路枕颈减压，但病情明显恶化，MRI 显示前方有明显压迫，需行二期经口或经鼻齿突切除术，术后症状一般可以得到缓解。手术时，可以直接到达颅颈交界区的腹侧面，不会损伤周围重大的血管和神经，可切除寰椎前弓、齿突以达到松解粘连、解除关节绞锁的目的，既可达到减压又能起到复位的双重目的（图 3-16）。但该术式创伤较大，且术中操作复杂，对术者能力要求较高。为此，史建刚等设计出脊柱量化矫形器，该器械的应用，将使单纯后路手术治疗 Arnold-Chiari 畸形合并枕颈骨性畸形成为可能，器械的精细设计使得颅颈、上颈椎可以得到不同角度、不同方向的精准复位，大大减少术中、术后并发症的发生，但该项研究目前开展病例数较少，有待进一步完善（图 3-17）。

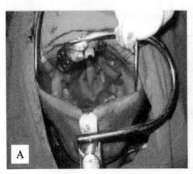
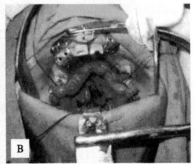

图 3-16 A/B 经口入路齿突磨除＋枕颈植骨融合术中图

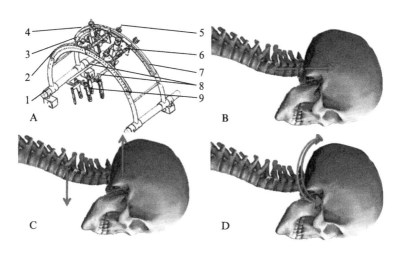

图 3 - 17 脊柱量化矫正器及其应用图
A. 脊柱量化矫形器；B. 轴性提拉复位；C. 水平提拉复位；D. 颅骨旋转复位

目前，CM－Ⅰ型临床病程尚无法预测，一部分患者终生不发病，部分患者小脑疝和脊髓空洞症能自行缓解；另外一部分患者呈进展性发病。长时间的病程会导致患病部位瘢痕增生，影响手术效果，特别是伴有脊髓空洞症三年以上。大样本回顾性研究发现，经枕骨大孔减压术后，大部分患者病情得到改善或者控制，术后生活质量改善。头、颈痛改善最多见，其次是源于小脑或脑干直接受压的症状（如吞咽困难、共济失调、眼球震颤和复视）。相反，与空洞有关的症状（疼痛、脊柱侧凸和感觉丧失）往往改善不明显。如果空洞术后继续存在，通常因为减压不充分。空洞缩小之后再复发率为 10%～20%，源于减压不充分或者大量的瘢痕组织形成，影响脑脊液流动。对于创伤后脊髓空洞，有学者建议修复椎管腔以消除脑脊液阻塞，引流空洞或行空洞-蛛网膜下隙分流，另有学者建议保守治疗。与肿瘤有关的空洞在肿瘤切除后通常缩小。对Ⅰ型 Arnold-Chiari 畸形的术后回顾性研究显示，一般有锥体束征的患者预后最差，而发作性颅内高压的患者预后最佳。

3.7 并发症预防与处理

Arnold-Chiari 畸形术后最常见的并发症涉及脑脊液异常，发生率约 10%，包括脑脊液、脑膜炎和脑积水，直接血管和神经损伤、假性脑膜膨出和空洞进展亦有发生。有时硬膜静脉湖的出血量很大。另一常见并发症是无菌性炎症，主要表现为长期反复发热，其与硬脑膜、蛛网膜开放，缝合不严密形成漏口或缺口造成术区积液及血性脑脊液刺激，生物胶、骨蜡和人工硬脑膜等生物替代品吸收反应等因素有关。少见的并发症有枕颈区不稳、继发幕下水瘤的术后急性脑积水和后屈的齿突对脑干腹侧的压迫。颅后窝减压术独有的并发症是小脑下垂，源于骨切除范围过于向外扩大，导致小脑自骨缺损处疝出。可以造成头痛（和典型的Ⅰ型 Arnold-Chiari 畸形头痛不同）、脑脊液流动受阻和空洞形成及多种运动、感觉和颅神经功能障碍。行颅骨成形术将小脑托回原位是最确切的治疗。简单的分流术是不够的。有学者将骨切除范围限制在硬脊膜的宽度，结果400例手术无一例出现这种并发症。在一组130例手术中，两例出现术后急性脑积水，需临时性脑室外引流术。一例术后出现后屈的齿突对脑干腹侧严重压迫，需经口齿突切除术。未出现脑膜炎、假性脑膜膨出和小脑下垂。

尽管以上并发症都可能出现，但其中大部分并发症可以通过充分的术前准备、精细的手术操作和对病情的详尽理解而避免。

参 考 文 献

贾连顺. 颈椎外科学. 北京：人民卫生出版社, 2009.

刘伟国, 高龙, 郑文济, 等. Chiari 畸形的分型与手术. 中国临床神经外科杂志, 2001, 6(4)：216 - 217.

王明飞, 倪斌. Chiari 畸形的研究进展. 中国现代手术学杂志, 2005, 9(5)：396 - 399.

闫明, 党耕町, 王超. Arnold-Chiari 畸形. 中国脊柱脊髓杂志, 2003, 13(4)：252 - 255.

周良辅. 现代神经外科学. 上海：复旦大学出版社, 2015.

Arnett B. Arnold-Chiari malformation. Archives of neurology, 2003, 60(6)：898 - 900.

Ball W S, Crone K R. Chiari 1 malformation：From Dr Chiari to MR imaging. Radiology, 1995, 195(3)：602 - 604.

Bejjani G K. Definition of the adult Chiari malformation：a brief historical overview. Neurosurgical Focus, 2001, 11(1)：1 - 8.

Bindal A K, Dunsker S B, Jr T J. Chiari I malformation：classification and management. Neurosurgery, 1995, 37(6)：1069 - 1074.

Chandran V, Pai R, Deshpande A. Scapular winging in a patient with Arnold-Chiari malformation type 1 and syringomyelia. Case Reports, 2014.

Deng X, Yang C, Gan J, et al. Chiari malformation type 1.5 in male monozygotic twins：Case report and literature review. Clinical Neurology & Neurosurgery, 2015, 130C：155 - 158.

Goel A. Basilar invagination, Chiari malformation, syringomyelia：a review. Neurology India, 2009, 57(3)：235 - 246.

Imperato A, Seneca V, Cioffi V, et al. Treatment of Chiari malformation：who, when and how. Neurological Sciences, 2011, 32 (Suppl 3)：335 - 339.

Iskandar B J, Hedlund G L, Grabb P A, et al. The resolution of syringohydromyelia without hindbrain herniation after posterior fossa decompression. Journal of Neurosurgery, 2009, 89(2)：212 - 216.

Jeong D H, Chang H K, Kim M O, et al. Arnold-Chiari Malformation Type Ⅲ With Meningoencephalocele：A Case Report. Annals of Rehabilitation Medicine, 2014, 38(3)：401 - 404.

Kelly M P, Guillaume T J, Lenke L G. Spinal Deformity Associated with Chiari Malformation.

Neurosurgery Clinics of North America, 2015,26(4): 579 - 585.

Klekamp J, Batzdorf U, Samii M, et al. The surgical treatment of Chiari Ⅰ malformation. Acta Neurochirurgica, 1996,138(7): 788 - 801.

Labuda R, Loth F, Slavin K. National Institutes of Health Chiari Research Conference: state of the research and new directions. Neurological Research, 2013,33(33): 227 - 231.

Malis L I, Cohen I, Gross S W. Arnold-Chiari malformation. Archives of Neurology, 1951,60(6): 898 - 900.

Massimi L,Caldarelli M, Frassanito P, et al. Natural history of Chiari type Ⅰ malformation in children. Neurological Sciences, 2011,32 (Suppl 3): 275 - 277.

Pillay P K, Awad I A, Little J R, et al. Symptomatic Chiari Malformation in Adults: A New Classification. Neurologia, 1994,6(5).

Sergent A W, Cofano G P. Chiropractic Care for Headaches and Dizziness of a 34-Year-Old Woman Previously Diagnosed With Arnold-Chiari Malformation Type 1. Journal of Chiropractic Medicine, 2014,13(3): 192 - 195.

Shweikeh F, Sunjaya D, Nuno M, et al. National Trends, Complications, and Hospital Charges in Pediatric Patients with Chiari Malformation Type I Treated with Posterior Fossa Decompression with and without Duraplasty. Pediatric Neurosurgery, 2015,50(1): 31 - 37.

Vanaclocha V, Saizsapena N. Duraplasty with freeze-dried cadaveric dura versus occipital pericranium for Chiari type I malformation: comparative study. Acta Neurochirurgica, 1997,139(2): 112 - 119.

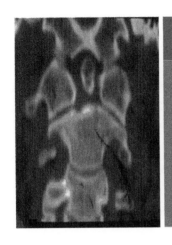

第4章
齿突发育畸形

寰枢椎是上颈椎关节重要的骨性联结构,其借助于寰椎横韧带将齿突束缚在一定的解剖范围以保持寰枢关节的稳定。齿突和横韧带发育不良是造成寰枢椎不稳的主要先天因素。目前发现此类畸形并非少见,占枕颈部畸形的一半以上。

齿突发育畸形(anomalies of the odontoid process)包括齿突发育不良、齿突分离(齿突骨)和齿突缺如三种,其中齿突缺如较少见。有时易将齿突游离与齿突骨折不连混淆。区别在于游离的齿突骨发育较小而光滑,位于寰枢关节间隙的上方;齿突骨折不连有骨折线,发育正常,多数在寰枢关节水平。近年来,解剖学研究发现一种新的齿突发育障碍,即齿突短而粗,形如一个完整的齿突,较正常则明显短小,基底较宽,可称为短齿型畸形。

虽然齿突的先天性畸形较少,大部分患者无任何症状,但能导致寰枢椎严重失稳,可以造成神经损伤或者导致死亡。

4.1 病理病因

齿突发育畸形的病因尚不清楚。在椎体发育时,先出现点状骨化中心,周围形成软骨桥,骨化中心相互融合后会继续生长至成年期。在影像学评估未发育完全的骨骼时,椎体骨化中心的位置是可以预测的,并且在特定年龄呈现特定的形状。由于包含齿突发育,枢椎椎体形成过程是最复杂的。和其他椎体一样,枢椎底部存在三个骨化中心,一个位于前部发育成椎体,两个位于后外侧发育成椎弓(图4-1)。枢椎椎体厚度较大,呈方形,可以连接、稳定颅颈交界区域。齿突的初级骨化中心位于前方椎体上部,次级骨化中心——终末小骨,位于齿突顶端,一直到5岁以后才开始出现骨化。在3岁时,后方椎弓根融合,3～6岁时前方椎体与椎弓根和齿突初级骨化中心融合,估计到10岁左右融合完全(图4-

2)。在MRI检查时,可以发现青少年甚至成年人的前方椎体和齿突之间有一个残留的软骨结节。10岁以后,终末小骨和齿突融合为一体。影像学上,骨化中心一般边界光滑,皮质骨表现,而骨折边界不规则、不光滑。软骨结节通常对称分布,边界清晰,位于骨化中心两侧。

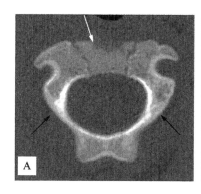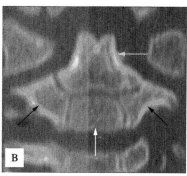

图4-1 38个月婴儿正常枢椎骨化中心

A. 齿突基底部矢状位CT扫描,可以观察到双侧椎弓骨化中心(黑色箭头)和一个前方椎体骨化中心(白色箭头),其中椎弓已融合;B. 枢椎椎体前方冠状位CT扫描,可以观察到双侧的椎弓(黑色箭头),前方的椎体(白色箭头)和上方的齿突骨化中心(黄色箭头)终末小骨已开始骨化

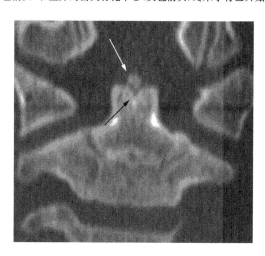

图4-2 7岁儿童正常终末小骨骨化

冠状位CT片提示终末小骨开始沿着齿突上方边界出现骨化(白色箭头),终末小骨下方有一个"V"形软骨间隔(黑色箭头)

齿突的胚胎学和血供系统是理解其先天性畸形病因学的基础。齿突是由第1颈椎的间叶细胞分化而来,发育过程中逐渐与寰椎分离,同时与枢椎椎体融合。第1~2颈椎间隙的退化导致枢椎椎体内的软骨结合。齿突尖端起源于枕骨最尾端骨节,这个分离的骨化中心称为终末小骨,3岁时出现,12岁时融合。

在上述发育过程中(图4-3),由于某种先天性因素的影响,可引起齿突不发育,造成齿突缺如或齿突发育不良;也可因齿突与枢椎椎体之间横面上的间叶组织持续存在不发生软骨化及骨化,从而引起齿突畸形。此外,后天性外伤或感染可影响齿突尖端的血供,引起齿突发育不良。

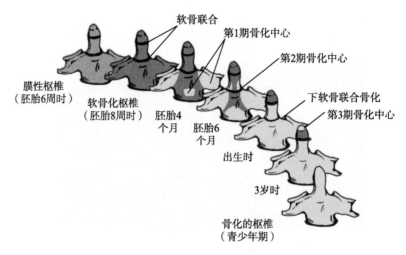

图 4-3　齿突发育模式图

齿突动脉血供来自椎动脉和颈动脉。椎动脉在 C_3 水平发出前升动脉和后升动脉,分别沿齿突前后缘上升并在顶端呈拱形会合。颈内动脉颅外段喙形部发出裂隙动脉以滋养齿突上部。这种特定的血供与齿突的胚胎发育和解剖功能相适应。由于滑液包围齿突及齿突与椎体间的软骨结合,齿突不可能由寰椎、枢椎直接获得血供。

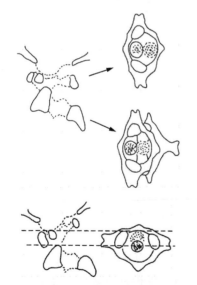

图 4-4　翼状韧带牵拉使齿突基底部分离
(http://www.iweeeb.com/w/齿状突发育畸形)

先天性齿状突畸形的原因有齿突顶端终末小骨不融合、齿突与枢椎不融合,但都不能解释所有齿突游离小骨的形成。齿突终末小骨往往较小,并不影响稳定性。齿突与枢椎不融合理论不能解释平关节突水平的游离小骨,但可解释关节突水平以下游离小骨与枢椎椎体间的间隙,因为发育过程中该处为软骨连接。感染、创伤和缺血性坏死均可导致游离齿突小骨,Fielding 指出未引起注意的齿突基底部骨折是其最常见的原因,翼状韧带的牵拉力可使骨折齿突近端与其基底部分离,从而导致骨不连(图 4-4)。Tredwell 和 Orien 报告 13 例头环-骨盆牵引后缺血性坏死所致游离齿突小骨。

寰枢关节包括三个关节,即两侧的寰枢外侧关节和中间的寰枢正中关节。寰枢外侧关节由寰椎下关节面和枢椎上关节面构成,关节平面呈水平状；寰枢正中关节又由两个关节组成：一个是齿突前面与寰椎的齿突凹之间的关节；另一个是齿突后面与寰椎韧带之间的关节。两侧枢椎上关节面内缘之下有一小结节，为寰椎横韧带附着处，该韧带非常牢固，是防止寰椎向前移位的主要结构。由此可见，齿突和横韧带为稳定寰枢关节的重要因素。此外，齿突的翼状韧带和齿尖韧带分别止于枕骨大孔的前缘和枕骨髁的内侧面，对维持寰枢关节的稳定起一定作用。

齿突畸形使寰枢关节丧失了正常的生理性控制，必然导致寰枢关节的不稳定。齿突缺如或发育不良者丧失了寰椎横韧带与齿突的相互锁扣关系，致使寰椎向前脱位或旋转脱位而引起脊髓压迫；齿突尖部与基底部不愈合者齿突可随寰椎移动，造成横韧带松弛，久之其他韧带结构如翼状韧带和齿尖韧带也会发生松弛，最终导致寰枢关节脱位并出现脊髓压迫。此外，由于寰枢关节不稳，寰枢外侧关节因长期摩擦刺激而出现退变，增生的骨质可加重对脊髓的压迫；寰枕膜因摩擦刺激增厚呈束带状，同样可以加重对脊髓的压迫。

4.2　临床分型

齿突先天性畸形可分为三型：① 未发育型（aplasia）；② 发育不全型（hypoplasia）；③ 游离小骨型（Os odontoideum）。

未发育型是指齿突的完全缺如。发育不全型是指齿突部分发育，其形状大小可从小螺钉样到基本正常。游离小骨型是具有光滑硬化边缘的圆形或卵圆形小骨，与枢椎椎体间有一横型的宽间隙相分隔而呈游离状。齿突游离小骨尺寸各种各样，往往位于正常位置，偶尔出现于枕骨大孔区域内枕骨附近。这种病理表现常无临床表现，只在创伤或症状发作后才引起医生的注意。游离齿突小骨的准确发病率未知，但可能比目前记载的要高。据报道，唐氏综合征、Klippel-Feil 综合征、Morquio 综合征及脊柱骺软骨发育不良患者更易出现齿突畸形。

齿突先天性畸形根据形态学可分为五型（图 4-5）。

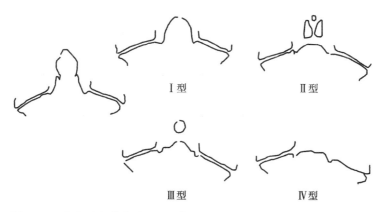

图 4-5　齿突形态学分型（http://www.iweeeb.com/w/齿状突发育畸形）

Ⅰ型：游离齿突骨，齿突与枢椎不融合。

Ⅱ型：齿突腰部缺如，齿突尖端游离小骨，与基底部分离。

Ⅲ型：齿突基底部不发育，仅残存齿突尖部。

Ⅳ型：齿突尖部缺如。

Ⅴ型：整个齿突缺如。

4.3　临床表现

各型齿突畸形的临床表现大致相同。早期因活动量小，可能无寰枢椎不稳和神经压迫症状，但存在潜在失稳，头部被动活动范围明显增加，寰枢活动增加，X线显示寰椎轻度向前移位。有些病例可终生存在畸形而不发病。多数病例随着年龄的增长，颈椎活动增加或轻微外伤引起寰枢关节脱位或半脱位，出现脊髓受压的临床症状。

游离齿突小骨的临床表现多样，脊髓或椎动脉压迫症状和体征轻重不一。寰枢关节的局部刺激可致头颈部疼痛和斜颈。神经症状轻者可表现为创伤后一过性局部麻痹发作，重者为完全的脊髓压迫症。其主要表现为头颈部疼痛，项肌无力、不能支撑头部，双下肢无力、行走不稳，手指精细动作障碍，之后发展为部分或完全性四肢痉挛性瘫痪甚至突然死亡。虽然上运动神经元体征可能缺失，但可出现上运动神经源性肌力减弱和共济失调。本体感觉和括约肌功能障碍是常见表现。椎动脉压迫可致颈髓、脑干缺血，从而引起脑卒中、昏厥、眩晕和视觉障碍。由于对脊髓的侵犯位于枕骨大孔以下，游离齿突小骨一般不累及脑神经，这有助于与其他枕颈部畸形相鉴别。患者临床表现差异可以提示畸形治疗的预后。若只有机械性症状（斜颈或颈痛）或一过性神经症状，则预后较好。如果存在缓慢进展的神经功能障碍，其预后较差。

体征主要有颈椎活动受限、枢椎棘突隆起并有压痛、棘突旁肌肉压痛、枕颈曲线平直；可出现四肢肌张力增高、腱反射活跃或亢进、病理反射如霍夫曼征和 Babinski 征阳性、髌阵挛和踝阵挛可引出。病情严重者，可出现高位颈脊髓压迫症状，表现为呼吸困难或呼吸麻痹。齿突畸形多见于一些骨结构不良患者中，如黏多糖病、脊椎骨骺性结构不良性侏儒等，还可同时合并颅底扁平或凹陷等其他枕颈部畸形。

4.4　影像学检查

4.4.1　X线检查

X线检查包括颈椎正侧位、伸屈动力性侧位和开口前后位摄片，必要时行断层摄片。

可观察齿突畸形的特点和寰枢椎脱位状况,并推断脊髓受压状态。开口位等颈椎平片上可发现齿突畸形,正侧位断层片有助于游离齿突小骨的初步诊断,颈椎侧位动力片和断层片可显示任何椎体不稳。

X 线特点如下:

(1)齿突缺如或发育不良者:可在寰枢椎 X 线侧位片和开口前后位片上见到齿突短小或缺如(图 4-6)。未发育型齿突在开口位片上表现为上关节突间的轻微凹陷,齿突发育不全表现为短小的骨性残迹,而枢椎椎体与小骨间的间隙是游离齿突小骨的特点。小骨一般只有正常齿突的一半大小,可为卵圆形或圆形,边界光滑且硬化。小骨与椎体间间隙宽而光滑,这与齿突急性骨折所产生的窄而不规则的间隙不同,而且还应与 5 岁以下儿童的软骨结合相区别。

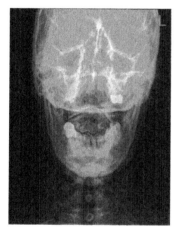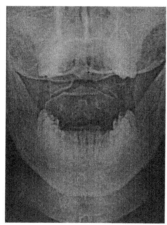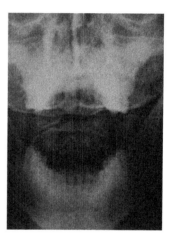

图 4-6　开口位 X 线示齿突短小或缺如

(2)齿突骨型:游离齿突骨与寰椎前弓相连并与枢椎椎体之间有较大间隙,伸屈动力性侧位可发现齿突游离骨与寰椎一起向前移位。侧位动力片或断层片可反映寰枢椎不稳,并可测量寰枢椎前后移位的程度。既然游离齿突小骨与寰椎前弓固定,并在颈部伸屈时随其一起活动,只有发现患者齿突与枢椎椎体间存在活动才能确诊为游离齿突畸形。游离齿突小骨与寰椎为同一运动单位,需测量寰椎前弓后缘与枢椎椎体前缘间的距离,成人超过 3 mm、小儿超过 4~5 mm 表明寰枢椎明显不稳。在颈椎侧位片上也可进行以下放射学的测量:① 测量颈椎最大伸展位和屈曲位上齿突游离小骨的移动距离,作为不稳定指数;② 测量齿突小骨后缘到寰枢后弓前缘的距离,作为寰椎的椎管内径(Datl);③ 测量颈椎过屈状态下,枢椎椎体后缘到寰椎后弓前缘间距离,代表该平面的椎管最小值(Dmin)。Datl 与 Dmin 值间的变化,可以反映枕颈部畸形不稳后椎管径的动态变化。而不稳定指数直接表示了寰枢椎不稳定后的异常活动范围。研究认为屈曲位上颈椎椎管矢状径(Dmin)的减小造成了脊髓的慢性压迫和损害,是引起脊髓神经系统症状的主要原因,而齿突伸屈位移位距离在引起神经系统症状方面并不起主导作用。当枢椎椎体后缘到寰椎后弓前缘间距离(Dmin)小于 13 mm 时有脊髓损害的危险，因此编者认为对于齿突游离小骨伴有脊髓压迫症状，或仅有枕颈部症状但影像学测量椎管矢状径减小接近 13 mm 这一临界值，有脊髓损害危险时就应施行手术治疗(图4-7)。

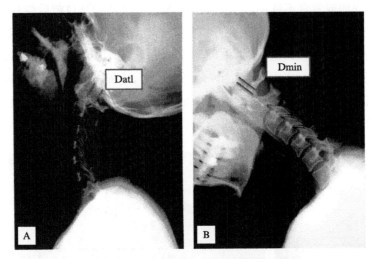

图4-7　枕颈部不稳定指数测量示意图

不稳定指数，测量颈椎最大伸展位和屈曲位上齿突游离小骨的移动距离；A. 寰椎的 Datl，测量齿突小骨后缘到寰枢后弓前缘的距离。B. 该平面的 Dmin，测量颈椎过屈状态下，枢椎椎体后缘到寰椎后弓前缘间距离

4.4.2　CT 扫描检查

CT 扫描检查是通过对扫描层面上的图像分析，了解齿突畸形的类型及寰枢椎脱位的程度(图4-8)。

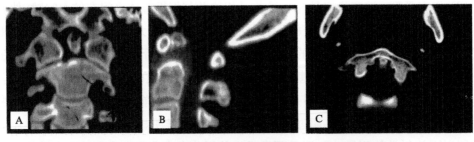

图4-8　CT 矢状切层、冠状切层和横断面可以观察到游离齿突

(1) 齿突缺如者：在相应的扫描层面上无齿突出现。

(2) 齿突发育不良者：扫描层面上仅出现细小齿突影或点状骨化影。

(3) 游离齿突骨者：寰椎环内可出现双齿突影，表明齿突随寰椎向前移位。

CT 三维重建可清晰重建畸形的齿突形状，对畸形的立体结构、比邻关系显示清楚，对并发的其他畸形也能清楚显示，具有明显的优越性。

4.4.3　MRI 检查

MRI 检查可以了解齿突畸形所引起的寰枢椎脱位情况及脊髓受压情况;同时可以提供骨、韧带、硬膜和脊髓的相互关系,为治疗方案的设计提供可靠的依据。齿突畸形和寰枢椎不稳的主要 MRI 表现为寰椎前后弓结节同步向前移位,游离的齿突可与寰椎同步向前移位,同时显示脊髓受压状况(图 4 - 9)。

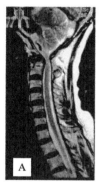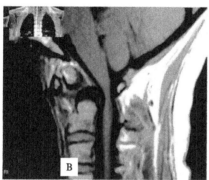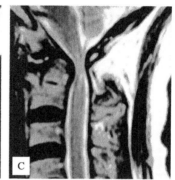

图 4 - 9　MRI 示寰椎前脱位脊髓前后方严重受压

4.5　诊断与鉴别诊断

综上所述,齿突畸形可根据影像学检查结果确诊,但齿突发育性畸形应与外伤导致的齿突骨折相鉴别。

齿突骨折:此类患者往往有明确的外伤史,因巨大暴力导致齿突的骨折。X 线检查可见明确的骨折线及寰枢椎脱位。MRI 检查可见齿突周围韧带损伤、断裂及软组织水肿等。可与齿突发育性畸形相鉴别。

4.6　治　　疗

许多患者受到外伤导致异常的寰枢关节半脱位或脱位,并引起永久的神经损伤甚至死亡时,才发现有先天性齿突畸形。只有局部症状的患者往往可以通过保守治疗而康复,如颈部牵引、石膏固定或颈部制动。

4.6.1　先天性齿突畸形,无神经症状者

先天性齿突畸形,无神经症状者原则上应采取积极的治疗措施。对老年人或年

龄较小的儿童,应减少颈部活动,防止外伤,局部用颈托固定以维持或减缓其发展。同时,严密观察病情变化,一旦出现神经压迫症状,即应采取积极的手术治疗,稳定寰枢椎。

4.6.2 齿突畸形造成寰椎明显不稳,合并有脊髓压迫者

齿突畸形造成寰椎明显不稳,合并有脊髓压迫者应给予手术治疗。手术适应证:① 有一过性或长期的神经受累症状;② 有超过 5 mm 的前向或后向不稳;③ 进展性寰枢椎不稳;④ 长期的颈部疼痛,伴有寰枢椎不稳,经保守治疗不能缓解;⑤ 仅有枕颈部症状但影像学测量 Dmin 减小接近 13 mm 这一临界值,有脊髓损害危险时就应施行手术治疗。

手术方法为:

(1) 单纯枕颈融合术。

(2) 寰枢椎融合术(图 4 - 10)。

(3) 减压及枕颈融合术:Magerl 设计了后路寰枢外侧关节螺丝钉固定术,优点是术后能够立刻获得寰枢关节牢固的固定,不需石膏床固定。

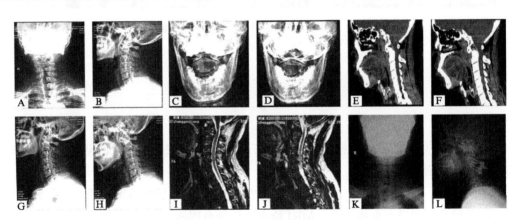

图 4 - 10 44 岁齿突游离男性患者

A~J 分别为术前 X 线正位片、侧位片、开口位、CT 矢状位、屈伸动力位和 MRI 矢状位片,可以观察到 $C_{1/2}$ 脊髓受压,患者头痛为主诉,行 $C_{1/2}$ 固定后(K/L),患者症状缓解

对小于 5 mm 不稳的无症状患者是否施行预防性稳定手术存在争议。因为限制小儿的活动较为困难,必须对不限制活动时失稳造成的神经压迫和手术可能导致的并发症进行权衡。在与患者及其家人就手术和非手术治疗潜在的风险进行讨论后再决定是否进行预防性融合手术。

对于有神经症状的患者来说,术前应行 1~2 周的颅骨牵引以尝试复位,促进神经功能的恢复,减少对脊髓的刺激。在对齿突畸形的治疗中,最重要的是成功复位并予以行后路寰枢椎融合,以便保持寰枢椎相对正常稳定的位置。行寰枢椎融合术前要注意寰椎后弓的完整性。虽然寰椎后弓发育不全的发生率较低(1 000 例中有 3 例),但据报道,在游离齿突小骨患者中此情况的发生率有所增加。例如,寰椎后弓缺如,则需行枕颈融合术。

近来出现的 Magerl 法后路寰枢椎经关节螺钉固定术亦适用,其优点是只进行寰枢椎融合固定,避免枕颈区的完全融合与固定,保留了部分枕颈区的活动度。同时术后能够获得寰枢关节牢固的固定,术后不需石膏床固定。但在行后路寰枢椎经关节螺钉固定时需行 CT 三维重建等检查以便排除枢椎峡部、寰椎侧块及椎动脉的异常或畸形。若寰枢椎不能复位,可行后路减压枕颈融合术或前路经口咽部齿突切除术加后路枕颈融合术。

4.6.3 先天性齿突畸形合并颅底凹陷、寰椎枕骨化或枕骨大孔狭窄

此类病例由于多种畸形并存,对脊髓压迫有多种因素,其中枕骨大孔后缘为重要致压物。单纯采用枕颈融合术不能达到治疗目的,可采取枕骨大孔扩大和寰椎后弓切除减压加植骨融合术,此手术可以直接切除致压物并稳定寰枢椎。

手术步骤:

(1) 枕颈区显露:自枕骨粗隆上方 2.0 cm 至第 4 颈椎棘突做后正中切口,显露过程分枕骨、颈椎及枕颈间三步进行。当寰椎向前移位时,后弓位置较深,宜以手指先触及后弓,再小心做锐性切割剥离,后弓暴露范围限于后弓结节两侧各 1.5 cm,以免损伤椎动脉。

(2) 枕骨大孔扩大和寰椎后弓切除减压:先自枕骨大孔后上方 2.0~2.5 cm 处钻孔或用小型锐凿凿一洞,然后用冲击式咬骨钳向枕骨大孔方向扩延,最后切除枕骨大孔后缘及寰椎后弓。由于寰椎向前移位,位置较深,并与硬膜紧密接触,切除应十分小心,必须充分游离后再予以切除。此外,对于枕骨大孔后缘和寰椎后弓与硬膜长期摩擦所形成的纤维束带,应做纵行切开,使脊髓得到充分减压。

(3) 植骨融合术:枕骨大孔扩大减压后,在枕骨大孔上方 2.0 cm 处凿骨槽,将移植骨条植入,其下端修剪呈鱼尾状与第 2 颈椎棘突基底部相互嵌紧,严密缝合深层软组织将移植骨条牢固固定。

(4) 术后石膏床固定,拆线后更换头颈胸石膏固定。

4.7 并发症预防与处理

4.7.1 脊髓损伤

脊髓损伤是脊柱手术中最严重的并发症,而且多数是不可逆性损伤,可以采取如下措施预防术中脊髓及神经根损伤:① 切口显露要充分,尽量在直视下操作,必要时可用头灯或放大镜及显微镜。② 操作要轻柔,在去除致压物或占位物时尽可能采用"无接触技术",避免器械损伤脊髓。放置内固定要正确,对手术区局部解剖应非常熟悉,并严格按要求操作,置钉方向应正确,置钉时必须在 X 线透视下进行,决不可盲目置钉。③ 类固醇激

素对脊髓损伤有保护作用,术中可常规使用。④ 术中可用体感诱发电位或运动诱发电位监护脊髓功能。如诱发电位出现异常,应立即停止手术。术后麻醉清醒后立即检查症状体征的变化,如有可疑脊髓损伤者,应做进一步的详细检查或做诱发电位检查。⑤ 患者在术前放置体位及在手术结束后(无论患者是否应用了内固定)搬运过程中,必须保持患者脊柱姿势的正确。一旦出现脊髓功能恶化,立即对患者的一般情况及重要体征进行评估,注意维持生命体征的平稳。如损伤严重按脊髓损伤的急救处理,可制动并给予甲泼尼龙冲击治疗。

4.7.2 椎动脉损伤

椎动脉损伤国内外有少量报道,其发生率为 0.3%～0.5%。Michael D. Smith 等报道 10 例椎动脉损伤,术中分别采取填塞止血、直接显露并电凝止血、跨骨缝扎、直接显露缝扎及直接显露损伤处远近端放血管夹等止血方法,结果有 5 例术后出现神经功能障碍,包括 Wallenberg 综合征、共济失调和位置性眩晕、神经根损害(椎动脉盲扎时损伤脊神经根)及严重的四肢瘫。我们认为有条件时应尽可能地修复损伤的椎动脉。如果缺乏相应条件和技术时,建议暴露椎动脉损伤处,在其远近端行双重结扎,单纯的填塞止血或近端结扎可能会出现延迟血栓、再出血、假性动脉瘤及动静脉瘘等并发症。由于椎动脉出血的处理困难,后果较严重,所以关键在于预防:① 术前仔细阅 CT 及 MRI 片,详细观察椎动脉有无扩张、扭曲。必要时可做椎动脉 MRI 或血管造影,可清楚地显示椎动脉的走行、侧支循环、有无血管异常等。② 术中确定椎体的中央区,减压操作不应过分靠外。③ 侧前方椎动脉减压时操作要细致,尤其在切除靠近横突孔时应直视下操作,严防血管壁撕裂伤。

4.7.3 硬脊膜撕裂、脑脊液漏

在致压物与硬脊膜有粘连或二次手术的患者由于硬膜外瘢痕粘连,此时由于硬脊膜往往变薄,容易发生撕裂,术后一般出现短暂的脑脊液漏,大多可在短时间内痊愈。但由于脑脊液漏可发展成硬脊膜-皮肤瘘、威胁生命的脑脊膜炎或形成假性脑脊膜膨出造成脊髓压迫及容易招致切口延迟愈合甚至感染发生,所以应对其积极处置。

(1)脊柱手术由于手术视野小,在发生硬脊膜撕裂时,多难以缝合。裂口较小时可先将外流的脑脊液吸净,然后用纤维蛋白胶或吸收性明胶海绵覆盖。裂口较大时则要用细的不吸收线严密缝合硬脊膜,缝合的间距一般为 2～3 mm,边距 1～1.5 mm,若裂口很大直接缝合困难或硬脊膜缺损时,可采用人工硬脊膜修补,缝合完毕可让麻醉医师做 Valsalva 动作以检视修补处是否漏液。

(2)硬脊膜缝合处可放置吸收性明胶海绵、筋膜、肌肉或与纤维蛋白胶交替重叠以加强硬脊膜的修补。

(3)肌肉多层严密缝合,加压包扎。

（4）术后一旦有脑脊液漏应采取静卧、加压包扎，敷料要勤更换，加大抗生素的用量以预防感染。预防感冒及便秘，防止出现使腹压增加的动作。漏量少的一般一周左右即可消失。

（5）如果术后持续脑脊液漏，可应用乙酰唑胺减少脑脊液产生，或腰部蛛网膜下隙脑脊液分流以降低脑脊液压力，有助于控制脑脊液漏。分流手术一般用3～4天，最多不超过7天。此间，患者需卧床，同时给予抗生素预防感染。

（6）对于已形成脑脊液漏者，可先用如上所述的脑脊液分流术。如无效，则需进一步手术探查修补。预防措施有：① 在椎管内操作时应保持视野清晰，器械不应盲目进入椎管并钳夹组织，操作过程中应耐心、轻柔；② 硬脊膜外粘连严重时应仔细剥离粘连后再切除粘连的组织；③ 二次手术者，应从正常的区域向瘢痕区解剖。一般情况下在中央区将硬脊膜和瘢痕分开有困难。硬脊膜上粘连的瘢痕只要不起栓系作用不必勉强切除。

参 考 文 献

Abdel-Kader H M. Medicolegal perspective: interpretation of pretreatment orthodontic radiographs. World journal of orthodontics, 2008, 9(1): 14 - 20.

Batista U C, Joaquim A F, Fernandes Y B, et al. Computed tomography evaluation of the normal craniocervical junction craniometry in 100 asymptomatic patients. Neurosurgical focus, 2015, 38(4): E5.

Baumgart M, Wisniewski M, Grzonkowska M, et al. Digital image analysis of ossification centers in the axial dens and body in the human fetus. Surgical and radiologic anatomy: SRA, 2016, 38(10): 1195 - 1203.

Bedoya A, Landa Nieto Z, Zuluaga L L, et al. Morphometry of the cranial base and the cranial-cervical-mandibular system in young patients with type Ⅱ, division 1 malocclusion, using tomographic cone beam. Cranio: the journal of craniomandibular practice, 2014, 32(3): 199 - 207.

Currarino G. Segmentation defect in the midodontoid process and its possible relationship to the congenital type of os odontoideum. Pediatric radiology, 2002, 32(1): 34 - 40.

Ding X, Abumi K, Ito M, et al. A retrospective study of congenital osseous anomalies at the craniocervical junction treated by occipitocervical plate-rod systems. European spine journal: official publication of the European Spine Society, the European Spinal Deformity Society, and the European Section of the Cervical Spine Research Society, 2012, 21(8): 1580 - 1589.

Erbengi A, Oge H K. Congenital malformations of the craniovertebral junction: classification and surgical treatment. Acta Neurochir (Wien), 1994, 127(3 - 4): 180 - 185.

Gil J R, Kim W T, Seo M J. Congenital anomaly of combined atlas-odontoid process fusion and bipartite atlas. Japanese journal of radiology, 2015, 33(12): 769 - 771.

Goel A, Shah A. Unusual bone formation in the anterior rim of foramen magnum: cause, effect and treatment. European spine journal: official publication of the European Spine Society, the European

Spinal Deformity Society, and the European Section of the Cervical Spine Research Society, 2010,19 (Suppl 2): S162 - S164.

Hatzantonis C, Muquit S, Nasto L A, et al. Congenital defects of C1 arches and odontoid process in a child with Down's syndrome: A case presentation. Journal of craniovertebral junction & spine, 2016,7(2): 115 - 117.

Hensinger R N, Fielding J W, Hawkins R J. Congenital anomalies of the odontoid process. The Orthopedic clinics of North America, 1978,9(4): 901 - 912.

Hwang S W, Heilman C B, Riesenburger R I, et al. C1-C2 arthrodesis after transoral odontoidectomy and suboccipital craniectomy for ventral brain stem compression in Chiari I patients. European spine journal: official publication of the European Spine Society, the European Spinal Deformity Society, and the European Section of the Cervical Spine Research Society, 2008, 17(9): 1211 - 1217.

Menezes A H. Craniocervical developmental anatomy and its implications. Child's nervous system: ChNS: official journal of the International Society for Pediatric Neurosurgery, 2008, 24(10): 1109 - 1122.

Milic I, Samardzic M, Djoric I, et al. Craniovertebral anomalies associated with pituitary gland duplication. Folia morphologica, 2015, 74(4): 524 - 531.

Nader-Sepahi A, Casey A T, Hayward R, et al. Symptomatic atlantoaxial instability in Down syndrome. Journal of neurosurgery, 2005, 103(3 Suppl): 231 - 237.

O'Brien WT Sr. , Shen P, Lee P. The Dens: Normal Development, Developmental Variants and Anomalies, and Traumatic Injuries. Journal of clinical imaging science, 2015, 5: 38.

Onishi E, Sakamoto A, Murata S, et al. Unilateral atlantal lateral mass hypertrophy associated with atlanto-occipital fusion. European spine journal: official publication of the European Spine Society, the European Spinal Deformity Society, and the European Section of the Cervical Spine Research Society, 2013, 22(Suppl 3): S429 - S433.

Perdikakis E, Skoulikaris N. The odontoid process: various configuration types in MR examinations. European spine journal: official publication of the European Spine Society, the European Spinal Deformity Society, and the European Section of the Cervical Spine Research Society, 2014, 23(5): 1077 - 1083.

Pratt H, Davies E, King L. Traumatic injuries of the c1/c2 complex: computed tomographic imaging appearances. Current problems in diagnostic radiology, 2008, 37(1): 26 - 38.

Pueschel S M, Moon A C, Scola F H. Computerized tomography in persons with Down syndrome and atlantoaxial instability. Spine (Phila Pa 1976), 1992, 17(7): 735 - 737.

Remes V M, Marttinen E J, Poussa M S, et al. Cervical spine in patients with diastrophic dysplasia-radiographic findings in 122 patients. Pediatric radiology, 2002, 32(9): 621 - 628.

Sakaida H, Waga S, Kojima T, et al. Os odontoideum associated with hypertrophic ossiculum terminale. Case report. Journal of neurosurgery, 2001, 94(Suppl 1): 140 - 144.

Sankar W N, Wills B P, Dormans J P, et al. Os odontoideum revisited: the case for a multifactorial etiology. Spine (Phila Pa 1976), 2006, 31(9): 979 - 984.

Soni P, Sharma V, Sengupta J. Cervical vertebrae anomalies-incidental findings on lateral cephalograms. The Angle orthodontist, 2008,78(1): 176 – 180.

Tassanawipas A, Mokkhavesa S, Chatchavong S, et al. Magnetic resonance imaging study of the craniocervical junction. Journal of orthopaedic surgery (Hong Kong), 2005,13(3): 228 – 231.

Tetradis S, Kantor M L. Anomalies of the odontoid process discovered as incidental findings on cephalometric radiographs. American journal of orthodontics and dentofacial orthopedics: official publication of the American Association of Orthodontists, its constituent societies, and the American Board of Orthodontics, 2003,124(2): 184 – 189.

Thiryayi W A, Alakandy L M, Leach P A, et al. Craniocervical instability in an infant with partial sacral agenesis. Acta Neurochir (Wien), 2007,149(6): 623 – 627.

Tsou H K, Shen C C, Wang Y C. Os odontoideum: a case report and review. Zhonghua Yi Xue Za Zhi (Taipei), 1998,61(12): 741 – 747.

Tubbs R S, Oakes W J, Blount J P. Isolated atlantal stenosis in a patient with idiopathic growth hormone deficiency, and Klippel-Feil and Duane's syndromes. Child's nervous system: ChNS: official journal of the International Society for Pediatric Neurosurgery, 2005,21(5): 421 – 424.

Vickers E D. Atlantoaxial anomalies with particular emphasis on os odontoideum. Journal of manipulative and physiological therapeutics, 1990,13(8): 471 – 476.

Westermeyer R R. Odontoid hypoplasia presenting as torticollis: a discussion of its significance. The Journal of emergency medicine, 2003,24(1): 15 – 18.

Zadvornov Iu N. Variants and developmental anomalies of the odontoid process of the axis. Zhurnal voprosy neirokhirurgii imeni N N Burdenko, 1979,(1): 30 – 38.

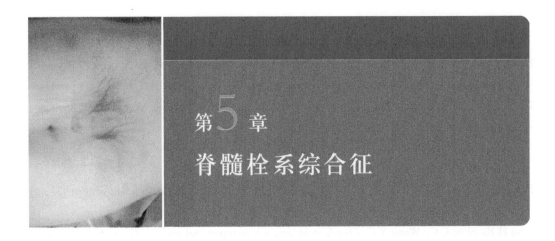

第5章
脊髓栓系综合征

脊髓栓系综合征(tethered cord syndrome，TCS)是由于各种先天和后天的如先天性脊柱裂、脊髓纵裂、硬脊膜内、外脂肪瘤、腰骶部脊膜膨出修补术后脊髓粘连等原因引起脊髓或圆锥受牵拉，导致脊髓末端位置过低，脊髓发生缺血、缺氧、神经组织变性而引起一系列神经功能障碍和畸形的综合征。

1953年，Garceau首次提出了"脊髓栓系综合征"的概念。这个概念最初的含义是位于$L_{1/2}$水平的脊髓圆锥受到了增厚的膜性结构即终丝的牵张力而引起的临床综合征。但之后临床发现了一种隐匿型的终丝紧张综合征，其临床表现与脊髓栓系综合征相符，但患者的脊髓圆锥处于正常的位置，此即隐匿型脊髓栓系综合征(occult tethered cord syndrome，OTCS)。

1993年，Warder和Oaks通过研究观察一系列脊髓栓系综合征患者后提出低位脊髓圆锥并不是脊髓栓系综合征的必要条件，并进一步指出脊髓栓系综合征诊断的必要条件应该是渐进性的神经功能障碍和终丝的增厚。到了2001年，终丝的变厚已不再作为诊断脊髓栓系综合征的标准，Warder将脊髓栓系综合征定义为由各种类型的脊柱发育异常引起的渐进性神经功能障碍。现在"脊髓栓系综合征"这一术语已经被广泛应用于所有因牵拉而引起的脊髓功能障碍，包括脂肪脊髓脊膜膨出、脊膜膨出、脊髓纵裂、脊髓发育不良等形式。脊髓栓系综合征的全球发病率为0.01%~1.10%，男性患者稍多，且不同地域发病率差异较大。一项针对全球神经管缺陷的调查研究显示，非洲的发病率为0.052%~0.754%，地中海东部发病率为0.021%~1.240%，欧洲发病率为0.013%~0.359%，美国发病率为0.033%~0.279%，东南亚发病率为0.019%~0.662%，西太平洋发病率为0.003%~1.994%。其中，东南亚发病率最低的是泰国(1.9/万)，最高的是印度(66.2/万)；西太平洋地区，我国报道的发病率差异最大[(0.3~199.4)/万]，南北地区差异较大，我国北方发病率明显高于南方。

5.1　病　理　病　因

　　脊髓和椎管分别由胚胎时期的外胚层和中胚层发育而来的,妊娠第18～28天开始外胚层增生形成神经板,并逐渐闭合形成神经管。在神经胚形成初期,神经褶逐渐隆起并向中线相互靠近,此时神经外胚层与皮肤外胚层仍相连续。当两侧神经褶相互融合时,神经外胚层与皮肤外胚层分离,分别分化为脊髓和皮肤。若此分离过程失败,或有中胚层细胞混入,则将导致椎管内脂肪组织侵入、椎管闭合不全及脊髓脊膜膨出等发育畸形(图5-1)。

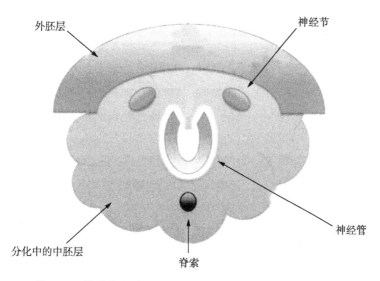

图 5-1　椎管内脂肪组织侵入导致椎管内脂肪瘤等发育畸形

中胚层细胞侵入神经管,阻碍神经板与中胚层的分离及神经管的闭合,导致椎管内脂肪瘤、脂肪脊髓脊膜膨出等发育畸形

　　神经胚形成期之后,远端的神经管开始进行成管发育。源于胚线的位于后方神经孔远侧的未分化细胞形成尾部的细胞团块,源于这些细胞团块的空泡互相融合即形成了远端的神经管,之后其逐渐发育形成了脊髓圆锥、马尾神经及终丝。在成管发育的末期(妊娠第43～48天),在接近尾骨的神经管终末端,终室结构形成了,这即是未来脊髓圆锥的位置。随着妊娠的继续,尾部脊髓开始退化形成终丝、马尾,终室尾部的神经组织开始退化形成终丝。

　　第11周时骨性椎管闭合,第12周时脊髓延伸于整个椎管,其尾端和椎管末端相平,但在生长发育的过程中椎体生长发育的速度,即椎管增长的速度比脊髓增长的速度要快。由于头端是固定的,故逐渐出现脊髓向头侧“上移”的现象,即脊髓圆锥在脊柱内的上升以及终丝的拉长。机体为了适应这种生长速度的不一致,神经根变得更长,最终形成了马尾神经。这种退行性分化一直持续至产后,最终在出生后三个月脊髓圆锥到

达 $L_{1\sim2}$ 的水平,这与成人期的脊髓圆锥位置相同,同时长的下行神经根形成马尾并随脊柱弯曲。

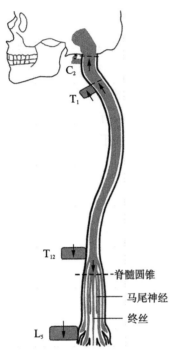

图 5-2 脊髓的头侧"上移"现象

一般圆锥上升开始于妊娠后第 43～48 周,每个月大约上移半个椎体水平,第 4 个月脊髓已达到骶椎以上,第 5 个月位于腰椎下端,第 6 个月脊髓圆锥到达 $L_{4\sim5}$ 椎体水平,第 25～33 周时脊髓圆锥位于 $L_{1\sim3}$ 水平,出生时圆锥位于 $L_{1\sim2}$ 水平,但脊髓位于 $L_{2\sim3}$ 水平以上也认为是正常的,出生后脊髓继续移向头端,98% 足月儿和非足月儿出生后一周圆锥达到 L_2 水平,出生后 1～6 个月脊髓圆锥末端逐渐达到成人水平,即 $T_{12}\sim L_1$ 椎体下缘水平(大约 5% 的成年人的圆锥位于 L_2 水平),一般上下不超过 1 cm 的范围(图 5-2)。

Barry 等提出有脊髓脊膜膨出的脊髓栓系综合征患者脊髓长度的增加和终丝的增厚可能和脊髓的过度生长有关。牵拉作用可以引起轴突的生长,此结论来自于对小鼠胚胎神经节细胞的分析观察。当对轴突进行持续过度牵拉 24 h 之后,轴突(并未处于生长期)的长度较基准水平增加了 10 倍,此外,轴突的直径亦增加了 35%。

在正常发育的胚胎中,尾骨部的脊髓残端与终丝相互分隔(第 9～11 周),这样可能会阻止中胚层组织向终丝的长入。如果尾部脊髓和终丝被中胚层组织所包绕或纤维组织长入胚胎组织的终丝中(第 9 周),脊髓的张力可能随着脊柱的生长而增加,这将导致低位脊髓和终丝长度增加并且增厚。Pfister 等亦发现了神经生长和分离的交界区,而在交界区的右侧,轴突生长和张力均明显增加,然而在交界区的左侧,轴突排列变得紊乱。而在交界区稍外侧偏右,神经元细胞出现了功能改变,这和脊髓栓系的位置相一致。据此推测,在胚胎发育的至少一个时期中,脊髓由于牵拉变得更长。

正常情况下,脊髓圆锥尾部的细胞团退化与软脊膜共同形成终丝(成人终丝直径一般不超过 2 mm)。附着于第 1～2 尾骨膜背侧,终丝有固定脊髓的作用,从尾椎至 S_2 水平长 5～8 cm 的终丝位于硬膜囊下端,称为外终丝;S_2 水平以上长约 15 cm 的终丝位于硬膜囊内,成为内终丝。正常柔软纤细的终丝和齿状韧带对牵拉具有一定的缓冲作用,允许脊髓在生长发育过程中逐渐上移,但如果终丝变短增粗后,这种缓冲作用就减弱甚至消失了,当脊髓神经长期被过度牵拉,其血流、代谢和电生理功能等方面发生改变,进而出现一系列的神经功能损害的临床表现,便表现为脊髓栓系综合征(图 5-3)。

通常认为,脊髓栓系综合征的病理生理改变发生在脊髓被栓系固定后,其供养血管受

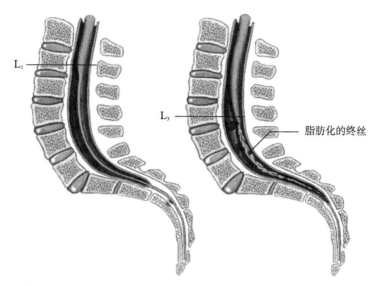

L₁

L₃

脂肪化的终丝

图 5 - 3　图示脂肪化增粗的终丝组织牵拉脊髓使圆锥位于 L₃ 以下

拉变形变细,神经元缺氧,细胞内线粒体高度减少,腺苷三磷酸的产生明显减少,使脊髓由机械性损伤发展为代谢性损伤,长期处于这种状态使脊髓出现变性、坏死、软化、萎缩和脊髓空洞等改变。

脊柱的生长始于出生之后,而脊髓固定于大脑的底部,齿状韧带和神经根均沿脊髓发出,通常脊髓的生长速度要慢于脊柱。当进行屈伸运动时,脊髓可以被牵拉。在手术当中,如果发现脊髓上下直径变小、颜色苍白或者缺乏搏动,这些征象均提示脊髓受到牵拉。当减压后,可以明显观察到脊髓向头侧回缩,同时减压前拉直的小血管会变成屈曲状并且直径变大。研究表明腰骶部的脊髓和马尾神经纤维均对牵张和伸展敏感,这可能会引起神经组织代谢、血管通透性和传导方面的病理性变化。研究已经证实紧张型终丝的栓系效应可以向上传导至 T₁₂ 节段。而在此节段之上,齿状韧带阻止了栓系的进一步牵张效应。因此,栓系的影响最终主要施加到脊髓圆锥上。

持续性或严重的神经元功能障碍可能会引起神经背膜的结构性损害,之后损害便会波及轴突。动物实验表明如果存在脊髓的缺血,那么轴突运输胆碱酶的功能便会受到影响。Kocak 等发现豚鼠脊髓栓系综合征模型中的次黄嘌呤和脂质过氧化水平明显升高,且和缺血性损伤模型中的变化是一致的。紧接着,他们又发现豚鼠脊髓栓系综合征模型中躯体感觉电位和运动诱发电位潜伏期显著延长,而其波幅下降,这表明运动和感觉神经纤维的传导功能出现了损害。除此之外,研究者们在豚鼠脊髓栓系综合征模型中观察到了可逆的水肿反应,还证实神经纤维、轴突及髓鞘出现了损伤,而这些损伤均是不可逆的。综上所述,由于牵拉和缺血两种因素的相互作用导致患者低位脊髓神经元和轴突发生了结构和功能的改变,进而造成了脊髓栓系综合征的发生与进展。

5.2 临 床 分 型

5.2.1 解剖影像学分型

传统的脊髓栓系综合征手术强调终丝、神经松解及硬膜囊重建,脊髓栓系综合征的局部病变类型对手术的术式、难度及预后评价都有着很大的影响。故传统的脊髓栓系综合征分型多注重于病理解剖和影像学等形态学的分型,这些分型对手术方式的选择和对预后的判断有一定的指导意义。

原发性脊髓栓系综合征的临床特点及影像学表现颇为复杂,目前国内外对原发性脊髓栓系综合征的分型尚不统一。因先天性脊髓栓系综合征的成因和脊柱裂密切相关,Lew 和 Kothbauer 从发育学角度,将不同类型的脊髓栓系综合征分为隐性脊柱裂(occult spinal dysraphism)和显性脊柱裂(spinal bifida aperta)。前者包括终丝增粗(thickened filum terminale)、皮窦(dermal sinus)、腰骶脂肪瘤(lumbosacral lipoma)、脂肪脊髓脊膜膨出(lipomyelomeningocele)、脊髓纵裂畸形(split cord malformation)、神经肠囊肿(neuro enteric cyst)等类型。后者包括脊膜膨出(spinal meningocele)、脊髓脊膜膨出(myelomeningocele)、脊髓裂(myeloschisis)、纵裂脊髓脊膜膨出(hemimyelomeningocele)等类型。这种依据病因学进行的分类较复杂,在临床应用中使用不便,有些分型间容易混淆。

Van Leeuwen 等根据病理学特点将成人脊髓栓系综合征分为:① 脊髓脊膜膨出修补术后(postrepair myelomeningocele);② 终丝增粗及终丝脂肪瘤型(ilium terminale lipoma and tight ilium terminale);③ 脂肪脊髓脊膜膨出及圆锥脂肪瘤型(lipomyelomeningocele and conus lipoma);④ 脊髓纵裂畸形(split cord malformation)四种类型。此分型经 Gabriel 等改进分为:① 脊髓脊膜膨出修复术后型;② 终丝紧张型(tight ilium terminale);③ 脂肪瘤型(lipomatous malformation);④ 脊髓纵裂畸形型(split cord malformation);⑤ 蛛网膜粘连型(arachnoidal adhesions)。尚爱加等在 Gabriel 的基础上根据儿童的脊髓栓系综合征的病因、临床特点及 MRI 表现将脊髓栓系综合征分为终丝紧张型、脊膜脊髓膨出型、脂肪瘤型、术后瘢痕粘连型和脊髓纵裂型。

周国昌等根据 MRI 及术中所见将脊髓栓系综合征分为五型,即终丝粗大型、脂肪瘤型、术后瘢痕组织粘连型、脊髓或马尾肿瘤型及混合型。这对脊髓栓系综合征病理认识及治疗具有一定的指导意义。在此基础上,按脊髓神经有无脂肪组织侵袭可分为两个类型:脂肪瘤型和非脂肪瘤型。前者包括脂肪脊髓裂、终丝脂肪瘤、硬膜内脂肪瘤;后者以终丝病变为主,终丝紧张、粗短,弹性消失,纤维化或与周围束带粘连。

李金良等按脊髓形态及脊髓病理解剖改变将脊髓栓系综合征分为终丝栓系(又分为 A、B 两亚型)、脊髓粘连、脊髓脂肪瘤、囊性占位、脊髓纵裂、静态病变等六型。

徐加龙等根据术中所见及患者的影像学检查结果,按照脊髓栓系综合征致病的椎管内病变类型,将脊髓栓系综合征的病理类型分为如下几种:

(1) 终丝栓系型:特点为脊髓紧张、变直、失去正常生理性弯度,脊髓圆锥形态尖细,其末端与增粗、变短、失去弹性的终丝相连,多数患者脊髓末端在 L_3 椎体水平以下,神经根脊髓间夹角增大,部分神经根可呈水平位甚至从低位折返向上进入神经孔。终丝直径平均约 6 mm(>2 mm),内终丝的长度因固定的位置及患者的年龄不同而有较大的差异,为 2～40 mm,平均为 25 mm。可根据终丝末端固定的位置不同分为终丝与骶尾骨相连、终丝与膨出脊膜相连、终丝与硬膜粘连三种亚型。终丝与马尾神经的区别是前者的背侧有血管存在,在手术放大镜下可观察到,终丝较粗、紧张度大时更易分辨。

(2) 脊髓粘连型:特点为粘连处以上脊髓紧张、变直、偏向背侧,失去正常生理弯度或弯度减小。和终丝栓系型一样,多数病例脊髓末端在 L_3 椎体水平以下,但也可在 L_3 椎体或其水平以上。神经根与脊髓间夹角增大,脊髓圆锥末端位置很低者可呈水平位或从低位折返向上进入神经孔。根据病变的形态、位置、范围不同可分为三型。

1) A 型为脊髓索带粘连,特征是粘连点以上的脊髓紧张、变直、向后,失去生理弯度,严重者可出现脊髓变细,单圆锥形态基本正常。如果粘连点在圆锥以上,整个脊髓可有不同程度的后弯。其脊髓的粘连点总高于背侧脊膜的粘连点,使脊膜、索带和脊髓三者的关系侧位颇似“H”形。脊髓可通过纤维索带粘连于膨出的脊膜、背侧正常脊膜上。

2) B 型为圆锥片状粘连,圆锥膨大(可变扁呈神经板状)而失去正常的形态,圆锥粘连近段脊髓紧张、变直,紧贴背侧脊膜,失去正常生理弯度。

3) C 型为脊髓背侧片状粘连,脊髓圆锥上部的脊髓与膨出的脊膜、背侧正常的脊膜或瘢痕组织粘连。近段脊髓紧张、变直,向背侧紧贴后方脊膜,失去正常生理弯度,粘连处脊髓常膨大(可变扁呈神经板状)。

(3) 脊髓脂肪瘤型:特征为脊髓的背侧或圆锥处有脂肪瘤生长或脂肪增生及终丝延伸为脂肪瘤组织,与脂肪瘤粘连处的脊髓外观膨大(变宽呈神经板状),粘连处近段脊髓紧张、变细、变直,失去正常生理弯度。多数患者脊髓末端在 L_3 椎体水平以下,也可在 L_3 椎体水平以上。神经根与脊髓间夹角增大,脊髓末端位置很低者可呈水平位或从低位向上进入神经管。

(4) 椎管囊性占位型:主要特征是脊髓局部受压向前方腹侧移位、贴近腹侧脊膜,使局部脊髓出现不同程度的压迹,如位于圆锥以上则脊髓呈现凸向前方的弧度。由于囊肿可与脊髓粘连或伴有粗短的终丝栓系,囊肿近及远端的脊髓可较为紧张、变直。根据囊肿的类型和位置可分为穿椎管皮样囊肿、椎管内皮样囊肿和蛛网膜囊肿。穿椎管皮样囊肿(Ⅳ A 型),即生长于椎管内的囊肿经瘘管穿过硬膜、椎管与皮下囊肿或皮肤处瘘口相通;椎管内皮样囊肿可位于脊髓外,但多生长于脊髓表面、软脊膜下或脊髓内,可为单个囊肿,亦可为多个而呈串珠状;蛛网膜囊肿则可位于脊髓的两侧、背侧或马尾神经处。

(5) 脊髓纵裂型:特征是脊髓或马尾神经被椎管前方、后方或前后方相连的隔障物所穿过而一分为二(常不等分),使脊髓的近段被拉直,失去正常生理性弯度,纵裂处的脊髓膨大增宽。分开的两半脊髓可有各自的硬膜囊包裹,亦可位于同一硬膜囊内,隔障物可以为骨棘、软骨或纤维索带。纵裂的位置可以为胸腰段或腰骶段。脊髓末端的位置大部位于 L_3 椎体之下。

(6)静态病变型:特点是骶骨发育不良、骶髓节段缺如,全部为腰骶段病变。脊髓末端失去正常钝圆的形态而呈现平齐的截断图像,可合并有神经根的缺如。另外,多伴有其他病变,如脂肪瘤、终丝栓系或脊髓纵裂畸形。

5.2.2　发病时间分型

脊髓栓系综合征一般多见于儿童,以 5~10 岁占多数,在成年才出现脊髓栓系综合征的病例并不常见。儿童脊髓栓系综合征患者常会出现明显的先天性异常,如皮肤损伤或肌肉骨骼畸形等。一旦患者达到儿童期,其功能上的局限性只会更为明显,如步态异常等。1/3 的先天性脊髓栓系患者出现进行性的脊柱侧弯,但成人脊髓栓系综合征(adult-onset tethered cord syndrome,AOTCS)的患者较少见。儿童患者通常无疼痛表现,但成人患者较为普遍。而且儿童患者的疼痛主要部位是腰骶部并放射到双下肢;成年患者常见肛周及肛门的疼痛。

由于成人脊髓栓系综合征在临床上少见,故易被误诊、漏诊。成人脊髓栓系综合征的临床表现与儿童脊髓栓系综合征的表现极为相似,只是发病年龄晚,据文献报道甚至有 71 岁的脊髓栓系综合征患者来就诊。引起成人脊髓栓系综合征的原因有以下几种:① 终丝粗大紧张;② 脂肪瘤与终丝及马尾粘连或是幼年时行脊膜膨出修补术后瘢痕粘连;③ 也有少数病例因脊柱外伤,脊髓与局部损伤形成的瘢痕相粘连而引起脊髓栓系,并在行粘连分离后症状可以缓解和改善的报道。成人脊髓栓系综合征患者的临床主要表现为下肢的感觉、运动功能障碍及括约肌功能障碍。感觉功能障碍表现为双下肢麻木、感觉减退、感觉过敏等;有的患者腰骶部疼痛,可向双下肢及臀部放射甚至腰骶部叩击时也可诱发放射性痛。运动功能障碍表现为双下肢无力、肌张力增高、无明显原因的逐渐发展的双下肢痉挛甚至有的患者出现双上肢运动功能障碍,腱反射亢进和病理反射阳性。括约肌功能障碍表现为尿频、尿急、夜尿次数增多,严重者可出现尿失禁、大便秘结。部分患者腰骶部皮肤异常,如多毛或出现瘢痕样改变。所有成人脊髓栓系综合征患者腰骶部 X 线皆可发现隐性脊柱裂。MRI 检查是诊断成人脊髓栓系综合征的主要手段。下段脊髓和马尾走行僵直并贴近椎管后壁、圆锥低位、终丝粗大、腰骶部和椎管内脂肪瘤或手术瘢痕与马尾粘连等常是脊髓栓系综合征的重要表现。

圆锥牵引程度决定了初次出现症状的年龄,相应的,儿童期脊髓只有微小的张力变化可能就表现出不明显的临床症状,或只有微小或渐进式的缺陷,如果受到突然或重复的外力牵引就可能表现出明显的症状。初次表现出临床症状后,一般会伴有骨骼生长的加速,但大多数成年才发病的患者的每次症状发作后都会加重神经功能的损伤。所以,Yamada 等认为,随着每次体位的改变,即脊髓反复松弛和紧张活动,如提重物、创伤和截石位等,都会使栓系的圆锥受到轻微的损伤,随着不断累积,最终导致神经功能缺损。同时还发现如果拉伸实验动物和人的腰骶部脊髓会导致线粒体中的细胞色素 a、细胞色素 a_3 的还原变化,即氧化代谢减弱并最终引起神经功能障碍的表现。已经受损的脊髓神经元本身特别脆弱,在外力的拉伸下便更容易造成损害。成年患者中,脊髓腹侧区增生的骨组织或突出的椎间盘也可能加重对脊髓的拉伸,可能就是先天性脊髓栓系综合征和腰椎关节强硬伴随出现的原因。Yamada 认为儿童脊髓栓系综合征患者和成年脊髓栓系综合征患者之间的病理生理改变并无很大的差异。

5.3　临床表现

脊髓栓系综合征患者发病年龄差距较大,有的出生便会出现临床症状,有些患者成年后才出现脊髓栓系综合征的症状,而且临床表现的轻重程度也不一样,主要由于其病因、病例类型、牵拉程度不同而导致神经损伤程度不一样而引起的。脊髓栓系综合征的常见临床表现有疼痛、畸形、皮肤异常、感觉异常、运动异常及括约肌功能异常等。

5.3.1　腰骶部皮肤异常

儿童脊髓栓系综合征患者多有皮肤异常表现,而成人患者皮肤异常表现所占的比例不如儿童患者所占的比例高。具体的皮肤异常主要有局部皮肤凹陷、隆起,软组织包块,皮下脂肪瘤,色素斑块,腰骶部丛毛、皮毛窦,皮肤血管瘤及罕见的营养性溃疡等(图5-4)。

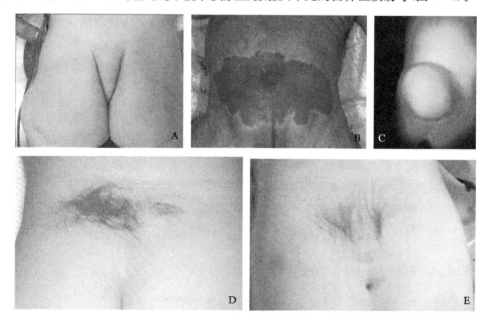

图5-4　脊髓栓系综合征腰骶部皮肤异常椎管闭合不全的皮肤征象

A. 形成退化的尾巴;B. 皮肤血管瘤;C. 皮下脂肪瘤;D. 腰骶部丛毛;E. 病理性骶部窦道

5.3.2 脊柱或下肢的畸形

脊柱畸形包括脊柱侧弯、后凸畸形、过度前凸、脊柱裂等;下肢畸形包括足部畸形和腿部畸形:双足或双下肢不等长,弓形足及内翻或外翻足畸形等(图5-5)。大约有30%的先天性脊柱侧弯的患者合并有脊髓栓系综合征。Cobb角>50°的患者松解术后1年有16.7%的患者侧弯可以得到改善,Cobb角<50°的患者松解术后1年可以保持侧弯稳定;随访2~6年后63%的患者侧弯维持稳定,其余患者的侧弯明显进展,故一些学者认为脊髓栓系综合征可能是侧弯的一个原因。

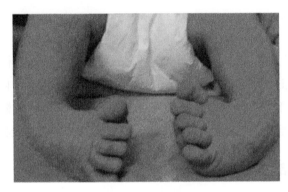

图5-5　内翻足畸形

5.3.3 疼痛

成人脊髓栓系综合征患者中最常见的临床表现是疼痛,多为难以描述的不适感、腰骶部疼痛或下肢痛,下肢疼痛无明显的神经支配区的皮节分布特点。较为常见的疼痛区域是腹股沟、会阴部、直肠区等部位,也可以是大腿或小腿的中间、一侧、前侧或后侧,下肢疼痛分布广泛,常超过一支神经支配区域,腰部活动尤其是腰部屈曲和伸展运动、久坐甚至咳嗽或扭伤后都会使疼痛加重;下肢疼痛不如腰骶部疼痛常见,下肢放射痛较罕见,支腿抬高试验可以是阳性,可能会与腰椎间盘突出症相混淆。典型的成人脊髓栓系综合征患者的下腰痛和小腿痛在以下三种情况时会加重:① 盘腿坐时;② 腰部轻度弯曲时,如洗碗等劳动;③ 站立时腰部承受重物或抱小孩时。Yamada将其描述为"3B"(Budda,Bend,Baby)表现,认为这些姿势会使腰椎前凸变直,并通过紧张的终丝牵拉脊髓。

5.3.4 感觉和运动功能障碍

脊髓栓系综合征主要是脊髓灰质受损,而白质功能相对完好,所以一般不会出现明显的感觉障碍平面,其主要感觉功能异常为会阴区与下肢的麻木或感觉减退等(图5-6)。脊髓栓系综合征运动异常可以是中枢神经或周围神经损伤的表现:中枢神经损伤的表现主要是下肢痉挛性瘫痪、腱反射亢进或肌张力增高等；周围神经损伤主要表现为下肢软瘫、进行性下肢无力或萎缩、行走功能障碍、腱反射减弱或消失、肌张力下降等。

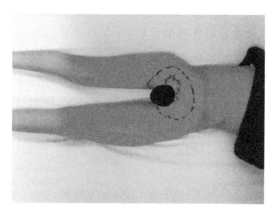

图5-6　会阴区感觉异常
外圈标记感觉减弱区，内圈标记感觉消失区

5.3.5　括约肌障碍

由于脊髓下段比上段更容易受到损伤，所以大小便功能障碍发生不可逆的损害比感觉、运动异常出现得早，且术后括约肌功能障碍往往较难恢复。小便功能异常包括尿频、遗尿、排尿淋漓不尽、紧张性尿失禁、滴流性尿失禁、充盈性尿失禁、扩张性大膀胱、膀胱未排空感、残余尿量增加、尿潴留、尿路感染等；大便功能异常包括肛门括约肌功能减退、大便失禁、直肠蠕动功能减弱、便秘、括约肌张力下降、肛门反射减弱等。

脊髓栓系综合征患者的感觉、运动和括约肌功能障碍多数情况下并存，然而临床上也常见单纯下肢运动减弱、单纯下肢感觉异常或单纯大小便功能异常的病理，其差异主要由栓系的发病机制及受累部位不同所引起，针对不同临床表现的患者应给予不同的分类分期，进而选择不同的治疗方式。

5.4　辅　助　检　查

5.4.1　超声检查

超声检查诊断脊髓栓系综合征的准确率可达70%～90%以上，适合于不能耐受MRI且椎管后方结构骨化不全的患者，如1周岁以下的婴幼儿，因声波可以进入椎管内。

Raghavendra 等认为高分辨率实时超声可以准确地诊断脊髓栓系综合征,但由于超声波无法透过完整的脊柱结构,所以超声在脊髓栓系综合征的诊断中仅可应用于脊髓脊膜膨出、脂肪脊髓脊膜膨出、脊柱裂、手术去除部分椎板、新生儿神经管发育异常等脊柱结构不完整的患者。超声检查有其独特的优势,不仅可以显示脊髓畸形、圆锥位置、圆锥终丝厚度、脊髓搏动情况、椎管内脑脊液范围和波动、脊膜完整性、与周围组织的关系是否有粘连,而且最主要的是超声检查可以对脊髓末端的血液供应情况有一定的了解,也可以将超声应用于术中,明确术前术后脊髓圆锥血供的改善情况,辅助判断预后。超声检查优于MRI 检查的是可以在术后明确是否存在圆锥的搏动,进而明确是否发生再栓系。B 超既可以用于小儿患者的普查,也可以用于脊髓栓系综合征术后随访,因为这些患者脊柱后方结构不完整,允许超声波透过。

对于怀疑脊髓栓系综合征但无法行 MRI 检查的患者,如小儿患者,可以应用超声检查进行普查和早期诊断,超声影像显示圆锥低位(图 5-7)、终丝搏动变弱或消失、椎管后方软组织团块等提示可能存在栓系,应予以重视。

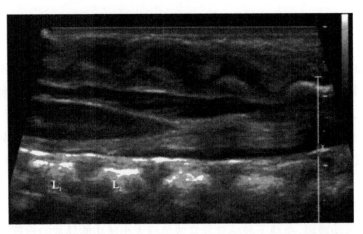

图 5-7　B 超检查示脊髓栓系综合征患者脊髓末端低于 L_1 椎体水平

5.4.2　放射线检查

多数脊髓栓系综合征患者存在脊柱椎管畸形,如脊柱侧凸或后凸、半椎体畸形、蝴蝶椎、脊柱裂、椎管增大或变小、骶骨发育不良等,但这些征象并不是确诊脊髓栓系综合征的依据。脊髓造影可以辅助诊断脊髓栓系综合征,但为有创检查,对于脊柱椎管畸形的患者可能会穿刺失败,而且对于低位脊髓的患者可能会伤及脊髓圆锥。X 线平片检查可以用于了解患者是否存在脊柱畸形,也可以用于术前椎体的定位。随着 MRI 成像的发展,CT 检查现已较少应用。但 CT 检查也有其优势,既可以发现椎管内是否合并有骨性的脊髓纵隔(图 5-8),也可以发现异常增粗的终丝等。

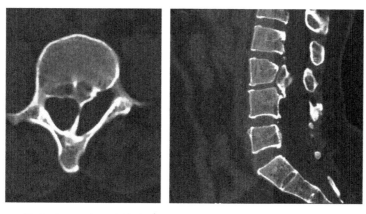

图 5-8 CT 运用在伴发脊髓纵隔的病例中明确骨性纵隔的情况

5.4.3 MRI 检查

MRI 检查对软组织的病变较为敏感,不仅可以明确有无脊髓本身的病变,也可以确定圆锥的位置、终丝的走行、形态与周围软组织的关系等(图 5-9)。脊髓栓系综合

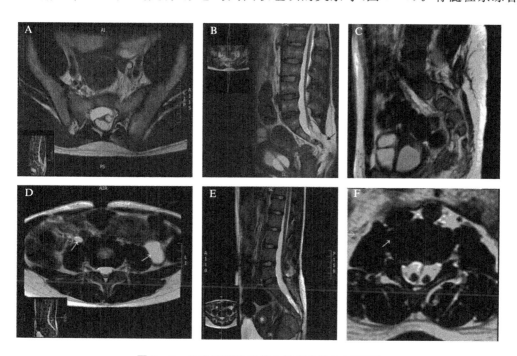

图 5-9 各类脊髓栓系综合征患者的 MRI 表现

A、B. MRI 平扫水平面和矢状面 T_2 加权像。A. 骶椎椎板闭合不全,骶管内脊髓被脂肪组织包裹。B. 受到栓系的脊髓在腰段紧贴椎管后壁走行,黑色箭头示骶管内脂肪组织与皮下脂肪相连续。C. MRI 平扫矢状面 T_2 加权像。图中可见患者膀胱常年过度充盈导致纤维化并形成数个分隔。D、E. MRI 平扫水平面和矢状面 T_2 加权像。D. 白色箭头示双侧输尿管扩张,左侧为重。E. 受到栓系的脊髓在腰段紧贴椎管后壁走行,盆腔内可见极度扩张的膀胱和肠管,星号标注位置为增厚的子宫内膜。F. MRI T_2 加权像,可见椎管内有一纵隔将脊髓分为两半

征患者的 MRI 表现为：① 低位圆锥（$L_{1\sim2}$ 以下），圆锥变细；② 圆锥或终丝移位；③ 终丝短粗（直径＞2 mm）；④ 椎管内肿瘤；⑤ 蛛网膜下隙阻塞，或骶管内蛛网膜下隙扩张；⑥ 可以发现栓系原因，如脂肪瘤、皮样囊肿、毛皮窦等；⑦ 脊髓脊膜膨出、修复术后改变或术后瘢痕粘连；⑧ 脊髓末端或神经根粘连；⑨ 终丝和圆锥向背侧移位，并且与低位椎管硬膜相互粘连等。相当数量的脊髓栓系综合征患者的 MRI 检查结果包含但不局限于上述表现。除了在矢状面很好地显示脊髓圆锥位置以外，还需要在横断面上观察，尤以 T_2 加权像更重要，定位最为可靠，因为圆锥有神经根发出，而终丝没有。横断面 T_1 加权像也很重要，能清楚显示终丝脂肪变性。有时 MRI 可见脊髓末端囊性病灶，表明脊髓缺血、软化或脊髓积水。

5.4.4 尿流动力学检查

括约肌功能障碍是脊髓栓系综合征常见的临床表现，包括肠道功能、膀胱功能及性功能，由于肠道功能和性功能目前尚缺乏客观量化的评价方法，故客观量化评价膀胱功能的尿流动力学检查为脊髓栓系综合征患者必要的检查项目（图 5-10）。可以说尿流动力学检查对于脊髓栓系综合征患者的括约肌功能评价来说有着重要的作用，可以客观地反映神经性

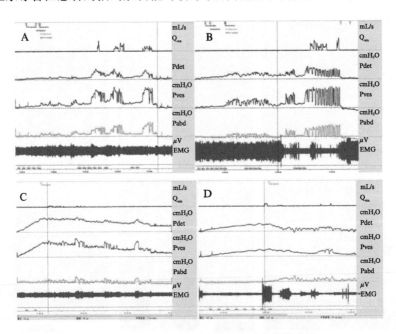

图 5-10 术前与术后多通道尿流动力学检查图

A、B 脊髓栓系综合征患者术前（A）与术后 24 个月（B）的尿流动力学检查图，患者逼尿肌收缩力存在，术后有依赖腹肌用力，尿次几乎正常。尿道括约肌肌电图示术前排尿时括约肌持续放电无法舒张，术后排尿时括约肌电位振幅降低，与排尿动作的协同功能有明显恢复。C、D 另一患者术前（C）与术后 1 周（D）的尿流动力学检查图，术前表现为膀胱内在低容积时急剧上升（紧张性逼尿肌不稳定），顺应性为 1.15 mL/cmH$_2$O（正常值应大于 101.15 mL/cmH$_2$O），安全容量为 58 mL，术后 1 周其顺应性为 4.5 mL/cmH$_2$O，安全容量为 147 mL，改善明显。Qura：尿流率；Pdet：逼尿肌压；Pves：膀胱内压；Pabd：腹腔压；EMG：尿道括约肌肌电图

膀胱患者的尿路功能障碍的病理类型、病变性质和病变程度,也可以预测是否合并有上尿路损害。尿流动力学检查项目包括膀胱内压力和尿道压力分布的测定,膀胱顺应性和尿道括约肌的肌电图测定等。脊髓栓系综合征最常见的尿流动力学的改变是膀胱逼尿肌反射亢进,或者膀胱顺应性和协调性的下降、膀胱感觉下降、充盈性或急迫性尿失禁等。

5.4.5 神经电生理检查

神经电生理检查对于脊髓栓系综合征患者的诊断有一定的指导作用,也可用于术中监测,防止术中神经结构的损伤。Polo 等对 6 例脊髓栓系综合征患者行 SSEP 检查,发现所有患者峰间电位均正常,但存在节段性的 SSEP 异常,主要是腰骶部电位幅度降低或缺如,提示上行性轴索电位是同步发生的,说明脊髓圆锥在被持续性的牵拉时长纤维束即白质受到损伤的机会少,而脊髓灰质受到损伤的机会更多。静息或者睡眠时盆底肌仍有持续的张力性肌电活动,而排便时盆底肌的张力性肌电活动才会停止,这是不同于骨骼肌的,盆底肌这一特性也使得其自发电位不易被发现,其自发电位是由脊髓控制的,如果损伤脊髓后根神经,则会导致该基础电活动减弱甚至消失,盆底肌肌电图可以反映下尿路和肛门的功能,盆底肌肌电图异常也可以反映 $S_{2\sim4}$ 节段运动神经元受损情况。也有学者观察到马尾神经电位的潜伏期延长甚至消失,说明脊髓栓系综合征患者的马尾神经也有一定的损害。术中 SSEP 对于栓系松解术和终丝切断术有着重要的意义,可以用于区分神经组织和非神经组织,尤其是条索状的非神经组织,也可以区分感觉运动神经根、粘连和瘢痕组织,评估脊髓圆锥反射弧的完整性,区分终丝和圆锥,辅助完整切除栓系组织。

5.5 治疗与预后

5.5.1 治疗

在 20 世纪初就发现,未经治疗的脊髓栓系综合征患者神经功能会持续恶化。Cornette 等报道了 22 例新生的隐性脊柱裂伴有低位圆锥的患者,如果患者出现上运动神经元损害表现,则行栓系松解手术治疗。有 5 例在婴儿期接受手术治疗,7 例在随访 67 个月后接受手术治疗,10 例在随访期间未发生上运动神经元损害,故没有进行手术治疗。这 10 例未出现临床症状的患者包括 5 例脂肪脊髓脊膜膨出,4 例尾部发育不全,1 例胸椎脊髓脊膜膨出。Mayo Clinic 报道了 45 例出生后接受脊髓脊膜膨出修补术的患者,连续随访后 89% 的患者需要接受骨科或者泌尿外科手术。在术后 1 年、2 年和 5 年症状进展的概率分别为 28%、40% 和 60%。Byrne 等报道了 12 例经脂肪瘤切除(未行栓系松解)的患者,最终全都出现栓系相关症状。目前,尚未有切实的证据报道未行栓系手术治疗的患者,运动、畸形、括约肌功能等能够自行缓解。因此,尽管不是所有的栓系患者都会发病,但是已经出现症状的患者如不经手术治疗会持续进展（几乎不太可能改善）。

5.5.1.1 保守治疗

脊髓栓系综合征的保守治疗在于对症治疗，包括功能锻炼、肌肉松弛药物、止痛剂等，成人患者应避免剧烈运动、腰骶段脊柱的反复屈伸及负重等，以避免脊髓进一步受到牵拉。

5.5.1.2 手术治疗

脊髓栓系综合征手术治疗的目的是消除脊髓的张力（及肿瘤压迫）以免神经功能受到进一步的损伤，从而改善神经系统症状及功能。因患者具体病理类型的不同需采取不同的手术方法。如果患者已出现括约肌或肢体运动、感觉功能明显障碍，一旦确诊需要尽早手术。但对 MRI 确诊而临床症状轻微或无症状的患者，是否都需要预防性手术治疗，一直存在争议。目前多数学者认为由于脊髓、神经损害的发生和发展具有不可预测性，而中枢神经系统的损伤是不可逆的，因此支持对无症状的脊髓栓系患者施行预防性手术。

（1）脊髓栓系综合征的终丝切断术

1）单纯终丝肥厚患者：对于因终丝粗大引起的脊髓圆锥位置偏低可通过终丝切断手术来治疗。终丝切断手术的目的是切断异常的终丝，解除对脊髓和神经根的牵拉、粘连和压迫，恢复受损部位的血液循环，增加细胞氧化代谢，阻止脊髓神经的进一步损伤，最大限度地恢复受损神经功能。手术中遇到低位脊髓圆锥附近的骨性病变，如椎板增厚或下陷而引起椎管容积变小时，应将其切除。同时脊髓纵裂的骨棘亦应予以切除。同时手术应松解神经根和脊髓的压迫和粘连。由于目前显微外科技术快速发展，显微镜下提高了术中对脊髓细微结构的辨别，同时微创手术亦可以做到矫形创伤最小化，这都为之后的脊髓功能的发育和恢复创造了条件。术中需采用神经电生理监测以便将神经根、终丝与其周围的纤维组织区分开来。对于变性已无活性的神经应予以离断以减少对脊髓的牵拉。对于神经电生理检测反应微弱的细小神经纤维，可以将其断离以提高硬膜囊内的松解效果。

终丝肥厚的患者治疗仅需进行（单个节段的）椎板切除术即可获得较好的手术暴露，一般选择切除 L_5 或 S_1 处水平的椎体后弓。由于肥厚的终丝与毗邻的神经根在大小、张力及血流供应等方面存在较明显的区别，因此一般无须进行神经根刺激即可准确辨认。增厚的终丝可在电凝后切断（图 5-11）。

2）脊髓纵裂（diastematomyelia）合并脊髓栓系综合征患者：治疗脊髓纵裂时，切口自异常椎体上方起始，向下延伸至脊髓纵裂位置以下，移除脊髓纵裂下方水平的椎板，暴露正常的硬膜囊，然后向头侧方向继续移除椎板骨质，直至完整暴露分裂的硬膜囊，再次出现正常的硬膜组织为止。形成纵裂的硬膜囊之间往往存在大量骨组织和脂肪组织碎屑，清除这些组织碎屑后，Ⅰ型脊髓纵裂患者仍可在分裂的硬膜囊之间遗留一条纵行的骨棘，并以宽基底附着于相邻两椎体之间，附着处椎体之间一般没有椎间盘。从纵裂的尾端开始，切开硬膜，暴露纵裂的脊髓，远离纵裂处的脊髓组织被结缔组织固定于纵裂处的硬膜

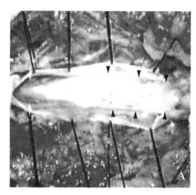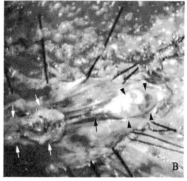

图5-11 术中显示脂肪瘤和增大终丝

A. 白色箭头是正常脊髓,黑色箭头是脂肪瘤;B. 白色箭头是脂肪瘤,黑色粗箭头是
肥大终丝,黑色小箭头是脂肪瘤

袖和骨棘上而被牵紧。使用高速磨钻将骨棘与前方的椎体磨除离断,通常情况下骨棘中央存在一动脉血管,血供极丰富,可以骨蜡涂抹控制出血。前部(腹侧)硬膜与后纵韧带固定紧密,故可敞开不予缝合或简单缝合固定。后部(背侧)硬膜需重建并严密缝合。由于所有脊髓纵裂患者均伴随终丝肥厚,因此硬膜切口需继续向尾侧延伸,以暴露圆锥,处理并切断增粗的终丝(图5-12)。

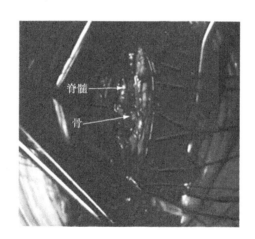

脊髓———

骨———

图5-12 脊髓纵裂畸形术中观

术中图像显示脊髓纵裂畸形(Ⅰ型),骨棘被硬膜袖和脂肪组织包绕,脊髓紧密固定于骨棘上端

预防再粘连是脊柱裂手术后一个不容忽视的问题,是导致治疗效果不佳和症状复发的一个主要原因。粘连的主要因素就是自体组织相容性好,故可采用人工硬脑膜,对脊髓粘连处进行修补封闭,使之与周围组织隔离,从而防止再粘连。总之,对于脊柱裂患者的手术,除了要解决当前症状外,还要考虑患者的远期效果。手术除了解除病变的压迫外,还要防止再粘连,以利于患者的顺利恢复。

3) 合并脂肪瘤或脂肪性脊髓脊膜膨出(lipomeningomyelocele,LMMC)的脊髓栓系综合征患者:对于椎管内的占位性病变如脂肪瘤、畸胎瘤、皮样囊肿等应予以切除。由于脂肪瘤引起的脊髓栓系综合征中,脂肪瘤与神经组织常交织生长,因此脂肪瘤切除是手术的难点,手术需借助放大镜或显微镜进行,而不可片面追求瘤体的切除,而造成脊髓或马尾神经组织的损伤。

如果终丝直径超过 2 mm 即可以进行手术离断。终丝一般位于背部中线,其颜色偏浅蓝色,表面有血管附着,常有脂肪组织的浸润,凭此可以与马尾神经相区分。如果终丝较粗短,那么应该在 $S_{2\sim3}$ 切断椎板后将终丝离断。如果脊髓圆锥处存在骨性畸形包括椎板增厚、下陷、椎管狭窄、脊髓纵裂等,则应在脊髓圆锥处切除椎板和离断终丝。对于以脂肪、纤维结缔组织为主,条索状增厚的终丝,可直视下在圆锥以下部位对终丝进行结扎和离断操作。必要时在神经监测仪的辅助下,在终丝末端无肌电反应平面以下切断,以避免损伤圆锥和马尾神经。有学者采取游离骶囊的方法在切断外终丝的同时,还把骶管与硬脊膜间畸形的纤维结缔组织予以切除,达到松解的目的,有效地避免了硬膜囊内手术导致的副损伤及内终丝离断引起的脊髓"反栓系"现象。

手术操作:① 围绕皮下脂肪瘤组织做长轴与脊柱平行的椭圆形切口,如脂肪瘤非位于皮下,则直接行皮肤直切口;② 分离椎旁肌肉,充分暴露脊柱裂以上、以下位置的棘突;③ 切除脊柱裂以上下一椎体的椎板,暴露下方的硬膜,必要时可部分切除椎骨间关节面以利于充分暴露和打开椎管;④ 切开硬膜和蛛网膜,暴露脊髓和覆盖脊髓的脂肪组织;⑤ 分离脂肪组织与脊髓组织;⑥ 脊膜修复缝合。

A. 尾侧型病变(caudal type):① 脂肪性脊髓脊膜膨出,尾侧脊髓组织突入硬膜囊,内含脑脊液,此处在突出的硬膜囊袋口处,常有短的终丝生长入硬膜下脂肪组织(脂肪瘤)中,且常与皮下脂肪组织相连,导致分离困难。此时可在硬膜囊袋口处切断部分终丝,完整移除膨出的硬膜囊及其内的脂肪组织,但需保留足够的蛛网膜和硬膜组织以便进行水密缝合,防止脑脊液漏和切口疝。② 脂肪瘤(lipoma),操作过程与上述类似,脂肪瘤与脊髓之间连接的蒂状部分可予切断,蒂内一般混有大量神经胶质细胞。

B. 背侧型病变(dorsal type):如果脂肪组织通过脂肪瘤与脊髓组织的连接处浸润至脊髓内部,需将脂肪瘤小心分离自脊髓剥除,否则可直接轻松地将脂肪瘤自软膜上剥离。有时脂肪性脊髓脊膜膨出的脂肪瘤组织与硬膜和蛛网膜贴附紧密,手术分离需谨慎,以防过度损伤硬膜和蛛网膜,影响后续的硬膜修补。

C. 移行型病变(transitional type):本型病变中,硬膜和蛛网膜先天性缺损的范围巨大,背侧的脂肪组织与硬膜外脂肪组织相延续,圆锥和终丝从腹侧方向突入膨出的硬膜囊(蛛网膜隙),而终丝尾端则与硬膜外脂肪组织相连。手术操作要点如下:① 中线线形或椭圆形切口;② 将脂肪瘤与皮下组织、椎旁肌肉与筋膜分离;③ 切除脊柱裂以上、以下节段的椎板,显露硬膜附近的脂肪瘤;④ 分离脂肪瘤的硬膜外部分;⑤ 围绕脂肪瘤与脊髓相连的部分做环形分离,此时先切除脂肪瘤的背侧及尾侧部分,仅保留腹侧部分;⑥ 次全切除脂肪瘤后,打开膨出的硬膜囊,内含圆锥与终丝尾端的大部分;⑦ 在硬膜囊处切断终丝,完整移除脂肪瘤的前半(即腹侧)部分和膨出的硬膜囊,尾端的脂肪性脊髓脊膜膨出做类似处理;⑧ 缝合蛛网膜和硬膜。术中需注意辨认脂肪瘤向髓内侵犯的部位,显微镜下仔细辨认脂肪组织和神经胶质异性处的交界,以利于确切的栓系松解。腹侧的蛛网膜和硬膜缺口一般易于修复,较大的缺损一般位于背侧和尾端,当原位修复困难时可使用移植物。理想的移植物包括自体的阔筋膜、牛心包组织及 Gore-Tex 人工硬膜材料等。

（2）脊髓栓系综合征的脊髓松解术

1）单纯脊髓固定脊髓栓系综合征:脊髓固定患者的处理与终丝肥厚患者的处理类似,不同的是,椎板切除术的位置一般选取中、下段骶椎进行,解除脊髓与终端硬膜囊的连接,使其松解并可自由活动。需要注意的是,有时由于固定的脊髓组织受到长期牵拉,脊髓被过度拉伸而变薄,神经影像以致组织形态上的表现与增厚的终丝非常类似,术中需仔细进行分辨(图 5 - 13)。一般而言,即便因长期拉伸而变薄,固定的脊髓组织两侧仍可清楚地分辨出神经根自其发出,并上升(而不是下降)至相应椎间孔出椎管。此可作为鉴别终丝肥厚与脊髓固定的征象之一。

2）脂肪性脊髓脊膜膨出的脊髓栓系综合征:修复脑脊髓脊膜膨出或脊髓囊状突出,在中线处做皮肤切口,逐层分离,暴露病变位置头侧一个节段的正常椎板,移除该椎板暴露正常硬膜囊,并于该水平切开硬膜,向下延伸硬膜切口至脂肪脊髓脊膜膨出处,可见该处硬膜发育不良,脊柱的后柱骨性结构缺失。使用有槽导子(grooved director)将硬膜向脂肪瘤肿块组织的两侧剥离,此处恰为硬膜与脂肪瘤以结缔组织相连的

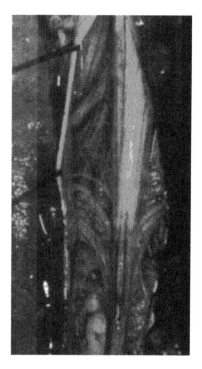

图 5 - 13　术中图像显示脊髓固定于椎管末端硬膜囊,下部的神经根上升至相应椎间孔出椎管

部位。如果脂肪性脊髓脊膜膨出位于背侧脊髓,膨出部位远端的脊髓硬膜一般是完整的,而如果脊髓脊膜膨出位于脊髓末端或属于移行性病变,此时远端硬膜也将存在硬膜裂口。

继续切开硬膜直至椎管前半部分,此时即可分辨出大量增殖的背侧脂肪组织,并于背覆的中胚层组织上将其完整分离下来,这一过程中宜小心进行锐性分离操作。然而需要注意,过度切除这些脂肪组织经常导致圆锥功能受损,因此除非具有十足把握,允许少许脂肪组织残留以保证正常脊髓功能免受损害。术中电生理监护对于识别和保护脂肪组织中包埋的神经根大有神益,尤其是当脂肪瘤组织蔓生至椎间孔内而与神经根紧密粘连时,电生理监护的意义就更为重要了。

对背侧脂肪性脊髓脊膜膨出患者而言,增粗肥厚的终丝需切断以有效地解除对脊髓组织的栓系。对于伴末端空洞的患者,如脊髓囊状膨出症(myelocystocele)患者中,脊髓末端的空洞一般会在脂肪瘤组织切除后,获得充分有效的引流而自愈。脊髓脊膜膨出修复后遗留的硬膜缺损可使用多种自体或人工硬膜材料予以修补重建。

（3）脊髓栓系综合征的终池扩大成型术：本手术适用于典型脊髓栓系综合征患者，即表现有脊髓低位（脊髓圆锥位于 L_2 锥体下缘以下），终丝增粗、变短，马尾神经走行紊乱粘连者；合并椎管内占位性病变者；合并有脊柱裂，单纯表现为脊髓低位，脂性终丝者。既往行脊髓脊膜膨出修补术后发生再栓的患者。

手术具体步骤：通常采用后正中直切口或横切口，切口上下端应超过皮下的肿块，对局部皮肤有小凹，明显膨隆者行纵向梭形切口，切口从椎板缺损处上端延至骶椎中部，切除过多的皮下脂肪，沿正中剥开两侧椎旁肌，显露椎板和棘突缺损处，并暴露正常 1～2 节椎体。对于二次手术的患者尽量沿原切口入路扩大椎板切除至脊柱裂病变区上下各 1～2 个椎板，在手术显微镜下仔细分辨并彻底切除病变区的异常软骨、骨质、增生的纤维、韧带、瘢痕、脂肪等病理性组织。纵行切开硬脊膜，充分暴露蛛网膜下隙，见到正常脊髓。对脊膜膨出或脊髓脊膜膨出者应由浅入深游离膨出囊，直到基底部的囊颈。对单纯脊膜膨出者于囊颈处环形切除膨出囊；对脊髓脊膜膨出者应从膨出囊的顶部切开，于囊内探查膨出的脊髓及脊神经，显微镜下锐性分离粘连，并将游离出来的脊髓及脊神经还纳于硬膜囊内，如神经组织与囊壁融为一体，可连同少许囊壁一并纳入蛛网膜下隙，在切除膨出的囊腔时尽量靠外，以免伤及粘连的脊髓和脊神经。对位于硬脊膜内或脊髓内的肿瘤或囊肿，原则上应力争彻底切除，为减少手术对脊髓及神经根的牵拉，先行肿瘤囊内切除，最后游离包膜，显微镜下分离神经与肿瘤的粘连，对肿瘤及其包膜切除困难者，可将残余肿瘤和包膜回纳于椎管内；用显微剥离子探查硬膜囊两侧，钝性结合锐性游离硬膜囊两侧的粘连，包括脊髓下端的齿状韧带，手术显微镜下探查粘连带与脊髓及马尾神经的关系，尽量采用锐性分离，松解存在粘连的脊神经，以上操作可在借助神经电生理监测下进行，可对脊髓和脊神经起到有效的保护作用，如体感诱发电位和运动诱发电位，同时借助神经电生理监测分辨外终丝与脊神经，将牵系硬膜囊的外终丝切除，常规把增粗的终丝切断，如果与肿瘤或粘连无法分离，可在椎管内低位切断，并分离与周围的粘连，也可与脊髓一起上升，对于大多数病例此时即可见硬膜囊随脑脊液搏动良好，表明硬膜囊栓系已得到解除，彻底止血，反复冲洗。由于一部分与神经粘连的组织或肿瘤一起回纳于椎管内，局部膨大，如果原位缝合硬脊膜，会造成局部与硬脊膜紧密靠近，使脑脊液循环不畅，易造成术后的再次粘连栓系，因此主张用肌筋膜或生物硬膜扩大修补，终池成形，保证硬脊膜腔的密闭和内壁的光滑，同时由于扩大局部的空间，使脑脊液的循环通畅，防止术后组织粘连造成再栓系，应强调局部的脑脊液循环通畅，术中常规翻转椎旁肌筋膜加固缝合，以防术后再膨出。

终池扩大成型术用于无症状的脊髓栓系综合征患者可以明显改善其术后情况，手术效果确实，能有效改善患者各项指标，其对于神经功能轻度损伤的患者疗效较好，但对于神经功能重度损伤的患者治疗效果欠佳，这也反映了重度神经功能损伤的病理基础，神经功能已经发生了不可逆性的改变。

（4）胎儿神经管缺陷的手术治疗：胎内修补脊髓脊膜膨出被认为是改善神经功能的一种方法，有学者认为神经组织浸在羊水中会导致神经组织的损伤。因此早期在宫内修补脊髓脊膜膨出可以避免这种损害。此外,通过在宫内关闭神经基板以阻止脑脊液的渗漏,可能会纠正某些神经管缺陷的潜在后遗症,如脑积水和 Arnold-Chiari 畸形。但还需相关研究进一步证实。而 Tubbs 等认为宫内修补脊髓脊膜膨出并不能显著改善下肢的功能,而且还会有引起其他并发症的风险。因此,我们还不能将宫内修补术作为脊髓脊膜膨出治疗的常规方法。

(5) 脊柱截骨术:是治疗脊髓栓系综合征的一种新技术。复发性脊髓栓系综合征由于瘢痕的形成和蛛网膜的粘连,行再次手术松解的难度和风险均显著增大。有研究表明,通过脊椎截骨手术将 L_1 椎体截除后能够间接减轻神经组织的牵拉,较传统的再栓系手术治疗有更高的安全性。但此方法仅适用于成人或椎体已经骨化成熟的儿童。同时如果在单个节段过度压缩脊柱易导致脊髓的损伤,这就极大限制了此项技术的应用范围。

(6) 脊柱多节段截骨术:传统的终丝切断手术仅仅对圆锥局部的神经组织起到减压作用,但是栓系导致的神经损伤范围远大于减压的范围。故传统的终丝切断手术无法对神经组织进行充分的减压。我们认为终丝具有稳定马尾神经的作用,如果切断终丝将损害马尾神经的稳定性,这可能会引起术后患者症状加重。因此在充分研究脊髓栓系病理机制的基础上设计应用了脊柱多节段截骨术,结合多节段的椎间盘切除手术、多节段的Smith Petersen 截骨(SPO)等技术,使受到栓系的脊髓得到了均匀的轴性减压。同时避免了传统的终丝切断手术引起的患者术后症状加重的问题,亦避免了单段脊柱截骨术易引起脊髓损伤的潜在并发症,从而取得了满意的临床效果。该手术适应证广,其通过每个节段 4~5 mm 的短缩,以此相加达到对整段栓系脊髓、马尾等神经结构的均匀充分的轴性减压。而具体栓系的节段范围判定可以通过术前患者的 MRI 检查、下肢肌电图及患者的症状体征来确定。本手术较传统终丝切断手术的优势在于:① 其对多个节段受到栓系的脊髓进行均匀减压,使得减压的范围同脊髓损害的范围相统一;② 通过改变脊髓周围的结构,达到脊髓的直接轴性减压,降低了神经损伤、椎管内感染及再栓系的发生率。

手术的适应证:① 包绕脊髓、马尾的椎管内脂肪瘤;② 脊柱裂脂肪瘤型脊髓脊膜膨出;③ 传统终丝切断术术后粘连;④ 脊髓圆锥低位的患者成年后由于退变性椎管狭窄导致栓系症状出现或加重的情况。而由于肿瘤增大导致的脊髓栓系症状加重及先天性的神经结构缺损是本手术的相对禁忌证。

具体手术节段、截骨范围和减压程度需对每个患者进行个性化的手术设计。在手术设计时需要充分考虑患者的圆锥位置、脊柱的侧弯程度、椎间盘情况等。可灵活组合多种截骨和椎间融合手术技术,从而达到对每个手术节段上栓系的脊髓及马尾神经进行充分且均匀的轴向减压。在临床上采用多节段截骨手术治疗脊髓栓系综合征患者已经取得了满意的疗效,其可以作为治疗脊髓栓系综合征一种安全有效的手段。

(7) 脊柱均匀短缩脊髓轴性减压术(Capsule 手术):史建刚教授对脊髓栓系综合征的传统手术治疗方法进行了系统研究和思考,对于脊髓栓系综合征发病机制进行了再认识,针对前述这些临床上常用的治疗脊髓栓系综合征手术所存在的弊端,指出脊髓栓系终丝牵拉传统理论的局限性,并首次提出了脊柱和神经组织差异性发育所引起的低位脊髓轴性损害的脊髓栓系综合征发病机制新理论。此理论摒弃了终丝牵拉理论中终丝对圆锥的"点状"牵拉,而提出差异性发育造成的脊髓、神经根在较长范围内的整体轴性牵拉,进而革命性地提出"脊柱均匀短缩脊髓轴性减压术",因其手术操作原理类似胶囊压缩过程,故又称为 Capsule 手术。

Capsule 手术是一种直接轴性减压脊髓栓系综合征患者神经栓系的新型治疗方法,通过对腰椎椎间盘组织进行部分的切除,从而对脊髓栓系综合征患者脊柱长度进行均匀缩短,以达到对栓系的神经组织进行直接的减压,手术过程较传统治疗方法明显简化,操作流程类似于脊柱外科常规的腰椎间盘切除手术,对于手术医生来说容易上手,同时不需打开硬膜或截骨,有效规避了传统手术的缺点。经过史建刚教授研究团队大量的临床实践,这一创新性手术策略被认为是脊髓栓系综合征最安全有效的手术治疗方案,获得了临床上极大的成功和患者广泛的好评,同时也得到了业内同行专家的认可。

手术主要步骤如下(以 $L_2 \sim L_5$ 轴性短缩为例):

1)患者全身麻醉俯卧位,切开皮肤皮下组织,沿棘突两侧骨膜下剥离骶棘肌。透视定位无误后,于 $L_2 \sim L_5$ 双侧椎弓根各拧入一枚椎弓根螺钉,以 $L_2 \sim L_5$ 椎弓根间距离截取连接杆并预弯备用(图 5 - 14)。

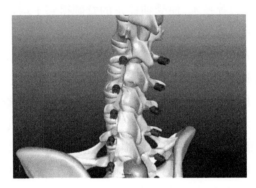

图 5 - 14　拧入椎弓根螺钉

2)咬骨钳咬除 $L_{2/3}$ 棘突间韧带及韧带在上下棘突止点的部分骨质,以利于短缩术后棘突相接触后发生骨性融合(图 5 - 15)。

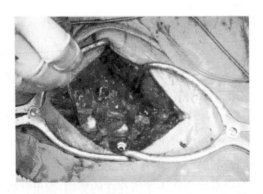

图 5 - 15　咬除棘突间韧带及韧带在上下棘突止点的部分骨质

3）骨刀凿除 L_2 下关节突及 L_3 上关节突大部分。

4）剥离并切除 $L_{2/3}$ 之间的黄韧带,对椎管进行充分减压,避免压缩后皱褶的黄韧带压迫神经组织(图 5 – 16)。

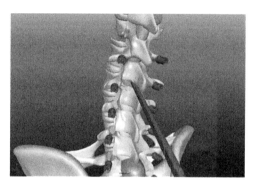

图 5 – 16　对椎管进行充分减压

5）于一侧安放连接杆,螺丝拧紧固定,防止下一步操作过程中损伤脊髓及神经根(图 5 – 17)。

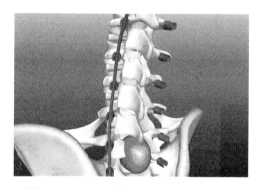

图 5 – 17　一侧安放连接杆,防止神经损伤

6）于另一侧显露 $L_{2/3}$ 椎间隙及横突,用弧形骨膜剥离子逐渐将椎间盘纤维环侧壁显露(图 5 – 18)。

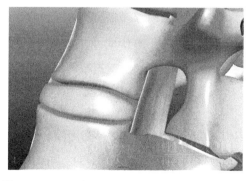

图 5 – 18　显露椎间隙、横突及椎间盘纤维环侧壁

7) 在神经根拉钩的保护下,切开椎间盘纤维环,分别用铰刀配合刮刀、髓核钳逐步清除椎间盘组织(图5-19)。

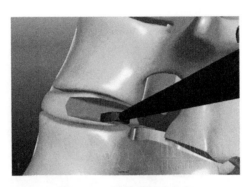

图5-19 清除椎间盘组织

8) 对侧做相同处理,用夯实器(脚踏)将后纵韧带及正后方纤维环压向椎间隙,并使用髓核钳将其取出。

9) 同法处理 $L_{3/4}$、$L_{4/5}$ 节段,在两侧均安装连接杆后,各节段间缓慢均匀加压。加压至后方 $L_2 \sim L_5$ 棘突相碰触(图5-20);或者神经电生理检测出现波幅下降时稍放松,待波幅正常后锁定螺丝。再次透视确定螺钉位置良好,各椎间隙高度有所下降。

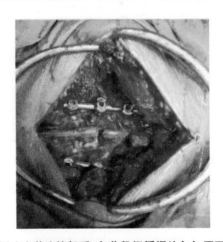

图5-20 在两侧均安装连接杆后,各节段间缓慢均匀加压至后方棘突相碰触

10) 监测诱发电位见波幅明显增大,潜伏期变化不明显。探查各节段侧隐窝及椎间孔通畅,检查并处理活动性出血,大量生理盐水冲洗切口(图5-21)。

11) 将自体骨咬碎后植入 $L_{2/3}$、$L_{3/4}$、$L_{4/5}$ 椎板间,切口两旁另切一小口引入负压引流管各一枚,逐层缝合。

Capsule手术不打开硬膜囊,只是通过改变脊髓周围的结构,达到脊髓的直接轴性减压,降低了神经损伤、椎管内感染等并发症的,同时再栓系的可能性也大大降低,其主要适应证包括以下原因导致的脊髓栓系:① 包绕脊髓、马尾的椎管内脂肪瘤;② 脊柱裂脂肪

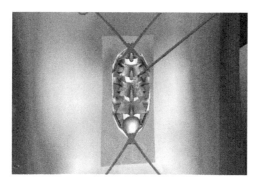

图 5-21　切口关闭前用生理盐水冲洗切口

瘤型脊髓脊膜膨出;③ 传统手术术后粘连;④ 圆锥低位的患者成年后由于退变性椎管狭窄导致栓系症状出现或加重的情况;⑤ 其他难以直接对栓系神经组织进行直接减压的情况。

　　由于 Capsule 手术不对导致脊髓栓系综合征的致病因素进行处理,所有由于肿瘤增大导致的脊髓栓系症状加重及先天性神经结构缺损是 Capsule 手术的相对禁忌证。对于此类患者,应该针对致病因素,制订其他手术方案,进行脊髓的减压操作。

　　Capsule 手术注意事项:① Capsule 手术通过每个节段 4~5 mm 的短缩,以此相加达到对整段栓系的脊髓、马尾等神经结构进行均匀充分的轴性减压。不能寄希望于单一节段的大幅度短缩来达到减压目的,否则容易出现局部神经皱褶或者神经根受压,导致神经症状加重或者患者出现新的不适表现。② 在手术设计时需要充分考虑患者的圆锥位置、脊柱侧弯程度、椎间盘情况等。可通过 MRI 弥散张量成像、症状和临床检查判断脊髓和马尾神经受累的范围。③ 需将多种截骨和椎间盘处理的手术技术进行有机的结合,从而达到对每个手术节段上栓系的脊髓及马尾神经进行充分且均匀的轴向减压。④ 具体手术节段、截骨范围和减压程度需要对每个患者进行个性化的手术设计。切忌所有脊髓栓系的患者采用统一的手术范围(图 5-22)。

5.5.2　预后

　　手术治疗后,在栓系患者所有症状中,疼痛的缓解效果最明显。一些报道儿童的疼痛症状可完全缓解。疼痛是成人栓系的主要症状,亦可缓解达 75%。栓系手术后神经功能可维持稳定,80%~90% 的患者神经症状稳定或得到改善。其中,大样本队列研究发现术后运动功能改善明显(25%~80%)。如能得到早期手术,一些患者神经症状可得到完全康复。术后大小便功能改善率为 16%~67%。由于目前大小便功能评估手段和标准尚未统一,因此各研究报道结果不一。有学者报道,62% 隐性脊柱裂患者术后膀胱功能得到恢复,而仅有 30% 脊髓脊膜膨出和脂肪脊髓脊膜膨出患者得到改善。43%~63% 患者术后侧凸或后凸畸形得到稳定或改善,但是如果患者侧凸大于 40°或者存在胸椎脊髓脊膜膨

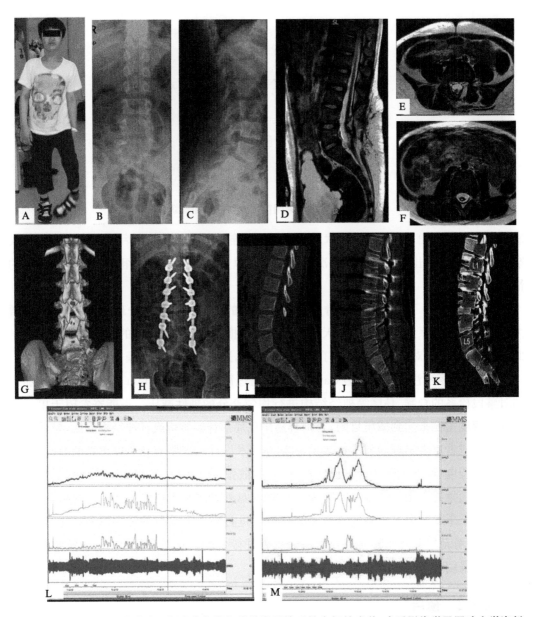

图 5-22 Capsule 手术治疗一例青少年期复发的脊髓栓系综合征的术前、术后影像学及尿动力学资料

A. 10 岁栓系男孩,双下肢疼痛两个月,左侧足下垂,出生后大小便失禁;B、C、G、I. 术前 X 线和 CT 三维重建提示脊柱裂;D、E、F. MRI 提示圆锥位置底下,栓系表现,行 $T_{12} \sim S_1$ 轴性缩短减压融合内固定术(Capsule 手术);H. 术后 X 线示内固定位置良好;J. CT 重建示脊柱缩短 2~3 cm;K. 术前、术后 CT 矢状面对比;L、M. 患者术前尿流动力学示膀胱逼尿肌顺应性低而括约肌顺应性高,术后三个月复查尿流动力学示患者尿流动力学基本正常,并且下肢疼痛和足下垂缓解

出,多数会持续进展,从而需要融合手术治疗。再栓系是栓系松解术的一个常见重要并发症。再栓系的发生率为 5%~50%,仅仅行终丝切断术者术后再栓系发生率较低。

对于无症状的栓系患者是否行手术治疗尚存在争议。无症状脂肪瘤患者,随着年龄增长,脊柱椎体延长,脂肪瘤体积增大,很可能会导致压迫产生栓系症状。回顾性研究提示,早期预防性手术可以取得良好的临床效果,然而尚缺少更高级别的临床证据。对于无症状的患者,是否做预防性手术更加存在争议,一些学者倾向预防性手术,基于如下原因:① 部分患者肯定会出现临床症状;② 一旦出现症状,术后很难完全缓解;③ 终丝切断并发症较低。然而,许多学者对此持怀疑态度,仍需要前瞻性研究来证实预防性手术的效果。

隐匿型脊髓栓系综合征患者是最近发现的一类特殊患者,隐匿型脊髓栓系综合征于1990 年由 Khoury 教授提出,患者无神经症状并且圆锥位置正常。该类患者常合并其他临床表现(如隐形脊柱裂)、皮肤特殊改变、椎体发育异常、终丝粗大等。Selcuki 等报道了一些尿道括约肌反应亢进、尿失禁的患者,脊柱影像学检查正常,行终丝切断手术后,约有半数患者症状得到缓解。Nazar 报道了 32 例排尿功能障碍、圆锥位置和终丝直径正常的患者,行终丝切断后,约有半数患者症状得到改善。Wehby 也报道了 60 例儿童患者,经保守治疗无效的进展性膀胱功能障碍,伴有隐性脊柱裂,但无终丝肥厚,经终丝切断后,超过 80% 的患者尿潴留和尿失禁得到完全康复。然而,这些都是小样本回顾性研究,缺少临床对照和长期随访,对临床指导意义有限,但不能忽视该类患者的手术效果。

5.6　并发症预防与处理

5.6.1　脑脊液漏

儿童栓系手术容易并发脑脊液漏,一方面是畸形导致硬膜解剖异常;另一方面是由手术所致。严密细致地缝合硬脊膜可以预防其发生,硬脊膜替代产品和密封材料可以酌情使用。包括波士顿儿童医院在内的多家医院,推荐在术后让患者俯卧 3～5 天,随后慢慢垫高头部。如果发现有脑脊液漏,经保守治疗无效,应当手术探查修补甚至需要整形外科皮瓣移植治疗。

5.6.2　再栓系

再栓系是常见并发症,特别是粘连组织难以完全切除的患者,如深部脂肪瘤。波士顿儿童医院推荐患者术后立即维持俯卧体位,减少硬膜缝合区域粘连,同时避免大小便感染伤口。一项脂肪脊髓脊膜膨出术后随访 58 个月的研究发现,20.2% 的患者出现再栓系症状。GoreTex、心外膜移植物、Silastic、异体硬脊膜等,没有一种硬膜替代物能够避免再栓系。再栓系的诊断是基于病史和临床查体表现。患者新发的或逐渐加重的骨骼、括约肌和神经症状都提示发生再栓系。上海长征医院史建刚教授指出,基于脊柱和神经组织差异性发育假说,开创的 Capsule 手术可以在理论上避免再栓系,并且是再栓系患者有效的手术治疗策略。经 Capsule 手术治疗,患者手术节段脊柱发育得到限制,椎间高度基本维持稳定,然而脊髓和神经根发育不受影响,因此,通过均匀轴性缩短可以解除脊柱和脊髓之间发育不平衡所导致的神经组织轴性牵拉,使患者在发育成长过程中维持神经组织"减压"的状态,也就避免了患者再栓系的可能。目前,该技术的临床效果尚需要进一步远期随访。

参 考 文 献

鲍南、杨波、陈盛,等. 腰骶部脂肪瘤型脊髓栓系的手术治疗. 中华神经外科杂志,2011,27 (8): 817-820.

陈明伟,刘福云,夏冰,等. 小儿脊髓栓系综合征手术并发症的分析及处理. 实用儿科临床杂志,2009,24 (11): 839-841.

崔志强,修波,萧凯,等. 脊髓栓系综合征 1 224 例临床诊疗分析. 中国医刊,2010,45 (11): 31-33.

齐林,文建国,王伟庆. 应用游离骶囊术治疗小儿脊髓栓系综合征疗效分析. 中国矫形外科杂志,2006,14 (11): 812.

王恒冰,郭宗远,吴荣德,等. 脂肪瘤型脊髓栓系综合征的手术改进及疗效评价. 中华小儿外科杂志, 2004,25(5): 404-407.

Bademci G, Saygun M, Batay F, et al. Prevalence of primary tethered cord syndrome associated with occult spinal dysraphism in primary school children in Turkey. Pediatr Neurosurg, 2006,42: 4-13.

Bannister C M. Suggested goals for intrauterine surgery for the repair of myelomeningceles. Eur J Pediatr Surg, 2000,10(suppl 1): 42.

Cartwright C. Primary tethered cord syndrome: diagnosis and treatment of an insidious defect. J Neurosci Nurs, 2000,32: 210-215.

Erkan K, Unal F, Kiris T. Terminal syringomyelia in association with the tethered cord syndrome. Neurosurgery, 1999,45: 1351-1359.

Garceau G J. The filum terminale syndrome (the cord-traction syndrome). J Bone Joint Surg Am, 1953, 35: 711-716.

Gupta S K, Khosla V K, Sharma B S, et al. Tethered cord syndrome in adults. Surg Neurol, 1999,52: 362-369.

Guyotat J, Bret P, Jouanneau E, et al. Tethered cord syndrome in adults. Neurochirurgie, 1998,44: 75-82.

Hsieh P C, Stapleton C J, Moldavskiy P, et al. Posterior vertebral column subtraction osteotomy for the treatment of tethered cord syndrome: review of the literature and clinical outcomes of all cases reported to date. Neurosurg Focus, 2010,29(1): E6.

Johnson A. Fatty tumor from the sacrum of a child connected with spinal membranes. Trans Pathol Soc Lond, 1857,8: 16-18.

Kaplan J O, Quencer R M. The occult tethered conus syndrome in the adult. Radiology, 1980,137: 387-391.

Khoury A E, Hendrick E B, McLorie G A, et al. Occult spinal dysraphism: clinical and urodynamic outcome after division of the filum terminale. J Urol, 1990,144: 426 - 428.

McLendon R E, Oakes W J, Heinz E R, et al. Adipose tissue in the filum terminale: a computed tomographic finding that may indicate tethering of the spinal cord. Neurosurgery, 1988, 22: 873 - 876.

Michelson D J, Ashwal S. Tethered cord syndrome in childhood: diagnostic features and relationship to congenital anomalies. Neurol Res, 2004,26: 745 - 753.

Miyakoshi N, Abe E, Suzuki T, et al. Spine-Shortening vertebral osteotomy for tethered cord syndrome (Report of three cases). Spine, 2009,34(22): 823 - 825.

Raghavendra B N, Epstein F J, Pinto R S, et al. The tethered spinal cord: diagnosis by high-resolution realtime ultrasound. Radiology, 1983,149: 123 - 128.

Reigel D H, McLone D G. Tethered spinal cord. In: Cheek WR (ed) Pediatric Neurosurgery: Surgery of the Developing Nervous System. Saunders, 1994,77 - 95.

Rosahl S K, Kassem O, Piepgras U, et al. High-resolution constructive interference in steady-state imaging in tethered cord syndrome: technical note. Surg Neurol, 2005,63: 372 - 374.

Rotenstein D, Reigel D H, Lucke J. Growth of growth hormone-treated and nontreated children before and after tethered spinal cord release. Pediatr Neurosurg, 1996,24: 237 - 241.

Solmaz I, Izci Y, Albayrak B I, et al. Tethered Cord Syndrome in Childhood: Special Emphasis on the Surgical Technique and Review of the Literature with Our Experience. Turk Neurosurg,2011,21(4): 516 - 521.

Tubbs R S, Chambers M R, Smyth M D, et al. ate gestational intrauterine myelomeningocele repair does not improve lower extremity function. Pediatr Neurosurg, 2003,38: 128.

Tubbs R S, Wellons J C Ⅲ, Bartolucci A A, et al. Horizontal sacrum as an indicator of a tethered spinal cord. Pediatr Neurosurg, 2002,36: 209 - 213.

Virchow R. Ein Fall von Hypertrichosis circumscripta mediana, kombniert mit Spina bifida. Ethnologie, 1875,7: 279.

Yamada S, Siddiqi J, Won D J, et al. Symptomatic protocols for adult tethered cord syndrome. Neurol Res, 2004,26: 741 - 744.

Yamada S, Zinke D E, Sanders D. Pathophysiology of tethered cord syndrome. J Neurosurg, 1981,54: 494 - 503.

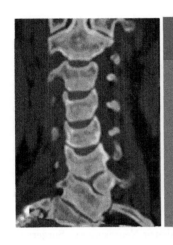

第6章
脊柱半椎体畸形

先天性脊柱畸形是由于椎体畸形引起的脊柱纵向生长不平衡而产生的脊柱侧向弯曲,通常为僵硬性侧弯,难以矫正。脊柱半椎体畸形是造成先天性脊柱畸形的重要原因之一,约占先天性脊柱侧凸的46%,它所导致的脊柱侧凸会随着患者的生长发育而进行性加重。许多患者3岁以前侧凸即超过50°,平均随访14年后,侧凸可达140°~180°;其中,胸腰段半椎体畸形预后较差,青春期以前平均每年进展约7°,青春期平均每年进展14°。因此,早期治疗脊柱半椎体畸形,对于矫正先天性脊柱畸形至关重要。

6.1 病 因 及 分 型

椎体畸形发生率为(0.5~1)/‰,其中,脊柱半椎体畸形发生率最高(约占44%)。椎体在胚胎期发育过程中分节不全或形成不全,可引起先天性椎体畸形,其中脊柱半椎体畸形是较为常见的一种,属于椎体形成不全。椎体的发生始于胚胎第4周,每个体节均包含一对生骨节,左、右生骨节在中线部分融合后开启软骨化进程,继而形成椎体及两侧椎弓共三个骨化中心。若此过程中任何一个阶段受到干扰,即可导致椎体和(或)椎弓发育不良而形成半椎体。生后即出现有畸形现象,但由于诊断常识和诊断手段缺乏等原因,病变常为家长和医师忽视,直至畸形发展明显后,才被发现。脊柱半椎体患者常伴其他系统畸形,Shen等通过分析226例脊柱半椎体畸形患者发现,43%患者存在椎管内畸形,以脊柱纵裂最多见;40%患者存在椎管外形,其中先天性心脏发病率为18%,其次为泌尿系统异常(12%)、消化系统异常(5%)。

脊柱半椎体畸形是造成先天性脊柱畸形的重要原因之一,约占46%,根据半椎体是否与上下邻近椎体融合,Putti等把半椎体分为三种类型(图6-1):① 完全分节型半椎体,半椎体同时有上下两个椎间盘;② 半分节型半椎体,半椎体上下只有一个椎间盘,另外一侧与相邻椎体融合;③ 未分节型半椎体,半椎体上下端全部与相邻的椎体融合。其中,完全分节型半椎体具有完整的上下终板和较大的生长潜能,在青春期易引起畸形的快速进展。

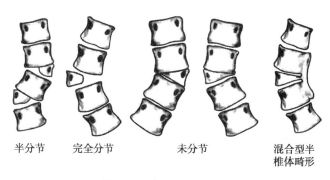

半分节　　　完全分节　　　　未分节　　　混合型半
　　　　　　　　　　　　　　　　　　　　　椎体畸形

图 6-1　半椎体临床分型

Nasca 等则把半椎体分为六型:① A:单纯多余半椎体,X 线上常常表现为圆形或卵圆形的位于两个椎体之间的骨块,可与相邻一个或两个椎体融合,发生在胸椎时可有一根对应的肋骨及一侧的椎弓根。② B:单纯楔形半椎体,X 线上表现为类似三角形的骨块,有两种亚型。B_1:一侧椎体完全缺失;B_2:一侧椎体部分缺失。其发生在胸椎时没有对应的肋骨与之相连,成为脊柱整体的一部分,而非特殊独立的节段,仿佛是额外增加的一个半椎体。③ C:单纯多发半椎体,可以是圆形、类圆形、楔形等。④ D:多个半椎体伴骨桥,其中骨桥可发生在单侧椎体、后方附件或者两者同时发生,经常还能见到合并有肋骨的畸形。⑤ E:多发平衡半椎体,两侧均有数量相等的半椎体,一般不引起脊柱侧弯。⑥ F:后侧半椎体,主要是导致后凸畸形,可能由于椎体前方形成障碍或整个椎体的缺失。上述除多发平衡半椎体外,均有畸形进展趋势。特别是半椎体合并对侧不分节骨桥,不分节的骨桥可存在椎体、后方附件、两边肋骨甚至多个部位受累,这种类型进展最快。

脊柱半椎体畸形可导致后凸畸形,但发生率显著低于脊柱侧凸。在美国,后凸畸形是脊柱半椎体畸形中导致偏瘫的最重要原因。先天性后凸畸形可以分为三型:① 1 型为椎体形成障碍,如不接受治疗,可导致严重后凸成角畸形,压迫脊髓。后外侧半椎体所致后凸畸形,患者 5 岁以前平均每年进展 2.5°,10 岁后每年进展 5°。② 2 型为椎体分节障碍或存在前外侧骨桥,该类型后凸较为平滑,累及多个节段。10 岁前患者平均每年进展 1% 左右。③ 3 型为混合型,伴有后外侧半椎体,患者 10 岁前平均每年进展 5°,10 岁后每年进展 10°。

半椎体在出生时即存在,但脊柱半椎体畸形可能在生长发育过程中逐渐出现,其导致脊柱半椎体畸形的严重程度及进展速度临床难以预测,与半椎体的类型、发生部位及患者治疗时间有关。除了未分节型半椎体和多发平衡半椎体预后相对良好外,若脊柱一侧为完全分节半椎体伴对侧骨桥,畸形往往较严重且进展迅速,每年进展约9°。脊柱半椎体畸形尤其是完全分节半椎体导致的脊柱侧凸保守治疗效果较差,早期诊断和手术治疗可避免严重的继发畸形,减少融合固定节段,保留更多的脊柱活动度,提高患者生活质量。

6.2　影像学检查

　　X线检查是诊断和评价脊柱半椎体畸形最基本的手段,全脊柱正侧位X线检查可明确半椎体的数目、位置、与邻近椎体的关系(图6-2),通过对全脊柱正侧位X线平片上半椎体节段及代偿弯Cobb角的测量评估侧弯严重程度,左右Bending像评估侧弯代偿能力,以便初步估计术中需矫正的角度。虽然有学者因射线辐射对儿童可能造成的损害而不提倡CT平扫及三维重建(图6-3),但编者认为,术前应尽可能采用CT平扫及三维重建,以此更直观地观察半椎体病变,测量手术节段椎弓根的直径及长度,根据测量结果选用合适直径的螺钉,确保置钉准确。

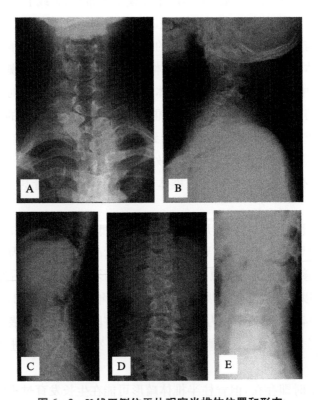

图6-2　X线正侧位平片观察半椎体位置和形态

A. C_7半椎体畸形;B. C_3半椎体后凸畸形;C、D. 提示L_{1~5}多节段半椎体畸形;E. L_1半椎体后凸畸形

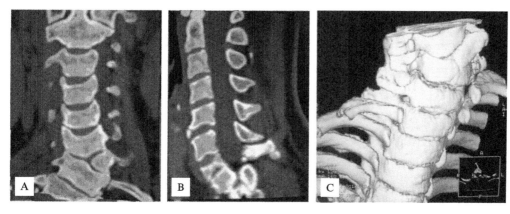

图 6-3　CT 平扫及三维重建可以直观显示半椎体形态
A/B. 提示 C_7 楔形半椎体畸形；C. 提示 C_6 楔形半椎体畸形

脊柱半椎体畸形多合并有泌尿系统、心血管系统及脊髓神经系统异常。因此脊柱半椎体畸形患者应常规检查泌尿系超声、心脏超声、全脊髓 MRI 等排除其他畸形。有神经症状者必须行脊髓造影，以便发现脊髓纵裂、脊柱裂或脊髓栓系综合征等。

目前三维超声检查在胎儿期即可观察到脊柱半椎体畸形的形态改变，提高了脊柱半椎体畸形的早期检出率，对胎儿半椎体及合并其他畸形的早期诊断和整体评估具有重要的临床意义，对选择终止妊娠或产后早期治疗尤为重要。

6.3　临床表现与诊断

早期患者脊柱侧弯、后凸表现不明显，可因胸腹部其他疾病检查时偶然发现，或因脊柱畸形表现明显而被发现。脊柱半椎体畸形可导致躯干平衡失调，如头部倾斜、肩胛高低、躯干形态失代偿和骨盆倾斜等，脊髓或神经损伤在畸形早期很少见。结合临床表现和 X 线、CT 及 MRI 等影像学检查，脊柱半椎体畸形的诊断并不困难。体检时应详细记录患者的身高（包括站高、坐高）、胸背旋转及侧弯程度、双下肢神经检查结果、是否伴发其他畸形（先天性心脏病、Sprengel 畸形、腭裂等）。

6.4　治 疗 与 预 后

脊柱半椎体畸形引起的脊柱畸形有多种治疗方案。对于侧弯角度较小且畸形进展缓慢者可采用非手术治疗；而对于严重的脊柱半椎体畸形，尽早手术治疗是唯一选择，手术治疗的目的是阻止畸形进展和矫正现有畸形。临床上采用的手术方式包括预防性手术，如脊柱原位融合术、凸侧半骨骺固定术;矫正性手术,如半椎体切除术和内固定术、非融合性器械矫形等。术式选择须根据脊柱半椎体畸形的类型和严重程度、脊柱侧弯进展速度、畸形部位及患者的年龄来决定。

对于脊柱半椎体畸形生长缓慢、脊柱生长平衡的患者可以动态观察,每半年复查全脊柱正侧位 X 线。虽然脊柱半椎体畸形,特别是完全分节半椎体对支具治疗效果差,但对于无法耐受手术者可先采取可调节支具或石膏治疗以延缓侧弯进展,为后期治疗提供基础。患者应每天佩戴支具 20~22 h,每 3~6 个月随访 1 次,每年更换支具。其中,对于存在多节段脊柱半椎体畸形联合多系统畸形的胎儿,可以建议家长终止妊娠。

对于脊柱半椎体畸形,早期手术治疗方式主要有:原位融合、后路融合＋器械矫形、前后路联合融合(图 6 - 4)、凸侧骨骺阻滞术、凸侧骨骺阻滞＋凹侧撑开等,但以上术式仅可阻止或减慢畸形的进展,其矫形能力有限,且远期效果难以预测,因此近年来在临床实践中已很少应用。半椎体切除可直接去除致畸因素,可获得良好的矫形效果,是目前治疗脊柱半椎体畸形引起脊柱畸形的主要手术方式(图 6 - 5,图 6 - 6)。半椎体切除术由 Royle 于 1928 年率先开展,然而直到 1979 年 Leatherman 等推广该术式才逐渐成为先天性脊柱半椎体侧后凸畸形矫正的重要选择。目前半椎体切除的术式主要有两种:前后联合入路半椎体切除术和单纯后路半椎体切除术,可根据患者情况决定是否使用内固定器械。

关于手术时机的选择,多数学者主张对半椎体导致的畸形应尽早手术治疗,但对于患者接受手术治疗的年龄尚有争议。目前,国内外多数学者推荐 4~5 岁进行矫形手术,且手术时机越早矫形效果越好(图 6 - 7)。4~5 岁时,儿童椎弓根已发育完全,能够承受椎弓根螺钉固定,维持矫形效果。此时患者柔韧性好,融合节段短,对脊柱生长发育和活动度影响小,手术可获得良好的临床预后。矫形手术应当在结构性代偿弯形成前进行,特别是对预期畸形将会加重的患者,手术越早越好,患者畸形越轻,代偿弯越小且柔韧性越好,选择短节段融合后代偿弯多可自发矫正;治疗不及时可导致局部畸形加重和代偿弯结构性改变,并可能导致脊髓神经压迫,尤其是对进展较快的畸形,最终可能需要融合包括结构性代偿弯在内的较长的节段,手术创伤及风险增加,且手术效果及脊柱活动度均降低。Chang 等比较研究发现,与 6 岁以上的相比,手术治疗 6 岁以下的脊柱半椎体畸形患者具有更好的纠正效果,更有利于椎体与脊髓的后期生长发育。Guo 等对 39 例平均 3.4 岁的脊柱半椎体畸形患者行一期后路半椎体切除,最小年龄为 18 个月,其中 22 例选择短节段融合,经过至少 5.4 年随访,节段性侧凸矫形率为 83.6%,节段性后凸矫形率为 81.9%,无神经、血管等并发症,显示此手术方法对小龄患者效果显著。他们认为,年龄≥2 岁即可行此方法治疗半椎体畸形,术后均需佩戴支具 3 个月以上,以维持脊柱稳定性。

前后联合入路手术方式为前路切除半椎体及上下生长板,后路切除椎板、关节突、横突和其他的残留的椎弓根(图 6 - 8)。Bollini 等报道了 16 例腰骶部半椎体患者经前后联合入路行半椎体切除,平均随访 7.6 年,平均侧弯矫形率达 61.1%。Lazar 和 Hall 应用一期前后路半椎体切除术治疗 11 例平均年龄 18 个月的先天性脊柱半椎体畸形患者,侧凸由术前平均 47°矫正至 14°,矫形率为 70.2%。Garrido 等报道了 31 例先天性脊柱侧凸患者行前后路半椎体切除术,侧凸由术前平均 39°矫正至 15°,矫形率 62%。Callahan 等报道 9 例半椎体患者行一期前后路半椎体切除术的术后矫形率为 67%,并指出如果患者年龄小于 4 岁,其结果会更好。前后联合入路半椎体切除为半椎体切除术早期常采用的术式,该术式视野良好,对半椎体切除彻底,矫形效果好,疗效满意,但也存在手术创伤大、操作繁琐及神经、血管、胸腹部器官容易损伤等手术风险。

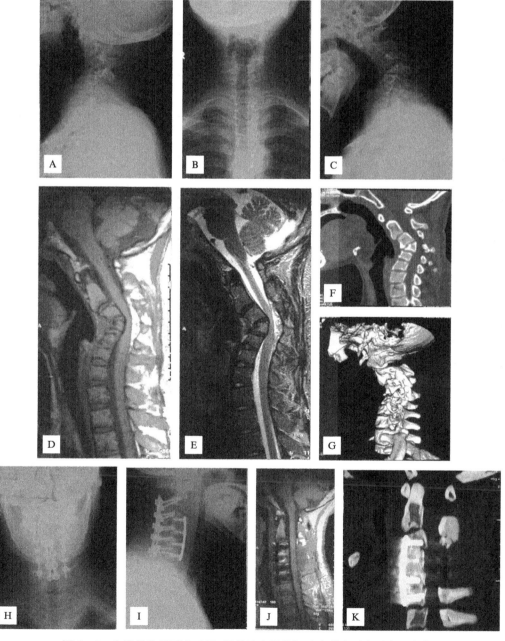

图 6-4　C_4 半椎体伴后凸畸形,行前路半椎体切除术联合后方融合固定术

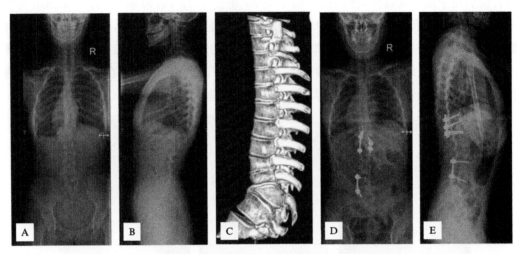

图6-5 19岁女性患者，T₁₁和L₄半椎体伴脊柱侧凸32°，行半椎体切除术后，侧凸恢复为2°

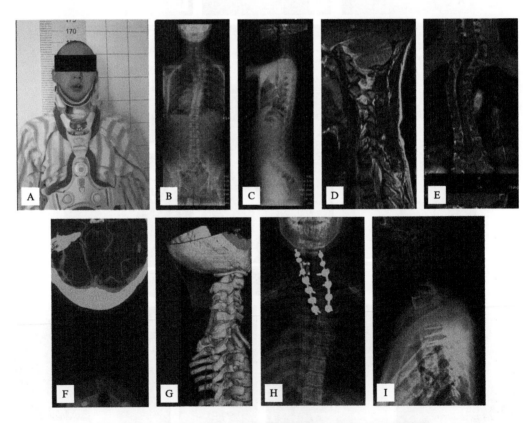

图6-6 15岁男性患者，C₇半椎体伴颈椎侧凸畸形，行前路半椎体
切除椎间植骨融合后路复位内固定术，术后侧凸恢复

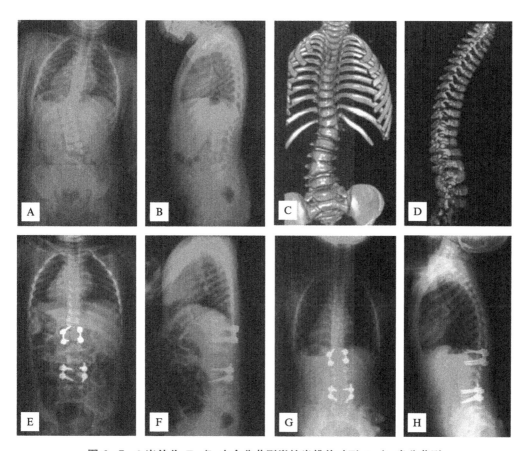

图 6-7　2 岁幼儿,T₁₂/L₁ 完全分节型脊柱半椎体畸形,L₄/L₅ 半分节型
脊柱半椎体畸形,行后路半椎体切除＋植骨融合内固定术

A～D. 术前全脊柱正侧位片及 CT 三维重建,示脊柱侧凸 40°、32°,脊柱后凸 32°;E～F. 术后全脊柱
正侧位片示侧凸 5°、2°,后凸 11°;G～H. 术后 4 年随访,脊柱稳定,侧凸 9°、2°,后凸 11°(引自 Guo J,
Zhang J 等,2016)

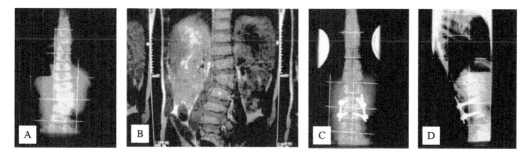

图 6-8　5 岁患者,L₃ 半分节型半椎体畸形,行一期前后联合入路半椎体切除术
(引自 Mladenov K,Kunkel P 等,2012)

A～B. 术前脊柱影像学显示,侧凸 34°,头、尾侧代偿弯分别为 14°、23°;C～D. 术后 2 年随访,侧凸及代偿弯矫形良好

　　与前后联合入路半椎体切除相比,单纯后路半椎体切除不受胸廓和髂骨的限制,无内脏器官和前方血管损伤的风险,操作简单,适用范围更广,是一种安全有效的手术方式,已经成为治疗半椎体导致的先天性脊柱侧凸的主要方法(图 6-9,图 6-10)。其方法为经后路完整切除半椎体及上下生长软骨板,并根据病情行椎弓根螺钉内固定植骨融合术,通过内固定闭合半椎体切除后的空隙,达到矫形效果。Ruf 和 Harms 首先报道了经后路半椎体切除治疗脊柱半椎体畸形的疗效。2003 年,他们又报道了 28 例 6 岁以下患者行一期后路半椎体切除术的治疗效果,其中 25 例选择短节段融合,节段性侧凸矫形率为 71.1%,节段性后凸矫形率为 63.0%,头侧及尾侧代偿弯的自发矫正率分别为 78.0%和 65.0%,报道强调该术式冠状面和矢状面矫形能力良好、融合节段短、稳定性好、发生神经损害的危险性小,因此适合于年龄小的患者。Aydoga 等通过对 19 例脊柱半椎体畸形采用一期经后路半椎体切除植骨融合内固定术,通过长达 4.6 年的随访,患者矫正效果好,没有矫正丢失、假关节形成、钛网塌陷及内置物失败等。Zhang 等对 56 例脊柱半椎体畸形患者行后路半椎体切除治疗,平均随访 32.9 个月,其中 11 例选择短节段,节段性侧凸矫形率为 72.9%,节段性后凸矫形率为 70.0%。Wang 等报道 36 例平均 4 岁 11 个月的患者接受后路半椎体切除短节段融合的手术效果,节段性侧凸和节段性后凸的矫形率分别为 86.1%和 72.6%。Crostelli 等报道 15 例年龄在 10 岁以下的腰段或胸腰段脊柱半椎体畸形,使用后路入路半椎体切除及椎弓根螺钉内固定,平均手术年龄为 5.5 岁,最小患者为 18 个月,平均随访 40 个月,术后侧弯 Cobb 角从 44°降至 11°。Chang 等报道 18 例先天性脊柱半椎体畸形单一后路切除＋双侧短节段钉棒内固定,术后平均随访 11.4 年,平均侧弯矫正率达 62.5%,随访时无椎管狭窄、神经血管损伤、曲轴现象等并发症。Zhuang 等对 14 例腰骶部脊柱半椎体畸形导致的脊柱侧凸患者行一期单纯后路半椎体切除＋短节段整合及椎弓根螺钉内固定,获得满意疗效,此术式的优点为直接去除了致畸因素,使用内固定可获得良好的即刻矫形效果,且其为单一手术入路,创伤较小,避免了前路手术可能产生的并发症,尤其适合小龄患者的手术治疗。Mladenov 等研究发现,与前后联合入路相比,单一后路半椎体切除术在手术时间、出血量、手术并发症及术后恢复方面要优于前者,且两组侧弯矫形率无显著性差异。我国四川大学华西医院宋跃明教授通过对比前后路联合半椎体切除和单纯后路半椎体切除,纳入 60 例患者(平均年龄 12.9 岁),随访 38.5 个月,发现两组患者侧凸和后凸矫形率分别约为 66%和 56%,无统计学差异。

　　先天性脊柱侧弯半椎体切除术后联合使用内固定器械的治疗效果明确。Olgun 等对 15 例 5 岁以前行椎弓根螺钉植入的患者随访 24 个月发现,椎弓根螺钉对椎管的发育无明显影响。对于合并脊髓畸形,需要早期手术的婴幼儿来讲,因骨质条件差无法承受椎弓根螺钉的压缩应力,椎弓根螺钉可增加椎弓根骨折及神经损伤的风险,且增加患者经济负担,所以在治疗脊髓畸形的同时行半椎体切除,术后严格佩戴支具,可避免多次手术治疗,降低手术风险,减少创伤,是获得早期治疗的一种有效方法。刘福云等对后路半椎体切除

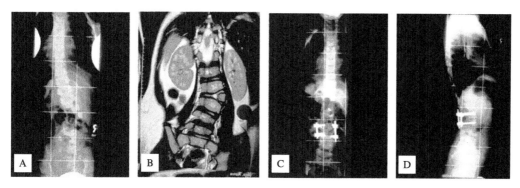

图 6 - 9　4 岁患者,L₃ 完全分节型脊柱半椎体畸形,行一期后路半椎体切除术
(引自 Mladenov K,Kunkel P 等,2012)

A~B. 术前脊柱影像学显示,侧凸 31°,头、尾侧代偿弯分别为 21°、19°;C~D. 术后 4.5 年随访,侧凸及代偿弯矫形良好

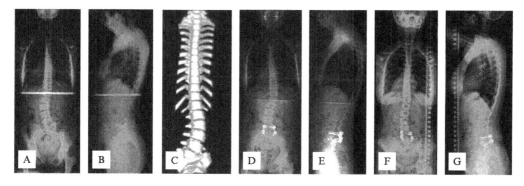

图 6 - 10　11 岁女孩,L₅ ～S₁ 脊柱半椎体畸形,一期经后路半椎体切除植骨
融合内固定术(引自 Zhuang Q,Zhang J 等,2016)

A~B. 术前全脊柱正侧位;C. 术前全脊柱三维重建;D~E. 术后全脊柱正侧位;F~G. 术后三年全脊柱正侧位

无内固定组和内固定组比较,平均手术时间和平均出血量无内固定组明显少于内固定组,而侧弯矫正率分别为 59.4% 和 67.72%,差异无统计学意义。Bollini 等报道的 16 例腰骶部半椎体患者中 10 例行内固定器械植入,6 例无内固定,内固定组和无内固定组矫形率差异无统计学意义。Farley 等在对先天性脊柱侧弯术中使用和不使用内固定的治疗效果进行对比后发现,两组仅在术后短期矫形率上有差别,长期随访两组在功能、疼痛、自我感觉、心理健康及满意度方面差异无统计学意义。

半椎体所致先天性后凸畸形一般需要积极治疗,关键在于早期发现和早期干预。由于后方半椎体和 3 型后凸畸形可以导致成角畸形,压迫脊髓,因此推荐预防性手术治疗。Winter 推荐行后路原位融合阻止畸形加重。如患者超过 5 岁,且畸形大于 55°,需要行前后联合入路融合手术。然而,该手术效果取决于前柱生长潜能,且术后假关节发生率较高,因此,目前临床应用较少。随着儿童内固定器械的研发与应用,目前常采用半椎体切除矫形内固定手术。一般推荐早期手术,避免后凸僵硬、畸形加重。如患者后凸小于 40°,可以行半椎体切除短节段固定。后路手术在侧凸矫形中有较多优势,对冠状面和矢状面

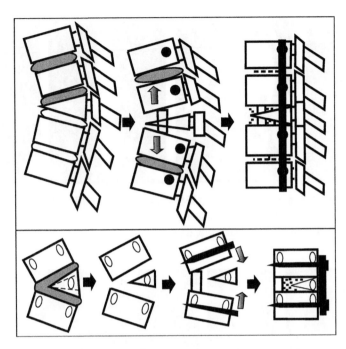

图 6 - 11　前路半椎体部分保留后凸矫形融合内固定术示意图
(Noordeen MH, Garrido E, Tucker SK 等,2009)

畸形均可显著改善。但是术后内固定相关并发症较高。Noordeen 等针对 3 岁以下后凸患者,推荐前路融合手术。暴露半椎体后,于凸侧切除上下椎间盘组织,保留部分后方半椎体和后纵韧带。在半椎体上下两个节段各植入四枚椎体螺钉固定,方向与终板平行。在前方凹侧植入自体骨撑开,促进融合。对 15 例患者术后随访 7 年,平均手术年龄为 22 个月,其中 13 例为侧后方半椎体,2 例为正后方半椎体,13 例胸腰段半椎体,2 例胸段半椎体。术前侧凸畸形平均为 34°,术后恢复至 18°,矫正率接近 50%;术前后凸畸形为 39°,终末随访时患者后凸角度为 21°,矫形率达 43%。术后无神经损伤发生(图 6 - 11)。

　　半椎体切除术中及术后的并发症包括感染、神经血管损伤、椎弓根骨折、内固定失效、术后畸形等,这与手术自身限制、术中操作不当、融合不佳、半椎体切除不彻底有关。因此,策略性地进行半椎体切除至关重要。第一,术前准备要充分,术前应行全脊柱 X 线、CT 三维重建,以明确半椎体位置和内固定方向,选择合适的入路及内固定器械;第二,术中半椎体切除要彻底,包括软骨、小关节、终板和上下椎间盘等均需完全移除;第三,必要时行椎间支撑融合以提高术后脊柱稳定性;第四,术中注意保护相邻的椎旁肌肉和韧带,防止结合性后凸;第五,术后佩戴支具 3 个月以上并定期随访。

　　脊柱半椎体畸形的治疗关键在于早期发现和早期治疗。尽管可能导致神经系统损伤、曲轴失衡、内固定失败等并发症,半椎体切除术,尤其是后路半椎体切除+椎弓根螺钉内固定术仍是目前临床上治疗脊柱半椎体畸形最主要的手术方式,其并发症少,近期及远期矫形效果好。但对于度数较大,侧凸较僵硬的严重畸形患者,后路手术不易完全切除凹侧及前方结构,前后联合入路半椎体切除术可以更彻底切除半椎体,同时行前路松解,可避免椎弓根切割等并发症的发生。由于对儿童脊柱发育状况的忽视,患者就诊时往往年龄已偏大或脊柱侧弯比较严重,编者认为尽早积极治疗脊柱侧弯利大于弊,切不可保守治疗而等待其自行缓解。然而也有先天性脊柱半椎体侧后凸畸形患者未经任何治疗达到了自行矫正。Winter等通过回顾 1 250 例半椎体畸形患者,发现其中 7 例未经任何治疗,经过 9 年随访,脊柱侧弯由 31°改善至 19°。虽然这种自发性矫正现象非常稀少,但也有可能发生。所以术前应对先天性脊柱半椎体畸形患者进行精确评估,准确把握手术适应证,避免早期不恰当手术。

参 考 文 献

栗河舟,王新霞,林杉,等. 三维超声在胎儿半椎体诊断中的应用价值. 中国妇幼保健,2012,27 (14):2205 - 2208.

刘福云,贺盼盼,夏冰,等. 半椎体切除治疗儿童先天性脊柱侧弯疗效分析. 中国矫形外科杂志,2014,22 (9):775 - 778.

夏冰,刘福云,武慧玲,等. 单纯半椎体切除治疗小儿先天性脊柱侧弯 20 例疗效观察. 中国矫形外科杂志,2013,21(7):733 - 735.

Arlet V, Odent T, Aebi M. Congenital scoliosis. Eur Spine J, 2003,12(5):456 - 463.

Aydogan M, Ozturk C, Tezer M, et al. Posterior vertebrectomy in kyphosis, scoliosis and kyphoscoliosis due to hemivertebra. J Pediatr Orthop B, 2008,17(1):33 - 37.

Bollini G, Docquier P L, Viehweger E, et al. Lumbosacral hemivertebrae resection by combined approach: medium-and long-term follow-up. Spine (Phila Pa 1976), 2006,31(11):1232 - 1239.

Callahan B C, Georgopoulos G, Eilert R E. Hemivertebral excision for congenital scoliosis. J Pediatr Orthop, 1997,17(1):96 - 99.

Chang D G, Kim J H, Ha K Y, et al. Posterior hemivertebra resection and short segment fusion with pedicle screw fixation for congenital scoliosis in children younger than 10 years: greater than 7-year follow-up. Spine (Phila Pa 1976), 2015, 40(8):E484 - E491.

Crostelli M, Mazza O, Mariani M. Posterior approach lumbar and thoracolumbar hemivertebra resection in congenital scoliosis in children under 10 years of age: results with 3 years mean follow up. Eur Spine J, 2014,23(1):209 - 215.

Cunin V. Early-onset scoliosis: current treatment. Orthop Traumatol Surg Res, 2015, 101 (Suppl): S109 - S118.

Deviren V, Berven S, Smith JA, et al. Excision of hemivertebrae in the management of congenital scoliosis involving the thoracic and thoracolumbar spine. J Bone Joint Surg Br, 2001,83(4):496 - 500.

Farley F A, Have K L, Hensinger R N, et al. Outcomes after spinal fusion for congenital scoliosis: instrumented versus uninstrumented spinal fusion. Spine (Phila Pa 1976), 2011,36(2):112 - 122.

Garrido E, Tome-Bermejo F, Tucker S K, et al. Short anterior instrumented fusion and posterior convex non-instrumented fusion of hemivertebra for congenital scoliosis in very young children. Eur Spine J,

2008,17(11): 1507 - 1514.

Guo J, Zhang J, Wang S, et al. Surgical outcomes and complications of posterior hemivertebra resection in children younger than 5 years old. J Orthop Surg Res, 2016,11(1): 48.

Hedequist D J, Emans J B. The correlation of preoperative three-dimensional computed tomography reconstructions with operative findings in congenital scoliosis. Spine (Phila Pa 1976), 2003,28(22): 2531 - 2534.

Kaplan K M, Spivak J M, Bendo J A. Embryology of the spine and associated congenital abnormalities. Spine J, 2005,5(5): 564 - 576.

Lazar R D, Hall J E. Simultaneous anterior and posterior hemivertebra excision. Clin Orthop Relat Res, 1999,(364): 76 - 84.

McMaster M J, David C V. Hemivertebra as a cause of scoliosis. A study of 104 patients. J Bone Joint Surg Br, 1986, 68(4): 588 - 595.

Mladenov K, Kunkel P, Stuecker R. Hemivertebra resection in children, results after single posterior approach and after combined anterior and posterior approach: a comparative study. Eur Spine J, 2012,21(3): 506 - 513.

Nasca R J, Stilling F H, Stell H H. Progression of congenital scoliosis due to hemivertebrae and hemivertebrae with bars. J Bone Joint Surg Am, 1975,57(4): 456 - 466.

Olgun Z D, Demirkiran G, Ayvaz M, et al. The effect of pedicle screw insertion at a young age on pedicle and canal development. Spine (Phila Pa 1976). 2012. 37(20): 1778 - 1784.

Ruf M, Harms J. Hemivertebra resection by a posterior approach: innovative operative technique and first results. Spine (Phila Pa 1976), 2002,27(10): 1116 - 1123.

Ruf M, Harms J. Posterior hemivertebra resection with transpedicular instrumentation: early correction in children aged 1 to 6 years. Spine (Phila Pa 1976), 2003,28(18): 2132 - 2138.

Wang S, Zhang J, Qiu G, et al. Posterior hemivertebra resection with bisegmental fusion for congenital scoliosis: more than 3 year outcomes and analysis of unanticipated surgeries. Eur Spine J, 2013,22(2): 387 - 393.

Wax J R, Watson W J, Miller R C, et al. Prenatal sonographic diagnosis of hemivertebrae: associations and outcomes. J Ultrasound Med, 2008,27(7): 1023 - 1027.

Yaszay B, O'Brien M, Shufflebarger HL, et al. Efficacy of hemivertebra resection for congenital scoliosis: a multicenter retrospective comparison of three surgical techniques. Spine (Phila Pa 1976), 2011,36(24): 2052 - 2060.

Zhang J, Shengru W, Qiu G, et al. The efficacy and complications of posterior hemivertebra resection. Eur Spine J, 2011,20(10): 1692 - 1702.

Zhuang Q, Zhang J, Li S, et al. One-stage posterior-only lumbosacral hemivertebra resection with short segmental fusion: a more than 2-year follow-up. Eur Spine J, 2016,25(5): 1567 - 1574.

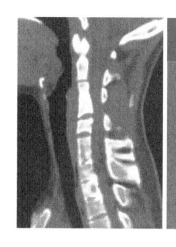

第7章
先天性分节不全型脊柱畸形

先天性分节不全型脊柱畸形是胚胎时期形成的一种脊柱发育异常,病理解剖复杂。分节不全型脊柱畸形在先天性脊柱畸形中并非少见,在侧凸畸形中占18%～42%,在后凸畸形中占21%,仅次于先天性半椎体畸形,但在导致脊柱畸形的进展因素中,分节不全椎体畸形比半椎体畸形的危害性更大。尤其单侧骨桥形成的多椎体分节不全,导致椎体两侧生长发育失衡脊柱畸形进展快,较小年龄即可发生严重畸形,且常伴有代偿性弯曲和胸廓畸形等。其中,发生在颈椎区域的椎体分节不全又被称为 Klippel-Feil 综合征。这是一种以短颈、后发际低、颈部活动受限为主要临床表现的先天性发育异常。法国医生Klippel 和 Feil 于1912年最先报道了1例颈部较常人严重缩短的死亡病例,尸检发现死者多个颈椎相互融合。在1919年,Feil 又收集了13例以颈椎融合为主的病例,以脊椎融合部位对该病进行了临床分类。Klippel-Feil 综合征临床少见,症状复杂,除颈椎融合外还可合并全身多系统和器官畸形。

7.1 病理病因

目前,多数学者认为椎体分节不全是由胚胎发育异常所致。自受精第四周起,胚胎的中胚层开始分化,脊索两侧的轴旁中胚层解离形成体节,间介中胚层向泌尿生殖系统分化,侧中胚层在移动过程中形成原始的心脏、脉管、肌肉和结缔组织等。体节是脊椎发育中最关键的临时性胚胎结构,可分化形成生骨节、生肌节和生皮节三种结构。上一生骨节的尾端和下一生骨节的头端相连,经过不断的分裂分化形成椎骨。绝大多数椎体动物中,体节形成有着严格时间和空间调控,并且具有左右严格对称。中胚层神经管周围的体节背侧细胞形成上皮,发育成皮肤和皮下组织。腹侧细胞分化成间充质干细胞,发育成椎体、椎间盘和肋骨。前后体节出现的时间一般有固定节律,如鸡胚每隔 90 min 出现下一体节,小鼠每隔 120 min 出现新的体节,而斑马鱼只需要 30 min。基于这种规律的时空分布,多数学者提出"体节钟"的概念,即一系列体节发育调控因子规律的向尾端移动,到达的位置即发育成体节,这种方式可以严格调控体节出现的时间和位置。目前,研究发现 Notch1、Wnt 和 FGF 信号途径是调控体节发育的关键"分子钟"。在即将出现体节区域头端,中胚层前体细胞开始能够感受调节调控基因,*Notch* 基因激活表达,诱导体节区域细胞 *Tbx6* 基因表达,进而激活 *Mesp2* 基因,形成 Mesp2 蛋白表达带,该区域即可发育成一个体节。该区域然后激活 Mesp2 调控的下游复杂的蛋白网络,可以激活 Ripply 家族转录抑制因子,关闭 *Tbx6* 基因表达,通过转录后调控抑制 *Mesp2* 基因表达,从而使体节发育限制在特定区域。尽管多数学者认为椎体分节不全是散发病例,近来遗传学研究发现其机制可能由于体节钟出现异常。巴勒斯坦-以色列和巴基斯坦人群中,Notch 配体 DLL3 突变可以导致椎体形成障碍,丢失三维空间结构。*Mesp2* 基因突变(4 碱基重复突变)也可以导致椎体分节障碍。*Tbx6* 基因突变则和先天性脊柱侧凸密切相关。*HES7*、*LFNG*、*JAGGED* 等基因突变都与体节形成有密切关系。

目前多认为 Klippel-Feil 综合征的发生主要源于第 4~8 周胚胎中胚层发育异常,这也解释了该病多存在中轴骨骼、神经、心血管、泌尿生殖等器官系统的先天畸形。目前认为该病存在遗传异质性,包括常染色体显性遗传、常染色体隐性遗传和 X 染色体连锁遗传等遗传方式。DaSilvai 报道了含 12 例该病患者的家庭,分析后提出 Klippel-Feil 综合征存在常染色体隐性遗传。Clarke 报道的疾病家系涉及四代人,分析发现此家系内 Klippel-Feil 综合征具有明显的常染色体显性遗传特征,家族内有患者出现 8 号染色体变异 inv(8)(q22.2q23.3),第一次将 Klippel-Feil 综合征与 8 号染色体畸变联系起来。Clarke 等发现其遗传方式可能为 X 染色体连锁遗传,在 8 号染色体长臂间倒位断裂点发现 *SGM1* 基因突变与 Klippel-Feil 综合征有关。Mohamed 等首次在常染色体隐性遗传的 Klippel-Feil 综合征家系中发现了 *MEOX1* 基因突变,该基因编码的转录因子 MOX-1 在体节发育中起调控作用,突变会导致编码蛋白完全失去功能。Karaca 等利用外显子测序在常染色体隐性遗传的 Klippel-Feil 综合征家系内确认了一种罕见的 *RIPPLY2* 基因移码突变,该基因参与 Notch 信号通路,调节体节发育,提示 Klippel-Feil 综合征也是由于体节形成异常所导致。

7.2 临床表现

先天性分节不全型脊柱畸形常合并多系统畸形,发病较早,但初生儿常无任何症状和体征,多在肺部感染进行胸片检查时发现,或以其他系统先天性异常如脊柱裂、排尿或进食困难等为首发症状。因此,该病症早期诊断困难。当伴发半椎体畸形时,归属为混合型脊柱畸形。骨桥发生的部位最常见于胸椎,好发于女性,常发现于5岁前及青春期。因双肩不等高、剃刀背、胸廓受限、骨盆倾斜、躯干失平衡等畸形就诊。根据骨桥位置不同,畸形表现为侧凸、后凸、前凸等。部分先天性脊柱畸形以腰背痛为首发症状,且在该型患者中最多见0.38%的患者因为不能耐受疼痛而需手术治疗。畸形的进展速度及畸形程度与骨桥的范围、数目及位置有关。阻滞椎患者畸形较轻,平均每年进展不超过0.5°,畸形不会超过20°,可表现为躯干缩短,但很少形成严重畸形。单侧骨桥形成所致的侧凸畸形位于胸椎时,平均每年进展2°~6.5°;位于胸腰段时,进展迅速,每年可达6°~9°;位于腰椎时平均每年进展5°。先天性后凸及侧后凸患者中前方骨桥占13%,较侧前方骨桥(8%)多见;但后者所致畸形更为严重。单侧骨桥伴对侧半椎体畸形进展速度最快、畸形程度最为严重,多见于胸椎,当位于胸腰段及腰椎时,每年进展可超过14°。对于骨骼发育成熟的患者,如果脊柱已明显失衡或伴有代偿性弯曲,畸形仍可继续进展。虽然先天性分节不全型脊柱畸形进展迅速,但神经损伤少见。

Klippel-Feil综合征的典型三联征是短颈、后发际低和颈部活动受限,病理解剖基础是两个或两个以上节段颈椎椎体(附件)不同程度融合,影响颈椎动力平衡系统的稳定性。三联征在临床诊断中具有重要的提示作用,但这三种典型表现仅在不足50%患者中同时存在。Klippel-Feil综合征常合并其他畸形,运动和神经系统可见脊椎侧凸和后凸、肋骨畸形、翼状肩、脊髓空洞症和神经管原肠囊肿等。心血管系统可见室间隔缺损、房间隔缺损、动脉导管未闭、肺静脉畸形、法洛四联症等。泌尿生殖系统可见单侧肾发育不全或缺失、肾旋转不良、重复肾、异位肾、子宫和阴道发育不全等。听力系统可见内耳及其神经通道畸形,中耳和外耳畸形等。

7.3 影像学检查

影像学检查是先天性分节不全型脊柱畸形的重要诊断和鉴别依据。由于该型患者常伴发多系统畸形,术前应常规对相关系统进行超声检查,尤其对于心血管、消化及泌尿系统。X线平片是评估骨骼成熟情况、初次检查及随访的首选,但对于先天性分节不全骨桥的发现率仅为19.6%。骨桥的形成可发生于生前或出生后,年龄较小的患者,部分骨桥呈软骨性,加上椎体旋转及后柱的影响。X线平片很难全面示骨桥的范围、数目及位置(图7-1)。CT三维重建技术是明确诊断和鉴别诊断的最佳方法,可以发现绝大多数骨桥(图7-2)。其不仅可在任意平面显示先天性脊柱畸形的整体和细微结构,而且可以准确测量椎弓根、椎板、椎体和椎管的长度、宽度及角度,显示软骨性骨桥,明确是否合并半椎体畸形、并肋畸形及胸廓畸形程度,为临床诊断、畸形评估、术后肺功能检测及手术方案的制订,特别是椎弓根螺钉的置入提供重要依据。MRI技术的应用可以早期发现合并的脊髓畸形(如脊髓栓系、纵裂、空洞、肿瘤等),避免术中损伤神经,也可随访观察患者术前椎间骨化和椎间盘生长情况,作为手术治疗的决策依据。对于多种畸形复合存在的重度先天性脊柱畸形,由于解剖结构的严重变异,术前 CT 及 MRI 仍难辨认解剖结构。近年来,脊柱三维 CT 快速成型技术的应用使复杂的手术简单化,缩短手术时间,减少术中出血,手术操作进一步精确,降低了手术风险,手术成功率更高。

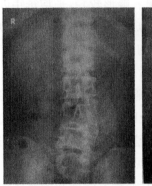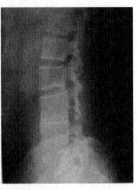

图 7-1　X 线提示先天性腰椎分节不全

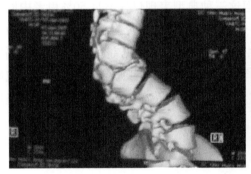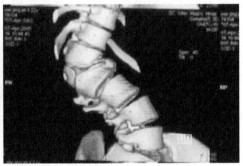

图 7-2　先天性脊柱侧弯 CT 三维重建(由四川大学华西医院宋跃明教授提供)

7.4　诊断与鉴别诊断

椎体分节不全诊断依据主要依靠影像学检查。根据患者症状和体征可以初步判断患者脊柱疾患,然后通过影像学 X 线或 CT 检查既可发现骨性异常。其中 MRI 检查是必不可少的,可以排除其他脊髓和软组织相关的异常。Klippel-Feil 综合征患病个体的临床症状复杂,在询问病史的过程中,要特别注意患者家族内亲属有无类似症状或其他相关症状。体格检查的重点应放在患者的体态和神经系统,在查体过程中初步判断有无外观畸形,有无脑神经、脊神经和神经根等部位的病变。影像学是诊断 Klippel-Feil 综合征的主要方法。首选 X 线检查,包括颅面部和颈椎的正、侧、双斜位片,必要时扩大到整个脊椎范围。CT 的空间分辨率较高,三维重建可清晰显示头颈部骨骼畸形,对椎管狭窄和椎间盘钙化的显示效果好。MRI 可以全面观察脑、脊髓、神经根、椎间盘等软组织的病变情况。

7.5 治疗与预后

7.5.1 保守治疗

对于先天性分节不全型脊柱畸形的初发患者,根据骨桥形成的范围、数目及位置,对畸形进行早期评估。单侧骨桥所致轻度生长发育期畸形患者,早期支具外固定治疗至关重要。尤其当骨桥远端的椎间盘数目难以维持脊柱平衡时,需采用支具治疗。保守治疗的目的在于减缓畸形进展,控制上下代偿弯的发生,协助维持躯体平衡,推迟手术年龄。但单侧骨桥形成患者畸形发展迅速,并且呈僵硬性,即使早期接受支具治疗,多数患者最终仍发展为重度畸形,手术矫形仍是最终的治疗方案。

7.5.2 手术治疗

7.5.2.1 生长棒技术

生长棒技术作为一种非融合技术,其治疗目标之一为维持脊柱的正常生长,待脊柱达到生长终点时,再予以后侧融合固定。其主要包括:① 单侧生长棒技术,即在畸形椎体上下端使用椎板钩或者椎弓根螺钉固定,凹侧多次皮下撑开。② 双侧生长棒技术,由于单侧生长棒固定的稳定性差。双棒技术的应用不仅可以使固定牢固,减少断钉、断棒及脱钩的发生率,而且增加了初次手术的矫正效果,有取代单侧生长棒固定的趋势。为减少对上胸段脊柱的干扰,孙琳等借鉴垂直可撑开人工钛肋骨假体(vertical expandable prosthetic titanium rib,VEPTR)技术将上方支撑点放置于肋骨位置,避免了脊柱自发性融合的发生,获得了满意的效果。尽管如此,生长棒技术矫形术后感染、内固定松动断裂及脊柱骨折、融合等并发症的发生率仍高达 40%。该技术的适应证目前尚未统一,主要用于脊柱存在明显纵向生长潜能,畸形达到 50° 且进行性加重,侧凸柔韧性好或松解后可以达到较好柔韧性的患者,年龄以 5~10 岁较为适宜。由于后侧撑开有加重脊柱后凸的倾向,因此脊柱后凸畸形是生长棒应用的禁忌证。

7.5.2.2 VEPTR 技术

71% 的先天性肋骨发育异常患者伴发先天性分节不全型脊柱侧凸,并且在胸椎侧凸畸形中,单侧骨桥形成最常见。凹侧并肋畸形常导致凹侧胸廓发育受限,肺功能进行性减退,导致胸廓发育不良综合征(TIS)。传统的融合技术限制了胸椎的生长高度,对胸廓本身也是一种限制,并且很难有效控制畸形的进展。Campbell 等设计的钛肋技术尤其适用于凹侧并肋合并先天性分节不全型脊柱侧凸,通过凹侧楔形胸廓截骨撑开直接扩大凹侧胸腔,采用人工钛肋置入行肋—肋、肋—椎或肋—骨盆固定支撑,每六个月撑开矫形一次,不仅有效改变了凹侧肺功能,而且获得了满意的矫形效果,使凹侧骨桥获得与凸侧椎体相同的生长高度。其主要适应证:① 患者年龄大于六个月,并且手术年龄越小,肺功能改善越明显;② 脊柱侧凸进展迅速,凹侧胸廓有三个或三个以上的肋骨融合,顶椎形态异常;③ 侧凸凹侧胸廓高度低于对侧胸廓高度>10%(肺的活动空间<90%);④ 进展性胸廓发育不良综合征,呼吸功能严重减退。但该技术尚处于发展阶段,并未成熟,并发症发生率较高,依靠凹侧肋骨撑开矫形,应力较为集中,术后易出现肋骨疲劳骨折,且需要反复行肋骨撑开术,易导致肋骨自发融合,远期疗效有待进一步观察。

7.5.2.3 骨桥切除骨水泥衬垫技术

骨桥切除骨水泥衬垫技术是一种新的非融合技术,包括骨桥、相邻椎体骺板切除术及骨水泥衬垫置入两部分,手术不需置入内固定。2011 年 Bollini 等提出将骨桥、椎体间的骨化部分,连同受累的前纵韧带及其后方的骨膜,一并切除,直至正常椎间盘组织,确保骨桥、前纵韧带及其后方骨膜清除彻底,以达到骨桥的完全松解,随之用骨水泥填塞骨桥、骺板切除的间隙,防止骨桥再形成,以达到椎体分节的目的,使原有骨桥部位获得生长的潜能,同时可起到椎间盘样衬垫作用。采用该术式治疗 3 例患者,术后随访椎体发育正常,椎间高度逐步恢复。但该技术仅适合于年龄较小、椎间盘 MRI T_2 加权像显示骨桥以外的椎间隙信号正常的儿童。目前,该技术尚处于初步研究中,适应证较为狭窄,缺乏大量病例报道予以验证,远期疗效有待进一步观察。

7.5.2.4 骨骺阻滞技术

先天性分节不全型脊柱畸形罕见伴发神经受压损伤症状,因此手术不需进入椎管,采用单纯后侧 Moe 氏融合安全可靠。对于 Cobb 角超过 50°,骨骼发育尚未成熟,年龄较大的先天性分节不全型脊柱畸形,采用前侧骨桥切除,椎间松解,联合前后侧融合可以提高脊柱畸形的矫正率。同时由于凹侧椎体间骨化形成,先天性生长受限,采用该术式极少发生曲轴现象,曾被作为治疗进展期分节不全型脊柱畸形的金标准。其融合目的:① 对于生长发育期的儿童,由于脊柱凹侧保留着一定的生长潜力。凸侧骨骺阻滞后畸形可以得到逐步矫正。② 腰骶后侧融合可以缓解腰椎代偿性过度前凸所致的腰背痛。③ 防止畸形进展。融合的同时,使用内固定可以加强脊柱的稳定性及增加植骨融合率。但由于手术植骨需求量较大,融合节段较多,45%的患者畸形仍继续进展,再次手术率高(24%~39%),且融合本身明显影响患者胸廓躯干的继续生长,43%~64%的胸廓融合患者肺功能低于正常的50%。因此,骨骺阻滞术不能作为先天性分节不全型脊柱畸形的理想手术方案。

7.5.2.5 截骨技术

(1)骨桥截骨技术:由 Hodgson 于 1965 年首次报道,1966 年 Bickel 对该技术进行改进,提出了联合关节融合治疗,术后支具外固定的应用至关重要。凹侧骨桥截骨可从形态学病因上对其松解,便于凹侧撑开,可获得约 36%的矫形效果。其主要适用于轻度脊柱畸形患者,若伴有融合肋、骨性脊髓纵裂,应同时予以切除。对半椎体形成伴对侧骨桥形成患者,行骨桥截骨的同时应将半椎体切除。

(2) 楔形截骨技术:分为顶椎楔形截骨技术和双极楔形截骨技术。顶椎楔形截骨技术对于骨骼发育成熟的脊柱畸形矫正已较为成熟,但由于重度先天性分节不全型脊柱畸形顶椎被融合于未分节的节段中部,其解剖结构与其他类型脊柱畸形的顶椎有显著差别。采用传统的单一顶椎楔形截骨治疗分节不全型脊柱畸形,在顶椎截骨的凹侧保留的是单侧骨桥的骨性结构,当顶椎凸侧截骨间隙加压闭合矫形时,凹侧骨桥会发生突然断裂,易导致截骨间隙椎体间位移,引起脊髓剪切损伤。2005 年宋跃明等对包括 6 例先天性分节不全型脊柱侧凸的 18 例先天性脊柱侧凸患者采用该术式治疗,术前 Cobb 角为 40°～58°,平均 50°,术后 Cobb 角为 5°～20°,平均 9°,术后随访,矫形无丢失;2 例患者术后出现神经损伤。该术式仅适用于中度先天性分节不全型脊柱畸形,且畸形矫正过程中易损伤神经。双极楔形截骨技术是为了预防单一顶椎楔形截骨治疗分节不全型脊柱畸形所引起的脊髓剪切损伤。2011 年 Li 等首次提出双极楔形截骨技术。该技术摒弃了传统的顶椎截骨理念,对分节不全脊柱段的上、下端椎分别采用楔形截骨,同时保留截骨凹侧椎间纤维环、黄韧带及小关节作为截骨面闭合的软性旋转铰链,使截骨间隙获得了相对稳定,防止了凸侧截骨面加压闭合过程中的脊髓剪切损伤。该报道中,10 例患者术前冠状位侧凸 Cobb 角为 83°～139°,平均 102°;侧凸柔韧性 7.8%～20.1%,平均 14.0%;2 例合并胸椎后凸畸形,Cobb 角分别为 68°和 101°;2 例合并胸椎前凸畸形,Cobb 角均为 0°:术后平均随访34.4 个月,侧凸 Cobb 角矫正至 12°～53°,平均 35°,侧凸矫正率平均 66%;2 例胸椎后凸Cobb 角分别矫正至 21°和 48°,平均矫正 61%;2 例胸椎前凸患者畸形矫正至后凸 21°和27°;无 1 例患者因截骨矫形造成脊髓损伤:该术式不仅使截骨间隙的加压闭合矫形更加安全,而且大大提高了重度脊柱畸形的矫正率。其主要适用于骨骼发育成熟的重度僵硬性先天性分节不全型脊柱畸形。

(3) 全脊柱切除技术:对于角状后凸、侧凸等极为严重的重度僵硬性脊柱畸形,截骨往往很难改变顶椎的畸形,顶椎全脊椎切除术能够平移椎体,有利于前、后柱进行积极的脊柱重建。对于先天性分节不全型脊柱畸形,由于顶椎的骨性融合,往往需要多个脊椎同时切除,椎体切除闭合矫形后 2 cm 以内的脊椎缩短对脊髓是安全的,当脊柱缩短较大时,可以采用 Cage 或者钛网椎体间嵌入植骨融合。由于手术难度较大,手术时间较长,出血多,对患者心肺功能及前方大血管影响大,前后路分期手术曾被作为全脊椎切除手术方式的金标准。近年来,一些学者探索对先天性分节不全型脊柱畸形患者采用一期后路全脊椎切除(PVCR),获得了满意的手术效果。使年龄较小、心肺功能欠佳的患者成功进行手术矫形成为可能。Wang 等提出的改良 VCR(MVCR)技术为重度先天性分节不全型脊柱畸形的矫正提供了一种更为安全可靠的手术方式。

(4) 分节不全相关的颈椎病:分节不全的脊柱间往往椎间盘缺如,形成自发的“椎间融合”效果,对上下邻近椎间盘的压力增加,从而加速邻近椎间盘的退变。与医源性的邻近节段退变性疾病相比,分节不全相关的颈椎病平时可无特殊表现、没有预兆、难以预防,轻微外伤等原因可能诱发椎间盘急性突出,硬膜囊及神经根受压,引起相应的症状。对此类疾病的处理,单一节段突出一般以颈前路椎间盘切除联合植骨融合术为主,多节段突出可考虑颈后路单开门椎管扩大成型术(图7-3)。

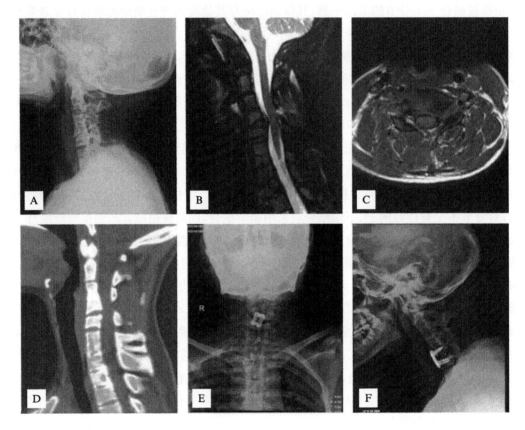

图7-3 先天分节不全相关颈椎病病例

女性患者,32岁,因外伤导致右上肢麻木疼痛,肌力下降。A. 颈椎X线检查提示先天$C_{3/4}$,$C_{6/7}$分节不全;B、C. MRI检查提示$C_{4/5}$椎间盘突出,压迫硬膜囊;D. CT检查提示先天$C_{3/4}$、$C_{6/7}$分节不全;E、F. 行$C_{4/5}$椎间盘切除植骨融合内固定术后X线片

总之,先天性分节不全型脊柱畸形已逐渐引起国内外学者的重视,其治疗重点在于早期发现、早期评价、早期干预。治疗方案的选择应根据患者分节不全类型、年龄大小及个体差异进行全面综合分析制订个体化治疗原则,没有固有的手术方式。对于骨骼发育尚未成熟的患者,非融合技术是一种较为理想的畸形矫正方法,尤其是骨桥切除骨水泥衬垫技术的提出,为非融合技术开辟了一条无须内固定置入的新方法。对于骨骼发育成熟的中重度脊柱畸形的患者,截骨矫形技术是一种有效的畸形矫正方法。双极楔形截骨技术的提出为重度先天性分节不全型脊柱畸形矫正提供了一种新的更为安全、有效的截骨方法。

参 考 文 献

Ayvaz M, Olgun Z D, Demirkiran H G, et al. Posterior all-pedicle screw instrumentation combined with multiple chevron and concave rib osteotomies in the treatment of adolescent congenital kyphoscoliosis. The spine journal: official journal of the North American Spine Society, 2014,14 (1): 11 – 19.

Eckalbar W L, Fisher R E, Rawls A, et al. Scoliosis and segmentation defects of the vertebrae. Wiley interdisciplinary reviews Developmental biology, 2012,1(3): 401 – 423.

Jiang H, Xiao Z, Zhan X, et al. Unusual association of intraspinal extramedullary teratoma with congenital scoliosis in an elderly adult: case report and literature review. European spine journal: official publication of the European Spine Society, the European Spinal Deformity Society, and the European Section of the Cervical Spine Research Society, 2013,22 (Suppl 3): S306 – S310.

Oates A C, Morelli L G, Ares S. Patterning embryos with oscillations: structure, function and dynamics of the vertebrate segmentation clock. Development (Cambridge, England), 2012,139(4): 625 – 639.

Pourquie O. Vertebrate segmentation: from cyclic gene networks to scoliosis. Cell, 2011, 145 (5): 650 – 663.

Saker E, Loukas M, Oskouian R J, et al. The intriguing history of vertebral fusion anomalies: the Klippel-Feil syndrome. Child's nervous system: ChNS: official journal of the International Society for Pediatric Neurosurgery, 2016,32(9): 1599 – 1602.

Thawait G K, Chhabra A, Carrino J A. Spine segmentation and enumeration and normal variants. Radiologic clinics of North America, 2012,50(4): 587 – 598.

Tracy M R, Dormans J P, Kusumi K. Klippel-Feil syndrome: clinical features and current understanding of etiology. Clinical orthopaedics and related research, 2004,(424): 183 – 190.

Yang J, He L. [RESEARCH PROGRESS OF KLIPPEL-FEIL SYNDROME WITH EAR MALFORMATION]. Zhongguo xiu fu chong jian wai ke za zhi, 2015,29(11): 1434 – 1440.

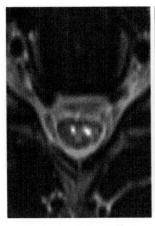
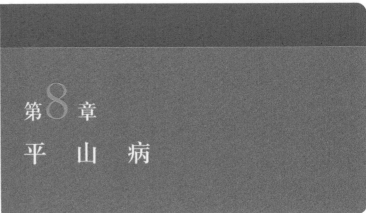

第 8 章
平 山 病

平山病（hirayama disease，HD）又称为青年上肢远端肌萎缩症（juvenile muscular atrophy of distal upper extremity，JMADUE）、颈椎屈曲性脊髓病（CFM）、单肢肌萎缩症（monomelic amyotrophy，MMA），为日本学者平山惠造（Keizo Hirayama）于 1959 年首次报道的一种以单侧上肢远端肌肉萎缩为主要特征的一种良性自限性下运动神经元疾病。该病多为青少年起病，绝大多数为 15～25 岁，男女比例约为 7∶1，病程长至 1～5 年，呈不对称性前臂以下肌肉萎缩无力，可有冷麻痹、伸展时震颤。肌电图提示脊髓前角受损表现，影像学检查有脊髓萎缩、硬膜囊前移等表现。平山病较为罕见，主要集中于日本、印度、中国等亚洲国家，多为散发性，意大利、瑞典等国家亦有报道。

8.1 病 理 病 因

平山病的病理原因尚不完全清楚，目前主要集中于以下几个观点。

8.1.1 生长发育学说

身高增长过快、颈椎曲度异常可能与该病有关。Toma 和 Shiozawa 对比 7 例平山病患者的生长曲线与起病年龄的关系，发现平山病主要发生于身高及上肢生长速度最快的年龄阶段，生长高峰期结束后，病情逐渐停止进入静止期，即身高快速增长期的结束与平山病病程趋于平稳密切相关。他们认为平山病多见于青春发育期，可能与硬膜囊与脊柱的不协调性在青春发育期明显加重有关。研究发现男性生长速率曲线高于女性，男性每年身高的最大生长值为 10 cm，显著高于女性（8 cm）；因此生长速率及身高生长值较高的男性更容易发病。此外，肌萎缩单侧多发可能与人体双上肢生长率的不一致性有关。

8.1.2 脊髓动力学说

脊髓前角细胞主要接受脊髓前动脉终末支沟动脉的供血,容易发生缺血性损伤,导致相应节段的肌群发生肌肉萎缩。颈部屈曲时,为了弥补脊柱后壁长度的增加,下颈椎硬脊膜后壁绷紧向前移位,将颈髓前推并挤压至椎体后缘,下段颈髓不对称性受压变扁,导致下颈椎脊髓前动脉供血区微循环功能失调。此外,持续反复的屈颈活动引发局部组织的慢性循环障碍,导致脊髓前角细胞发生缺血性梗死、继发神经胶质增生、下颈髓呈节段性萎缩及支配肌群的神经源性损害。该理论同早期的尸检结果相一致,且在屈曲位 MRI 中得到进一步的证实,因此又称为"颈椎屈曲性脊髓病"。有学者认为颈髓屈曲位受压变扁的硬膜囊直径减小程度与进展期病程的长短呈负相关,即硬膜囊直径减小越明显,脊髓压迫越严重,病程越长。

8.1.3 运动神经元病学说

平山病是局限于下段颈髓的一种特殊类型的运动神经元病,肌电图结果多显示病变肌肉呈神经源性改变,而且脊髓前角细胞受累已经得到组织学、影像学及电生理学的证实,但此观点仍存在较大的争议。

8.1.4 免疫机制学说

硬脊膜向前移位所致的下段颈髓受压局部组织能够促成 IgE 介导的血小板聚集,诱发反复的慢性血液循环障碍,导致脊髓前角发生缺血性改变。2001 年 Kira 和 Ochi 研究发现 5 例合并有特异性疾病家族史的平山病患者中,4 例患者存在呼吸道过敏性疾病,推测高血清 IgE 介导的特异反应性反应机制可能参与平山病的发病。此外,研究发现血浆置换疗法能够缓解部分患者肌肉无力的情况,进一步佐证免疫机制参与其发病的可能性。

8.1.5 遗传因素学说

目前关于平山病的基因研究仍处于初步探索阶段,有学者认为平山病患者的超氧化物歧化酶基因突变,导致丙氨酸为天冬氨酸所取代而致病,但该结果却未得到广泛证实。

综上,国内外学者目前较为认同的是生长发育学说和脊髓动力学说,然而就平山病的确切发病机制还有待于深入探究。

8.2 临床表现

平山病主要见于青少年男性,起病隐匿,进展缓慢,具有以下临床特点:① 起病隐匿,发病年龄多小于 20 岁,但 20 岁以上发病者并不少见;② 良性病程,进展缓慢,多数于 1～5 年的进展期后进入静止期;然而,有研究发现约 7.5% 的患者在 5 年以后仍可能继续进展,出现二次波动现象,病程可达 10 年甚至 30 年,而 Shao 等猜测平山病可能无自限性,对平山病的传统观念提出新的挑战;③ 单侧不对称性肌无力肌肉萎缩,主要分布于 $C_7 \sim T_1$ 肌群,以肢体远端鱼际肌和前臂尺侧屈肌群为主,肱桡肌通常不受累,又称为"斜形肌萎缩"(图 8-1);双侧肌肉萎缩属于严重类型,约占 10%;无下肢肌肉感觉和运动异常;④ 不规则肌群颤抖、伸指时可出现姿势性震颤,多数患者可有冷麻痹表现,提示交感神经可能受累;⑤ 多不伴有感觉异常、反射异常、颅神经病变、锥体束征及小脑功能障碍,肌电图提示无神经支配,但无传导障碍。

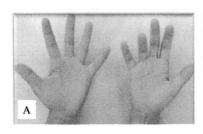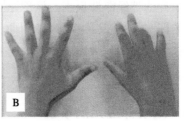

图 8-1　18 岁男性平山病患者
A、B. 患者右手大鱼际和骨间肌萎缩,右手无力伴不自主震颤,无麻木、疼痛感觉

8.3　影像学检查

　　肌肉酶谱和脑脊液检查结果一般正常。颈椎 X 线检查多提示颈椎生理曲度变直,轻度退变(图 8-2)。颈椎 MRI 是诊断平山病的重要辅助检查,尤其是屈曲位 MRI(屈曲 30°～40°),典型的 MRI 可表现为:① 局限性下颈髓($C_4 \sim C_7$)萎缩,以 C_6 水平为主;② 脊髓局限性受压变扁;③ 颈椎曲度减小变直(图 8-2);④ 下颈椎硬膜后壁与相应的椎板缺少附着;⑤ 下颈椎硬脊膜向前移位(图 8-2);⑥ 硬膜外间隙增宽,增强 MRI 可见扩张的静脉丛;⑦ 非压迫性脊髓内信号改变,MRI T_2 加权像可出现颈髓内线性高信号(矢状位)改变及脊髓前角内对称性小区域的高信号(横断面)改变,即"蛇眼征"(图 8-3),又称为"鹰眼征",提示脊髓前角局限性、缺血性梗死病变,即神经细胞缺血坏死后形成的不可逆的囊性空洞改变,值得注意的是"蛇眼征"并非平山病特异性影像学表现,还可见于肌萎缩型颈椎病、脊髓梗死等。

　　肌电图检查有助于平山病的诊断与鉴别,通常表现为受累肌群的神经源性损害,主要分布于 C_7、C_8、T_1 肌节,C_5、C_6 肌节(即三角肌、肱二头肌、肱桡肌)多不受累。90% 患者为单侧症状,而肌电图示双上肢均呈神经源性损害。平山病患者多为小鱼际肌受累,Jin 等发现约 60%(62/102)的平山病患者的尺神经/正中神经复合肌肉动作电位振幅比率<0.6。F 波主要用于评估运动传导通路近端的完整性和脊髓前角功能,在颈脊髓运动功能损伤的初期便会出现改变,平山病患者由于存在慢性失神经支配可出现 F 波潜伏期延长、出现率(响应频率)降低、振幅降低;神经移植再造后振幅升高,有助于平山病的诊断及发病机制的研究。

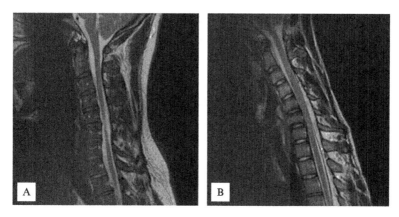

图 8-2 平山病患者矢状面 MRI(引自 Foster E, Tsang B K, Kam A 等,2015)

A. 正常位颈椎 MRI 示,颈椎生理曲度变直,局部反弓,下段脊髓明显萎缩;
B. 屈曲位 MRI 示,下颈椎硬脊膜向前移位,硬膜外间隙显著增宽

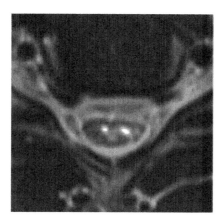

图 8-3 颈椎横断面 MRI(Khadilkar S, Patel B, Bhutada A, 2015)

脊髓前角区域非压迫性对侧性高信号改变,即"蛇眼征"

8.4 诊断与鉴别诊断

8.4.1 诊断

平山病依据患者年龄、性别、肌萎缩分布、病程特点、屈曲位 MRI 及肌电图检查综合诊断。MRI 提示硬膜囊前移,硬膜后附着丢失,硬膜外空隙增大。当怀疑患者此病时,患者平躺拍片结束后,可以将患者头部垫高 20°~40°进行颈部屈曲位扫描。

8.4.2 鉴别诊断

平山病尚需同肌萎缩性脊髓侧索硬化症、肌萎缩型颈椎病等能够引起肌肉萎缩的相关疾病进行鉴别。

8.4.2.1　肌萎缩性侧索硬化症

肌萎缩性侧索硬化症多见于中老年男性,以多部位或局限性的进行性加重的肌肉萎缩失用为特征的一种恶性退变性运动神经元疾病,主要表现为肢体痉挛、腱反射亢进、局限或多发性肢体无力肌肉萎缩、肌束震颤,多伴有不同程度的构音障碍、吞咽困难、咀嚼障碍等颅神经受损的表现。据不完全统计,约40％的肌萎缩性侧索硬化症早期表现为上肢或下肢不对称性肌肉萎缩、无力。肌萎缩性侧索硬化症患者上下运动神经元多同时受累,为一种恶性持续进展性病变,最终多发展为四肢瘫痪、呼吸衰竭,是首要鉴别的疾病之一。发病年龄、肌萎缩的特点,眼外肌、胸锁乳突肌和舌肌等颅神经受累情况、肌电图检查及MRI表现是二者的主要鉴别点。

8.4.2.2　肌萎缩型颈椎病

肌萎缩型颈椎病以颈椎退变为基础,主要表现为上肢近端或远端肌肉萎缩,单侧发生为主,通常不伴感觉异常,研究显示脊髓前角细胞损伤可能是平山病(可能与患者屈颈时硬膜囊异常移位和牵紧,引起下颈椎脊髓前角慢性微循环障碍有关)和肌萎缩型颈椎病(长期慢性机械性压迫,引起静脉充血梗死)共同的发病机制,二者均可在MRI上表现为"蛇眼征",发病年龄及萎缩肌群的分布是二者的主要鉴别点,颈椎屈曲位和中立位MRI也有助于二者的鉴别。目前肌萎缩型颈椎病合并平山病仅有个别报道,但仍需提高警惕,动态观察患者病情变化。

8.4.2.3　其他

平山病还需与胸廓出口综合征、肘管综合征等相鉴别。

8.5　治疗与预后

平山病具有自限性,在疾病的早期阶段,颈托制动减少颈椎屈曲活动能够防止肌无力的发展加重、缩短病程,而且已经得到肌电图的证实支持。但颈托制动对进展期疾病无明显疗效。肌电图显示在平山病的进展期,颈椎屈曲时F波出现率(响应频率)降低、潜伏期延长,且经颅磁刺激运动诱发电位出现潜伏期延长、振幅降低,该神经电生理改变可作为佩戴/摘除颈托的参考指标。平山病患者颈椎屈曲活动度增加,能够加剧硬脊膜的前移。Tokumaru 和 Hirayama 在一项研究中发现颈托治疗组(38 例,病程小于 5 年)患者在治疗后肌萎缩未进一步发展加重,进展期(平均 1.8 ± 1.2 年)明显小于未治疗对照组(45例,平均 3.2 ± 2.3 年),因此他们提出颈托治疗能够诱导病程停滞进入静止期,能够显著改善病程短、脊髓萎缩轻的患者病情,需要注意早期诊断、早期治疗。对于颈托治疗无效进行性恶化加重、病程大于 5 年的患者可考虑行手术治疗,如硬脊膜重建术、椎体切除减压融合术、椎间盘切除减压融合术、颈椎融合术＋硬脊膜重建术及肌腱转移重建术等。复

且大学附属华山医院为比较椎间盘切除还是椎体切除减压效果,在 2007～2010 年纳入
48 例患者,通过前瞻性对照研究,发现两种手术方式术后症状缓解率并无差异(6.6％与
60％)。手术效果与年龄、症状持续时间及随访时间无显著相关性。因此,他们推荐对于
颈托保守治疗无效的患者,推荐行颈前路椎间盘切除减压融合术治疗。日本学者 Ito 等
发明了一种颈椎硬膜悬吊缝合成形术。该手术操作的要点为:后正中切开后,切开双侧
椎弓,保留棘突和项韧带,沿椎板双侧"开门"后,可以显露脊髓后方拥挤的静脉丛,将之切
除。头戴显微镜,小心地后正中切开硬脊膜,保留蛛网膜,然后将硬脊膜与黄韧带悬吊缝
合,防止硬脊膜在颈部屈曲时前移压迫脊髓,采用自体项韧带闭合硬膜缺口。最后缝合棘
突间缺口(图 8-4)。术后患者戴颈部支具两个月,第三个月换成颈托制动。Ito 教授为 6
例患者行该手术治疗,术后患者硬膜椎管显著扩大,手握力增强,而颈部活动度没有显著
变化。然而,该手术容易导致脑脊液漏,并且长期随访效果有待观察验证。综上,目前颈
托制动可取得较好的疗效,由于平山病可能是良性自限性疾病,较少患者采取有创的外科
手术,手术疗效及手术指征还有待于进一步探索研究。

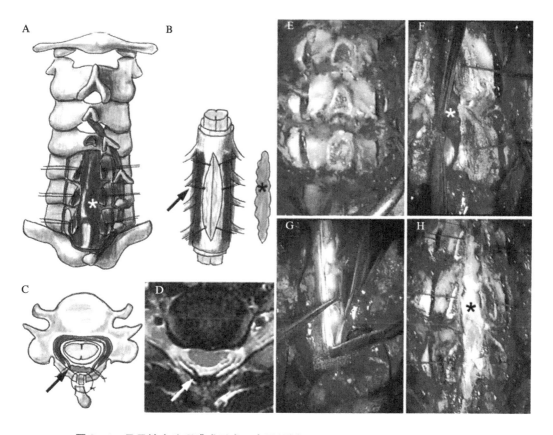

图 8-4 悬吊缝合法硬膜成形术示意图(引自 Ito H,Takai K,Taniguchi M. 2014)

A～E. 从中间切开椎弓,两侧呈铰链状。注意脊髓后方的静脉丛(白色星号,A 和 F)。双"开门"后,
后方切开硬膜囊,采用自体项韧带(黑色星号,B 和 H)行硬膜囊成形术。采用悬吊法缝合硬膜和黄
韧带,将硬膜提至椎弓下(B～D),然后正中缝合硬膜

参 考 文 献

周丽丽,孟亚轲,蒋珍珍,等. 平山病一例. 中国现代神经疾病杂志,2017,17(4):306-310.

Ben Amor S, Hassine A, Chatti I, et al. Hirayama disease: report of four Tunisian cases and review of literature. The Pan African medical journal, 2015,20:380.

Correia de Sa M, Costa H, Castro S, et al. A Portuguese case of Hirayama disease. BMJ case reports,2013.

Foster E, Tsang B K, Kam A, et al. Hirayama disease. Journal of clinical neuroscience: official journal of the Neurosurgical Society of Australasia, 2015,22(6):951-954.

Fu Y, Sun Q L, Han H B, et al. Study of association between hyperIg Eaemia and Hirayama disease. Zhonghua Yi Xue Za Zhi, 2010,90(37):2629-2632.

Hassan K M, Sahni H. Nosology of juvenile muscular atrophy of distal upper extremity: from monomelic amyotrophy to Hirayama disease—Indian perspective. BioMed research international,2013:478-516.

Hirayama K. Juvenile muscular atrophy of distal upper extremity (Hirayama disease): focal cervical is chemic poliomyelopathy. Neuropathology, 2000,(Suppl 20):91-94.

Huang Y L, Chen C J. Hirayama disease. Neuroimaging clinics of North America, 2011, 21 (4): 939-950.

Kang J S, Jochem G S, Laufs H, et al. Hirayama disease in Germany: case reports and review of the literature. Der Nervenarzt, 2011,82(10):1264-1272.

Kira J. Atopy and neural damage. Internal medicine, 2002,41(3):169-174.

Kira J. Mite allergy and neural damage. Rinsho shinkeigaku, 2001,41(12):1218-1222.

Kira J. Neural damage associated with allergic diseases: pathomechanism and therapy. Rinsho shinkeigaku, 2003,43(11):756-760.

Lu F, Wang H, Jiang J, et al. Efficacy of anterior cervical decompression and fusion procedures for monomelic amyotrophy treatment: a prospective randomized controlled trial: clinical article. Journal of neurosurgery Spine, 2013,19(4):412-419.

Martinez C E, Martinez S E, Alarcon M H, et al. Hirayama disease in paediatrics: a clinical case report and review of the literature. Revista de neurologia, 2015,60(7):309-315.

Shao M, Yin J I, Lu F, et al. The Quantitative Assessment of Imaging Features for the Study of Hirayama Disease Progression. BioMed research international 2015,2015803148.

Tavee J O, Levin K H. Myelopathy due to degenerative and structural spine diseases. Continuum (Minneapolis, Minn), 2015,21(1) Spinal Cord Disorders:52-66.

Tokumaru Y, Hirayama K. Cervical collar therapy for juvenile muscular atrophy of distal upper extremity (Hirayama disease): results from 38 cases. Rinsho shinkeigaku, 2001,41(4-5):173-178.

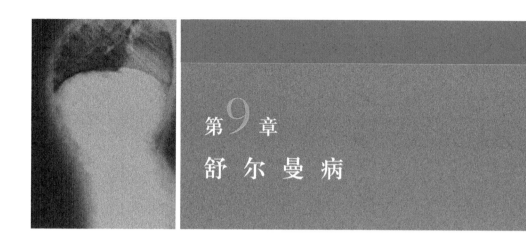

第9章
舒尔曼病

舒尔曼病（Scheuermann disease），又称休门病，是由于青春期时椎体的楔形变进而导致的胸段或胸腰段过度的后凸畸形，是青少年脊柱后凸最常见的病因。其人群发病率为1%～8%，男女比例为(2～7)：1，多在10岁左右发病，随着青春期生长发育的加快而在12～15岁出现典型的临床表现。本病具有遗传倾向，但具体遗传方式不明。1920年，Scheuermann报道了一组青少年的胸椎或胸腰段的僵硬型脊柱后凸畸形，并且与椎体前缘楔形改变密切相关，休门（Scheuermann）病因而得名。随后，众多专家学者对本病进行了深入的研究探讨。目前已经得到共识的是，诊断舒尔曼病的经典金标准是连续三个椎体出现大于5°的楔形变，患者大多属于良性病程，除严重畸形或进行性畸形伴神经损伤时需采取手术治疗，大部分可采用支具等保守治疗。但其病理机制、自然病史等问题仍有待进一步研究确认。

9.1 病理病因

舒尔曼病的病理病因目前尚未得到共识，目前主要存在着以下几种学说。

9.1.1 脊柱内在异常学说

早期研究认为舒尔曼病是因为椎体生长发育异常所导致。Scheuermann推测椎体骺环缺血坏死导致的椎体生长停滞是引发后凸的原因，这种观点很长一段时间得到大家的共识。但后续有研究发现，骺环并不与生长终板相邻，因而不参与椎体的纵向生长，对手术标本的组织学研究也未发现缺血坏死的证据，说明该病的发生与骺环无关。

有学者通过发射学和组织学检查发现椎间盘和软骨终板的异常，认为这种异常导致了椎间盘和软骨终板的营养不足和缺陷。随后，Aufdermaur M. 指出舒尔曼病是由胶原蛋白的一种发育偏差所导致的终板软骨骨化紊乱而引起的，其后果就是椎体的楔形变，从而导致脊柱后凸畸形。许莫提出椎间盘在薄弱处突入终板，进而导致椎间隙高度降低、椎体生长停滞最后导致后凸。后续的很多回顾性研究也发现，舒尔曼病与脊柱退行性病变（尤其是椎间盘退变）高度相关，在大量舒尔曼病患者的影响学检查中发现包括许莫结节在内的典型退变表现。

9.1.2 遗传学说

值得重视的是，很多学者的研究中都发现舒尔曼病存在着家族聚集现象，其具有同卵双生患者影像学改变相同、近亲易复发及可以遗传三代以上等特点。McKenzie 等对 12 例舒尔曼病先证者研究中发现，7 例呈常染色显性遗传。Halal 等的研究也指出此病是常染色体显性遗传，有明显的外显性和多基因表达形式。但 Axenovich 等对 90 例舒尔曼病家庭谱系的分离分析中发现，缺少突变体等位基因的不发病，而携带突变体等位基因的女性均发病，携带的男性只有一半发病，这一结果也给该病的遗传方式提出质疑。然而，舒尔曼病的遗传方式虽不明确，却至少可以明确遗传因素是该病发生的基本条件，并与影像学严重程度相关。2003 年，Karppinen 证实舒尔曼病与 *COL9A2* 基因突变有关。

9.1.3 机械学说

机械学说认为青少年时期频繁的重体力劳动可导致骨结构改变和后凸。早期研究发现，舒尔曼病多数发生在一些体力劳动强度大的人身上，这一现象也在后来研究中被其他研究者发现。一般认为，脊柱反复超负荷运动时，前纵韧带同样反复紧张、松弛。如此会牵拉椎体前缘的骨骺，导致骨骺反复损伤，发生出血、炎症、坏死及增生等反应，从而影响椎体生长。

9.2 临床表现

9.2.1 脊柱后凸畸形

舒尔曼病常发病于青少年快速生长期，主要累及胸椎或胸腰段。值得警惕的是，家长甚至医生常把这种畸形归咎于姿势不良，造成就诊、诊断和治疗的失误。查体可见胸椎或胸腰椎后凸成角，腰椎代偿性前凸，对胸段而言，头颈亦相对向前突出（图 9-1）。后凸畸形角度大，附身伸展试验不能矫正（图 9-2）。脊柱后凸下方的腰椎前凸通常有弹性，向前弯腰即可矫正。常见腘绳肌和胸肌紧张。向前弯腰时，有轻度结构性脊柱侧凸的患者多达 30%。

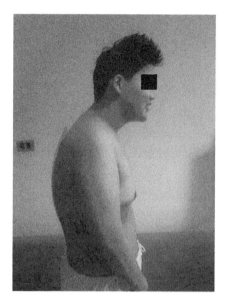 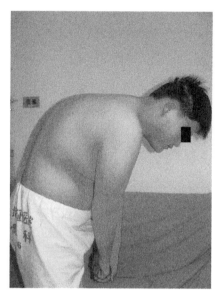

图 9-1　舒尔曼病患者侧面观　　　图 9-2　舒尔曼病后凸畸形

9.2.2　疼痛

疼痛部位主要位于畸形部或下背部,多在脊柱后凸顶椎附近,75％累及椎体为第 7 和第 10 胸椎,可因站立及激烈的体力活动而加重,通常随生长结束而减轻。然而,如果遗留有严重的后凸畸形,还会导致背痛。青少年期末采取治疗的患者随着畸形时间的延长,颈椎和腰椎也会由于过度代偿性前凸而产生疼痛。不典型舒尔曼病(腰椎舒尔曼病)的临床表现与典型舒尔曼病(胸椎舒尔曼病)的区别就在于,此类患者常有下腰痛,而没有明显畸形,常见于男性运动员和山区人群,表明本病的发展与恶化是反复创伤和激烈运动的结果,而不是典型舒尔曼病。

9.2.3　神经症状

舒尔曼病通常无神经异常。但严重短节段后凸畸形患者在受到外伤时更容易发生神经损伤症状,尤其是合并严重脊柱角状后凸、胸椎间盘突出、硬膜囊肿可压迫脊髓,导致神经损伤。如果发现有下肢无力、反射亢进、感觉变化或其他的神经性改变,应该做后凸部位的 MRI 检查(图 9-3)。

9.2.4　伴随症状

舒尔曼病患者中约有 1/3 出现轻到中度的脊柱侧凸,但侧凸角度较小(10°～20°),旋转角度也较小,少数患者出现鹅颈畸形。腰椎滑脱也是其常见的伴随症状(图 9-4)。据报道,舒尔曼病的伴随症状还包括内分泌异常、维生素缺乏症、炎症和硬脊膜囊肿。

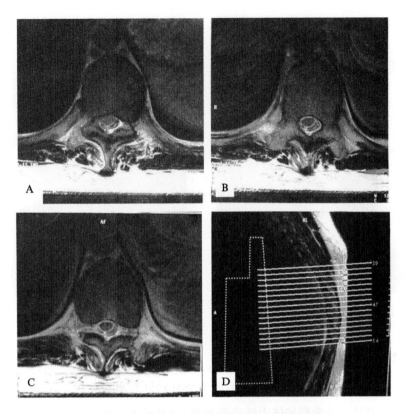

图9-3 舒尔曼病合并胸椎间盘突出,压迫脊髓

A/B/C. 胸椎横断面;D. 胸椎失状面

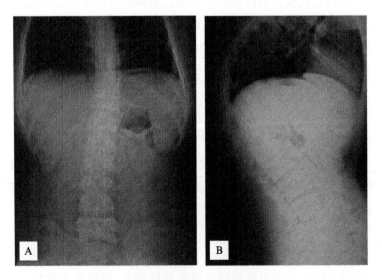

图9-4 舒尔曼病脊柱侧凸伴后凸畸形

A. 胸腰椎正位;B. 胸腰椎侧位

9.3 影像学检查

典型的舒尔曼病影像学表现主要是由于椎体终板的组织学变化而产生,其特点包括椎体楔形变、椎体终板不规则、许莫结节(图 9-5)。

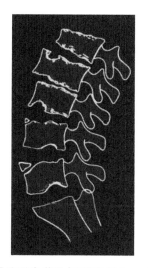

图 9-5 舒尔曼病影像学特点(引自 Palazzo C, et al. 2014)

9.3.1 X线检查

诊断典型舒尔曼病首先应该拍摄脊柱前后位及正侧位 X 线,根据 Cobb 法在脊柱侧位片上确定畸形,测量后凸节段的顶椎和底椎的 Cobb 角,通过对患者站立侧位片 C_7 椎体中心做垂线并测量骶骨岬距离,可发现多数患者脊柱为负矢状失衡。此外,舒尔曼病还存在以下特征性 X 线影像改变(图 9-6)。

(1)楔形椎体:典型舒尔曼病经典的影像学诊断标准就是 X 线上连续三个椎体大于 5°的楔变。楔变角度是测量同一椎体上下终板延长线的夹角,正常应该是 0°。这种改变是由于椎体终板受压导致楔变,同时楔形改变又增加了椎体终板所承受的机械应力。

(2)椎体终板不规则和许莫结节:此为舒尔曼病另一影像学特征。终板呈不规则或扁平状,椎间隙狭窄,髓核可突入上下椎体软骨板内,且顶锥前后径增长。许莫结节可因髓核经终板薄弱处突破而位于终板中央,也可因纤维环破裂及终板的破坏而位于椎体终板的前缘或后缘。个别患者影像学改变仅限于顶锥,其上下椎体的变化甚为轻微。对此类病例应注意排查其他疾病。

(3)颈腰段前凸:站立位,胸椎过度后凸的同时出现腰椎过度前凸和颈椎前凸加剧。实质上,颈腰椎前凸是代偿性改变,为非结构性前凸。

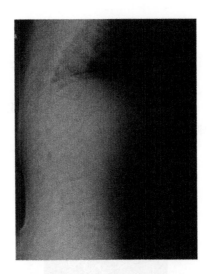

图 9-6　舒尔曼病 X 线侧位片
胸腰段连续三个以上椎体楔形变,椎体终板
不规则,许莫结节,椎间隙变窄

9.3.2　CT、MRI 检查

CT、MRI 等检查手段问世后,协助 X 线更好地提供了诊断依据,更为清晰地观察到椎体及椎体终板的形态变化,同时研究人员进一步观察到了舒尔曼病的椎体前缘或后缘的骨骺离断、椎间盘失水退变等伴随椎体楔变发生的特征性表现(图 9-7)。

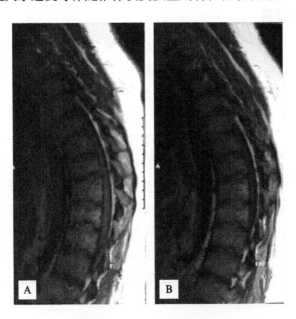

图 9-7　舒尔曼病胸椎 MRI
A. 胸椎失状位 MRI;B. 舒尔曼病 MRI 侧位片;显示 T$_{7\sim10}$椎体楔形变,伴终板不规则、椎体中央许莫结节

9.4 诊断与鉴别诊断

9.4.1 诊断

舒尔曼病分为两类：① 典型舒尔曼病，也称为胸椎/胸腰椎舒尔曼病、Ⅰ型舒尔曼病；② 非典型舒尔曼病，也称为腰椎舒尔曼病、Ⅱ型舒尔曼病。两者主要取决于后凸的部位和自然史，包括初进青春期和青春后期的症状。此外，两者在发病机制、影像学表现、预后上有所不同。腰椎舒尔曼病通常发生于运动量大的男性青少年或经常搬运重物的人，其发病与生物力学有关，可能是由于未发育成熟的腰椎轴向负荷过大所致。腰椎舒尔曼病是非进展性的，可以通过休息、限制活动、理疗等缓解症状。

典型舒尔曼病由于其脊柱后凸和腰背痛等临床表现易与其他脊柱后凸疾病相混淆，因此多依据其特有的影像学表现而进行诊断。1964 年 Sorensen 提出诊断标准，即 X 线上至少三个相邻椎体的楔形变大于 5°，终板不规则，椎间隙狭窄，并伴有许莫结节，目前该标准仍被广泛应用，CT 及 MRI 的应用可以协助除外其他病理因素导致的后凸。但也有国内外学者提出质疑，Fotiadis 等认为只要胸段椎体至少有一个椎体楔形变＞5°，终板不规则，并伴有 $T_3 \sim T_{12}$ 后凸＞40°就可以诊断为舒尔曼病；Jansen 等将出现胸段后凸＞45°，至少有 1 个椎体楔形变大于 5°，并伴有椎间隙狭窄，终板不规则的患者诊断为舒尔曼病。此外，也有学者提出引入脊柱侧方过伸位片的柔韧性分析作为标准，但因由于该病患者骨骼未成熟，椎体楔形变测量较为困难，测量误差较大，且脊柱后凸的正常范围也未得到共识，这都使得舒尔曼病的诊断存在争议。

腰椎舒尔曼病不同于典型舒尔曼病，其临床表现和影像学表现均有较大差异。Greene 在 1985 年首次报道了腰椎舒尔曼病，并于 1987 年由 Blumenthal 提出腰椎舒尔曼病的概念，并被称为Ⅱ型舒尔曼病。其临床表现为反复发作的下腰痛，而影像学表现主要包括腰椎椎体轻度楔形变，终板不规则，伴有许莫结节，但不存在明显后凸畸形(图 9-8)。Blumenthal 提出非典型舒尔曼病的诊断标准为，满足 CT 显示椎间隙狭窄、许莫结节和终板不规则三项中的两项或 MRI 显示椎间隙狭窄、许莫结节、终板不规则、椎体楔形变和椎间盘信号减低五项中的三项，即可诊断。随着研究不断深入，诊断标准的不断更新将更有利于舒尔曼病的早期诊断及增进脊柱外科医师对该病的全面的认识，其不仅表现为脊柱后凸，还与脊柱退变关系密切。

9.4.2 鉴别诊断

9.4.2.1 姿势性圆背畸形

姿势性圆背畸形是要与舒尔曼病鉴别的最常见疾病，其特点是胸椎后凸轻度增加，临

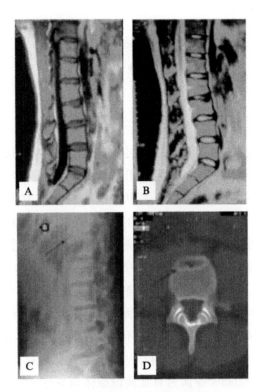

图 9-8 舒尔曼病的 MRI、X 线及 CT

A/B. 腰椎舒尔曼病 MRI 失状位片：T_{12}/L_1、$L_{1/2}$、$L_{2/3}$ 椎间隙狭窄，L_1、L_2 椎体楔形变，L_3 椎体终板不规则，L_3 椎体前缘许莫结节，$L_{2/3}$ 椎间盘变性；C. 腰椎舒尔曼病 X 线侧位片：腰椎生理前凸减少，L_1、L_2、L_3 椎体前缘不规则；D. 腰椎舒尔曼病 CT 横断面：椎体不光整，见许莫结节，中心为低密度，周围有骨硬化带

床检查时活动性好，很容易通过俯卧过伸试验矫正。X 线显示椎体轮廓正常，无椎体楔形变。后凸与舒尔曼病常见的成角后凸相比更平缓。

9.4.2.2 脊柱感染

当疼痛为主要症状时，应考虑脊柱感染。其可结合物理检查、实验室检查及脊柱 MRI、CT 或骨扫描进行鉴别诊断。

9.4.2.3 压缩性骨折

通常压缩性骨折引起的楔形变只累及一个椎体，而舒尔曼病脊柱后凸累及三个或三个椎体以上。例如，合并有严重骨质疏松的患者，可以应用椎体不同区域高度的比值参数对两种疾病进行鉴别诊断。

9.4.2.4 椎体软骨终板骨软骨炎

椎体软骨终板骨软骨炎为发生于椎体终板软骨的无菌性炎症，影像学上软骨终板模糊、变薄，可累及软骨下骨髓质，而本症表现为病变腰椎椎体缘形态不规则及许莫结节形成，伴边缘清楚的"隐窝状"切迹，内为椎间盘密度或信号影，周围多有骨硬化带。

9.4.2.5　腰椎小关节病

腰椎小关节病影像学表现为椎小关节间隙变窄、增生等退变。

9.4.2.6　L$_3$横突综合征

L$_3$横突综合征以 L$_3$ 横突明显肥大为特征,椎间盘突出 CT 及 MRI 易于诊断。

9.4.2.7　脊椎结核

脊椎结核则以椎体及椎间盘等破坏为特征,此外,配合实验室检查更容易明确鉴别。

9.4.2.8　其他

舒尔曼病的鉴别诊断还应考虑骨软骨发育不良,如 Morquio 和 Hurler 综合征及肿瘤和先天性畸形,尤其是先天性脊柱后凸。对于年轻男性,必须排除强直性脊柱炎,可以检查 HLA - B27。

9.5　治 疗 与 预 后

9.5.1　治疗

舒尔曼病的治疗方案取决于脊柱后凸畸形的严重程度、疼痛程度及患者的年龄。由于目前对舒尔曼病的疾病进展和预后情况研究尚未得到共识,所以在针对疼痛和脊柱后凸畸形加重的治疗方案选择仍存在较多争议,但总体上可将治疗分为保守治疗和手术治疗,具体包括康复锻炼、支具矫形治疗,少部分患者需采取手术治疗。

9.5.1.1　保守治疗

当明确诊断为舒尔曼病且不伴有严重脊柱后凸畸形时,多建议患者采用锻炼、理疗、佩戴支具等方法进行保守治疗。

(1) 康复锻炼:对脊柱后凸<50°的患者建议采取锻炼、理疗的治疗措施,其可以减轻患者疼痛,改善脊柱矢状位失衡。康复锻炼方法包括姿势控制、加强躯干伸展、肌腱拉伸锻炼,尤其是僵硬的腘绳肌和胸肌(图 9 - 9)。在发生限制性肺部疾病时,呼吸康复可以起到一定作用。但目前为止,仍缺乏高质量的循证医学证据证明康复锻炼在舒尔曼病治疗中的作用。Weiss 等对舒尔曼病患者采用锻炼和理疗等方法治疗后,长期随访发现患者对疼痛感觉的评分明显降低,并可较好地改善后凸畸形和活动状况,其中骨骼未发育成熟的患者在接受治疗后效果更好,但该试验缺乏对照。

(2) 支具矫形治疗:矫形治疗的目的是减少对椎体终板前部的压力并缓解疼痛。目前有关支具治疗的研究通常是回顾性研究,有很多局限性:诊断标准不一、缺乏对照组、循证医学证据等级不高。但是支具治疗在骨骼发育未成熟的患者中的使用被广泛接受。支具治疗必须是针对后凸具有一定的柔韧性,并且脊柱后凸<75°,椎体楔形变<10°,骨骼未发育成熟的患者(残余生长能力至少 1 年以上)。目前在临床上常用的矫形支具包括

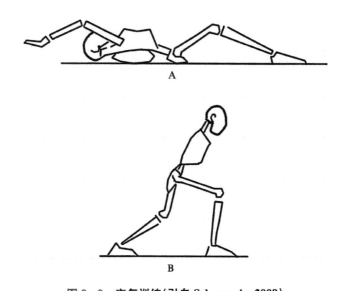

图 9-9　康复训练(引自 Salomaa A，2009)

A. 增加脊柱后凸顶椎的柔韧性；B. 拉伸腰背肌锻炼，适用于先前失稳的严重脊柱后凸畸形

Milwaukee 支具、Boston 支具、Lyon 支具、Maguelone 支具和 Lapadula-Sibilla 支具(图 9-10)。这些支具的应用原则是包括一个支持后凸顶椎的后方支撑及两个起到代偿作用的前方支撑。支具治疗要定期调整，每天佩戴时间不少于 23 h，持续至少 1~2 年，直到骨骼成熟，如果要对椎体的楔形变产生影响，至少需要 18 个月，出现后凸全部矫正及椎体楔形变部分逆转时可以减少支具佩戴时间，每天 12~14 h，直至髂棘融合后 1 年。支具治疗期间患者的 Cobb 角矫正较好，但是支具结束后的长期随访中发现，通常会出现 20%~30% 的矫正丢失。Braford 等报告了 274 例舒尔曼病患者采取支具治疗后的效果，在平均佩戴 34 个月后，胸椎后凸改善约 40%，腰椎前凸改善约 35%，其中 75 例患者胸椎后凸改善率可达 50%；Gutowski 等报告了 75 例使用 Boston 支具和改良 Milwaukee 支具 2 年的舒尔曼病患者，在佩戴 Boston 支具后后凸改善率为 27%，并推荐适用人群为脊柱后凸<70°，且后凸顶点位于 T_7 以下的骨骼未发育成熟患者；在佩戴改良 Milwaukee 支具后后凸改善率为 35%，同时建议每月调整支具大小，并且在第 1、2 年内每天佩戴时间要维持在 23 h 左右。随着研究不断进步，也有学者提出新的支具矫形方案，Ristolainen 等研究出 kyphologic™支具以辅助矫形，在一项对 56 例胸椎舒尔曼病的患者进行支具矫形的研究报道中发现，平均矫正率达 16.5°(1°~40°)，其治疗效果由于以往的支具矫正结果(图 9-11)。

支具治疗是目前针对骨骼未发育成熟的舒尔曼病患者最有效的保守治疗手段，但同时需要注意支具治疗虽然可改善后凸畸形，但是否可减轻患处疼痛及要求佩戴时间仍存在争议，而且对脊柱后凸>75°、椎体楔形变>10°、骨骼发育成熟的患者，支具治疗效果较差。在治疗非典型舒尔曼病时，考虑到该型进展缓慢，可通过适当休息和主动功能锻炼达到缓解症

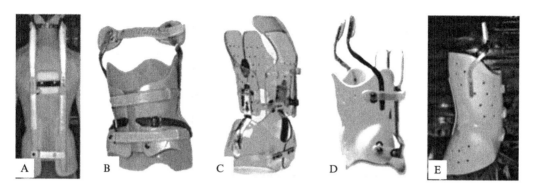

图 9-10　矫形支具(引自 Salomaa A, 2009)

A. Milwaukee 支具；B. Boston 支具；C. Lyon 支具；D. Maguelone 支具；E. Lapadula-Sibilla 支具

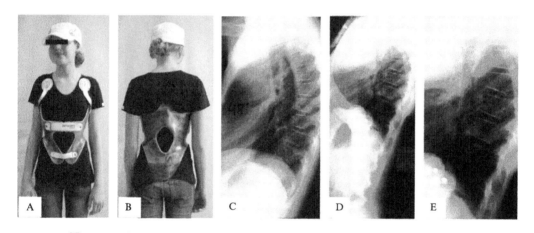

图 9-11　使用矫形支具的舒尔曼病患者及其 X 线影像(引自 Weiss H R, 2009)

A/B. kyphologic™支具治疗胸椎舒尔曼病患者,矫正前后对比大体观；C/D/E. 矫正前后脊柱胸椎侧位 X 线

状的目的,因此目前治疗方案比较一致。目前暂无佩戴支具发生并发症的报道,但由于影响美观,许多青少年拒绝佩戴或者不能足时佩戴支具,依从性较差,影响治疗效果。

9.5.1.2　手术治疗

目前围绕着舒尔曼病手术指征的把握及在手术方案的选择上仍存在争议,但其中部分得到共识:对于骨骼发育未成熟且无法接受支具矫形治疗的青少年舒尔曼病患者,或是遗留畸形严重伴或不伴有疼痛的成年舒尔曼病患者,可以考虑手术治疗。在骨骼发育成熟前,手术治疗的目的是阻止后凸进展、矫正畸形、减轻疼痛。在骨骼发育成熟后,手术指征包括无法缓解的疼痛、进行性神经损害、进行性后凸加重及心理或美观因素。手术治疗方案包括前路松解和支撑、单纯后路矫形融合固定、一期前后路联合手术、脊柱后凸截骨固定术等。其中,前后路联合手术曾被认为是手术治疗舒尔曼病的金标准。然而,随着后路截骨矫形手术方式的成熟及内固定器械的改进,后路手术以其手术时间短、出血少、并发症发生率低、手术疗效肯定等优势,逐渐成为首选手术方式,目前仅对僵硬性及严重的后凸患者才采取前后路联合手术。单纯前路松解和支撑因其手术效果有限、创伤大、并发症多,目前已不作为常规术式。

舒尔曼病手术治疗的生物力学原则是延长前柱(前路松解)、提供前方支撑(椎间融合)、缩短稳定后柱(加压固定,脊柱融合)。对于骨骼未成熟的患者,单纯的后路融合可能就能符合该原则,因为在后路固定后,前路的生长板继续生长,促进前路稳定(图9-12)。但当融合范围不足、内固定力量不够、缺少前方支撑时,由于脊柱后凸角度过大,易出现矫形不足,假关节形成,并在后期随访中出现矫形丢失情况。因此建议单纯后路矫形融合固定术适用于脊柱后凸>75°,后伸位<50°的骨骼未成熟患者,并在术后对患者行短期支具固定治疗。

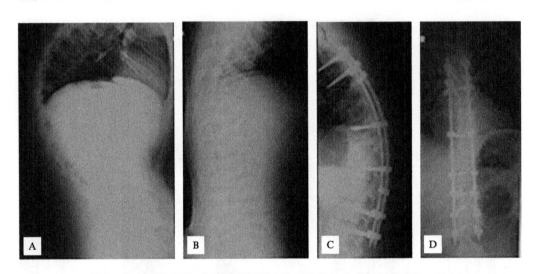

图9-12 13岁男孩,术前后凸畸形91°,过伸位后凸60°,行后路 $T_5 \sim L_2$ 间断置钉融合内固定术,术后后凸 44.5°

一期前路松解支撑、后路矫形融合固定手术,可有效地避免单纯后路融合固定术造成的高假关节形成率和矫形丢失情况,并且前柱松解、撑开、融合后有利于矫形,便于恢复胸腰段矢状位力线。此术式尤其适合后伸位>50°,椎体前缘有明显骨桥形成,或者顶椎楔形变>15°的成人僵硬后凸畸形患者。手术时,通常先进行前路手术。前路松解和融合的范围应当包括后凸顶椎区上下的椎体(通常6~8个节段),远端应该融合到后路准备融合的椎体,后路融合固定的近端应从用以测定后凸Cobb角的椎体开始,远端应到达测定后凸Cobb角的下方椎体及下方的第一个前凸椎间盘。很多文献提倡在下列情况时采用该种前后路联合手术方式:后凸角度大于75°,顶椎明显楔形变及在过伸位片上残余角度>5°。随着技术的进步,还可应用胸腔镜辅助行前路松解术,该方法切口小,视野开阔,减少了感染的发生率,降低肺部并发症的出现,利于术后康复,并且与开胸手术的松解和融合效果相同。

对于已出现严重脊柱后凸畸形的舒尔曼病患者来说,传统的单纯后路矫形固定及一期前后路联合手术,并不能获得满意疗效,只有缩短并伸直脊柱才能真正矫正畸形,并降低神经损伤情况的出现。近年来日渐成熟的脊柱截骨术和脊柱前后路重建手术的出现

（图9-13），使严重脊柱后凸畸形的治疗有了新的进展。脊柱截骨术和脊柱前后路重建手术配合椎弓根内固定和椎间融合系统可后路一期完成，矫形效果远强于传统手术。

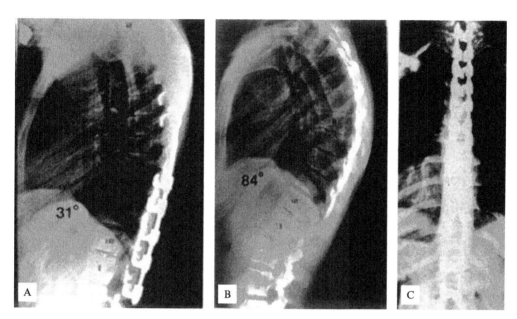

图9-13 舒尔曼病脊柱截骨术矫形前后对比（引自坎贝尔骨科手术学，第12版）

9.5.2 预后

通常情况下，绝大多数舒尔曼病属于良性发展，真正有严重畸形和临床症状者极少。此类患者在青春期发病，10～11岁之前几乎不会被发现，12～13岁即可出现影像学改变，多以背痛和疲劳为常见主诉，骨骼成熟后通常消失。若最终后凸畸形不超过75°，除了背痛外，一般不会有长期的不适，且背痛常为轻度，少有致残者。大多数研究者认为未经治疗的舒尔曼病在整个青春期持续加重，尤其是在成长过程中有外伤及过劳者。脊柱后凸加重的危险因素包括继续生长发育的时间和楔形变椎体的数目。

未经治疗的成年人舒尔曼病的自然病程还不完全明了。以往研究显示，未经治疗的成年人舒尔曼病患者背痛的发生率高于正常人群，且80%的脊柱后凸在成年后持续加重，但严重的畸形少见。心肺功能障碍多出现在一些严重的脊柱后凸畸形的患者中（后凸角度＞100°）。通常与剧烈活动有关的舒尔曼病脊柱后凸患者一般在限制活动后几个月内症状就会消失，在成人阶段，只要那些患者避免剧烈工作，没有发现任何长期的后遗症。一般认为，舒尔曼病后凸的神经损伤较罕见，由于胸椎间盘突出、硬膜外囊肿或单纯严重脊柱后凸畸形造成的脊髓压迫偶有个案报道。北京大学第三医院的研究中认为，舒尔曼病在成年人中，除以严重脊柱后凸形式引发症状外，还可以胸腰段椎间盘突出症的形式出现，换句话说，胸腰段椎间盘突出症可能就是舒尔曼病在成年人中的一种表现形式，其临床特点不是脊柱后凸和腰背痛，而是椎间盘病和神经损伤。

在对该病患者的长期随访后发现,舒尔曼病患者较正常人群腰痛明显,躯干伸展功能丧失,要求从事劳动量更小的工作,更关心外观,且该类患者在正常生活中出现神经功能障碍的概率大于正常人群,一般身体状况差于正常人群。但该病患者在教育水平、因背痛而旷工的天数、自尊、社会活动受限制、背痛用药或娱乐活动等的水平方面没有明显的差异,且研究发现,患者的腰痛、一般身体状况、生活质量与脊柱后凸程度并无直接关系。

9.6　并发症预防与处理

交界性后凸:舒尔曼病最常见的并发症。

(1)定义:术后交界性后凸包括近端交界性后凸和远端交界性后凸,近端交界性后凸是指上融合椎以上两个椎间隙的后凸 Cobb 角,而远端交界性后凸是指下融合椎以下一个椎间隙的后凸 Cobb 角。其需要满足两个条件:① 术后交界区的后凸 Cobb 角度≥100°;② 同术前相同节段相比,术后交界区 Cobb 角至少增加 10°。

(2)发病率:目前文献报道尚未统一,大部分研究指出,近端交界性后凸的发生率在30%左右,远端交界性后凸的发生率在 5%~12%。但是随着内固定器械的不断更新,术者手术经验的积累和操作水平的提升,可能如今舒尔曼病的发病率有所降低。

(3)病因:① 手术上下端融合水平选择不当;② 融合节段的选择不当。

(4)处理和预防措施:交界性后凸通常只是一种影像学表现,患者一般无明显的临床症状,仅少部分患者会出现相应的临床症状,如局部疼痛、外观畸形等。但通常不会对患者的生活质量造成影响。因此并未引起广大医师的对其处理及预防措施进行研究讨论。因此交界性后凸的发生目前尚无有效的预防措施,主要根据术者的经验及对交界性后凸发生危险因素的认识,合理选择上下端融合椎。Arlet 等认为下融合椎应尽可能使用直径大的椎弓根螺钉,同时,内固定远端联合使用椎板钩可以有效防止椎弓根螺钉拔出,有利于预防远端交界性后凸的发生,术后还应适当使用支具保护。

参 考 文 献

陈仲强. 脊柱外科学. 北京:人民卫生出版社,2013.

李卫国,邱勇. 舒尔曼病自然史及治疗研究进展. 中国骨与关节杂志,2008,7(2):111-115.

李晔,王以朋. 休门病的诊断和治疗研究进展. 中国骨与关节外科,2011,04(2):158-162.

刘学光,邱勇. 休门氏病矫形术后交界性后凸的危险因素及预防进展. 中国脊柱脊髓杂志,2011,21(4):338-341.

王岩. 坎贝尔骨科手术学. 第 12 版. 北京:人民军医出版社,2013.

Bezalel T, Carmeli E, Been E, et al. Scheuermann's disease:Current diagnosis and treatment approach.

Journal of Back & Musculoskeletal Rehabilitation, 2014,27(4): 383 - 390.

Bradford D S, Moe J H, Montalvo F J, et al. Scheuermann's kyphosis and roundback deformity. Results of Milwaukee brace treatment. Journal of Bone & Joint Surgery, 1974,56(4): 740 - 758.

Bradford D S, Moe J H. Scheuermann's juvenile kyphosis. A histologic study. Clinical Orthopaedics& Related Research, 1975,110(110): 45 - 53.

Dr. M. Aufdermaur, M. Spycher. Pathogenesis of osteochondrosisjuvenilisscheuermann. Journal of Orthopaedic Research, 1986,4(4): 452 - 457.

Fotiadis E, Kenanidis E, Samoladas E, et al. Scheuermann's disease: focus on weight and height role. European Spine Journal, 2008,17(5): 673 - 678.

Gutowski W T, Renshaw T S. Orthotic results in adolescent kyphosis. Spine, 1988,13(5): 485 - 489.

Jansen R C, van Rhijn L W, Van O A. Predictable correction of the unfused lumbar lordosis after thoracic correction and fusion in Scheuermannkyphosis. Spine, 2006,31(11): 1227 - 1231.

Kapetanos G A, Hantzidis P T, Anagnostidis K S, et al. Thoracic cord compression caused by disk herniation in Scheuermann's disease. European Spine Journal, 2006,5(Suppl 5): 553 - 558.

Karppinen J, Pääkkö E, Paassilta P, et al. Radiologic phenotypes in lumbar MR imaging for a gene defect in the COL9A3 gene of type IX collagen. Radiology, 2003,227(1): 143 - 148.

Lowe T G, Line B G. Evidence based medicine: analysis of Scheuermannkyphosis. Spine, 2007,32(32): 115 - 119.

Lowe T G. Scheuermann's disease. Orthopedic Clinics of North America, 1999,30(3): 475 - 487.

Palazzo C, Sailhan F, Revel M. Scheuermann's disease: an update. Joint Bone Spine Revue Du Rhumatisme, 2014,81(3): 209 - 214.

Ristolainen L, Kettunen J A, Heliövaara M, et al. Untreated Scheuermann's disease: a 37-year follow-up study. European Spine Journal, 2012,21(5): 819 - 824.

Salomaa A. Review of rehabilitation and orthopedic conservative approach to sagittal plane diseases during growth: hyperkyphosis, junctional kyphosis, and Scheuermanndisease. European Journal of Physical & Rehabilitation Medicine, 2009,45(4): 595 - 603.

Soo C L, Noble P C, Esses S I. Scheuermann kyphosis: long-term follow-up. Spine Journal Official Journal of the North American Spine Society, 2002,2(1): 49 - 56.

Weiss H R, Dieckmann J, Gerner H J. Effect of intensive rehabilitation on pain in patients with Scheuermann's disease. Studies in Health Technology & Informatics, 2002,88: 254 - 257.

Weiss H R, Dieckmann J, Gerner H J. Outcome of in-patient rehabilitation in patients with M. Scheuermann evaluated by surface topography. Studies in Health Technology & Informatics, 2002, 88: 246 - 249.

Weiss H R, Turnbull D, Bohr S. Brace treatment for patients with Scheuermann's disease—a review of the literature and first experiences with a new brace design. Scoliosis and Spinal Disorders, 2009,4 (1): 1 - 17.

Zaidman A M, Zaidman M N, Strokova E L, et al. The Mode of Inheritance of Scheuermann's Disease. Biomed Research International,2013(37): 973 - 716.

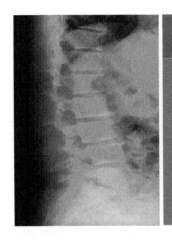

第 10 章
发育性腰椎椎弓根峡部裂及滑脱

发育性腰椎椎弓根峡部裂及滑脱是因先天性因素等使椎体与椎弓根或关节突(一侧或双侧)骨质连续性中断;如果椎骨移位致使连续性延长、上位椎体及椎弓根、横突和上关节突与下位椎体和关节突在水平方向上产生移位,称腰椎峡部裂合并脊椎滑脱(spondylolisthesis)。发育不良性椎弓根峡部裂是一类发生于椎体关节间部的先天性缺陷,群体发病率为 6%,一般病发于低位腰椎和高位骶椎,常累及下腰椎。这种类型的椎弓根峡部裂并不少见,可占椎弓根峡部裂病例的 14%～21%。85%～95%的峡部裂发生在 L_5 椎体,5%～15%的患者发生在 L_4 椎体。由于 L_5 峡部受到 L_4 下关节突和 S_1 上关节突钳形挤压,因此容易发生崩裂。峡部裂很少高于 L_4,但也有 L_1 峡部裂的报道。多节段峡部裂发生率约为 4%;双侧峡部同时断裂的发生率为 80%,这时椎体容易前移,形成椎体滑脱。先天性腰椎滑脱容易进行性发展,产生压迫神经症状。

10.1 病理病因

由于椎体关节间部的先天性缺陷,病变椎体时常会使下位椎体上滑向前方,造成椎体滑脱以及下背痛。椎弓根峡部裂在临床上既可以表现为单一症状,也可以作为许多症状之一出现。尽管遗传性的椎弓根峡部裂长期以来已经被报道,但目前对于该病的遗传病因及发病机制仍未清楚。

腰椎胎生时有椎体及椎弓骨化中心,每侧椎弓有两个骨化中心,其中一个发育为上关节突和椎弓根;另一个发育为下关节突、椎板和棘突的一半。若两者之间发生不愈合,则形成先天性峡部崩裂,又称为峡部不连;局部可形成假关节样改变。当开始行走以后,由于站立、负重等因素而可发生位移,尤其是双侧峡部崩裂者,可使上方的脊椎向前滑动,称为脊椎滑脱。也可因骶骨上部或第 5 腰椎弓发育异常,而产生脊椎滑脱,其峡部并无崩裂。此种先天性病因,亦多具有遗传倾向,同一家族发病较多,文献上有报道父或母与其子女均患本症者。种族因素也很明显,白种人男性发病率为 6.4%,白种人女性发病率为 2.3%,美国非洲黑种人男性发病率为 2.8%,黑种人女性发病率为 1.1%,而爱司基摩人的发病率高达 50%,这种人常伴有其他腰骶部畸形,如过渡性腰骶椎、隐性脊柱裂等。

西京医院骨科罗卓荆教授团队对发育性腰椎椎弓根峡部裂的病因进行了研究。通过对椎弓根峡部裂患者进行全外显子组测序和功能分析,在一个中国家族的 5 名受累患者中发现了硫酸盐转运因子基因 SLC26A2 的一个新型杂合子突变(c. 2286A>T;p. D673V)。

通过筛查 30 名无亲缘关系的椎弓根峡部裂患者发现了这一基因中另外两个突变(c. 1922A>G;p. H641R 和 1 号内含子中的 g. 18654T>C)。原位杂交分析结果表明,SLC26A2 丰富表达于发育 14.5 天小鼠胚胎的腰骶椎中。相比于野生型细胞,转染突变 SLC26A2 的 CHO 细胞硫酸根吸收活性显著下降,证实了这两个错义突变的致病性。

在基于大量临床病例研究的基础下,遗传性椎弓根峡部裂及椎体滑脱的基因缺陷首次被证实,研究提供了"常染色体显性的椎弓根峡部裂及由此带来的椎体滑脱是由 SLC26A2 的基因突变引起的"第一个功能性基因组证据。在正常软骨中,软骨细胞合成硫酸蛋白多糖并将其分泌到细胞外基质中。SLC26A2 基因编码产生的硫酸根转运休对于蛋白多糖硫酸根化这一过程的实现必不可少。而硫酸根转运体功能受损将会导致软骨细胞内硫酸根的耗尽及硫酸化蛋白多糖的合成不足,从而影响了细胞外基质的构成,而这些对于正常的软骨内成骨是必需的。以往研究已经证实位于 SLC26A2 基因上的突变可导致一系列隐性的带有明显表型的软骨发育不良疾病,包括 achondrogenesis1B(ACG1B),atelosteogenesis2(AO2),diastrophic dysplasia(DTD)和 multiple epiphyseal dysplasia(rMED)(按疾病的严重程度下降来排序)。值得一提的是,SLC26 转运体的 Stas 域在细胞质内通过与 CFTR 的 R 区域相互作用来激活阴离子交换。由 CFTR 基因突变而引起囊性纤维化的患者也同样被发现患有骨与腰椎相关的疾病,如椎体骨折和 $L_5 \sim S_1$ 的腰椎间盘突出。因为 SLC26A2 和 CFTR 都在发育的腰椎中表达,位于 SLC26A2 的 Stas 结构域或者是 CFTR 的 R 结构域的突变可能都会影响到腰椎体的发育。

未来的研究将着手于在峡部裂及椎体滑脱的患者上检测这些相关基因的基因组缺陷。在发育不良性椎弓根峡部裂和脊椎滑脱患者及无症状高风险个体上对相关候选基因的筛查将会发现更多新的基因缺陷。该研究发现为了解腰椎峡部裂等发病机制和临床精准治疗提供了新依据。

10.2 临 床 分 型

由于腰椎峡部先天性发育过细或小关节高度过小,小关节面趋于水平及排列近矢状位,使腰椎后部的"骨钩"结构力量薄弱或消失。患者年轻时即可发病,影像学上椎弓根峡部并无完全断裂,有些患者可同时伴有隐裂等畸形。上位椎体在下位椎体上滑移程度一般较小,但可随着年龄的增长而变得明显,患者腰骶角多有增大。Wiltse 将此型腰椎滑脱分为三类:

A 型:小关节突呈水平方向(即发育低平)。

B 型:小关节排列呈矢状位。

C 型:伴有其他的腰骶部畸形(图 10-1)。

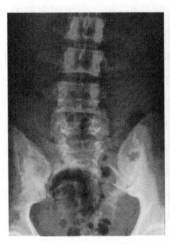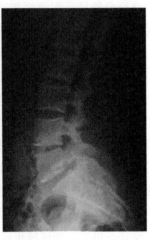

图 10-1 发育性峡部裂合并骶骨隐裂 X 线

10.3 临床表现

10.3.1 一般症状

早期椎弓崩裂和脊椎滑脱者不一定有症状,有不少人是因其他原因拍片时无意发现。但如认真了解,本病亦可有某些主诉,主要是下腰部酸痛,其程度大多较轻,往往在劳累以后加剧,也可因轻度外伤开始。适当休息或服止痛药以后多有好转,故病史多较长。腰痛初为间歇性,以后则可呈持续性,严重者影响正常生活,休息亦不能缓解。可同时向骶尾部、臀部或大腿后方放射。若合并腰椎间盘突出症,则可表现为坐骨神经痛症状。

腰痛的原因主要是由于峡部崩裂局部的异常活动或纤维组织增生刺激神经末梢所致的根性刺激症状。亦可因刺激脊神经后支的分支,通过前支出现反射痛(窦-椎反射)。若脊椎滑脱严重,可能压迫神经根或马尾神经,但相当少见。

10.3.2 体征

本病体征通常不多,单纯峡部崩裂而无滑脱者可无任何异常发现。体检时仅在棘突、棘间或棘突旁略有压痛。腰部活动可无限制或略受限,骶尾及臀部其他检查多无异常客观体征。

本病伴有脊椎滑脱者,可出现腰向前凸、臀向后凸、腹部下垂及腰部变短的特殊外观,此时病椎的棘突后突,而其上方的棘突移向前方,两者不在一个平面上。局部可有凹陷感,骶骨后突增加。腰骶棘突间压痛,背伸肌多呈紧张状态。腰部活动均有不同程度受限,下肢运动、感觉及腱反射多无异常。

10.3.3　根性症状

大多数病例均有根性痛,主要由于局部椎节松动所致的根性刺激的原因,或通过窦椎神经反射出现的假性根性症状。其特点是平卧后即消失或明显减轻。真正由于脊神经挤压而引起严重的根性受压征,在临床上并不多见,马尾神经受压者更为少见。

10.4　影 像 学 检 查

10.4.1　X 线检查

本病的诊断及程度判定主要依据 X 线检查。凡疑诊本病者均应常规拍摄正位、侧位、左右斜位片及动力性侧位片。显示不良者可重复拍摄,尤其是斜位片常因拍摄角度掌握不当而难以如实将病变反映出来。

10.4.1.1　正位片

按常规拍摄腰骶段正位片,一般难以显示椎弓崩裂或脊椎滑脱;但在滑脱明显时,可有滑脱椎体的重叠线,又称 Brailsford 弓形线。同时可以从正位片上观察有否椎间隙退行性改变及是否有其他引起腰痛的因素,有助于临床诊断及鉴别诊断。

10.4.1.2　侧位片

(1) 单纯崩裂者:于病节椎弓根后下方处显示一条由后上方斜向前下方的透明裂隙,或是峡部变得细长;先天性者则出现假关节样外观。

(2) 伴滑脱者:除上述条状透明裂隙较宽(其宽度与滑脱的程度成正比)外,尚可发现其他异常,主要是椎节的位移及松动等,并可加以对比。

10.4.1.3　左右斜位片

左右斜位片对本病的判定临床意义最大。当将投照球管倾斜 40°～45°拍片,可获得一幅清晰的椎弓峡部图像,并巧合形成一似哈巴狗样影像(图 10-2)。现将该影像各部所代表的脊椎骨性解剖标志列举如下:

狗嘴——代表同侧横突。

狗耳——上关节突。

眼睛——椎弓根纵断面。

狗颈——椎弓峡部或关节突间部。

身体——同侧椎板。

狗腿——前腿为同侧、后腿为对侧下关节突。

狗尾——对侧横突。

于椎弓崩裂时,峡部可出现一带状裂隙,酷似在狗颈上戴了一根项链(圈),此"项链"越宽,表示间距越大,椎体滑脱的距离也愈多,甚至出现犹如狗头被"砍断"样外观(图10-3)。先天性者,裂隙两端骨质密度增加,表面光滑,多出现典型的假关节征。外伤性者于早期则显示清晰的骨折线,但于后期亦有部分病例形成假关节样外观。

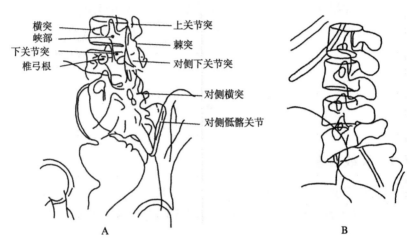

图10-2 腰椎左右斜位片

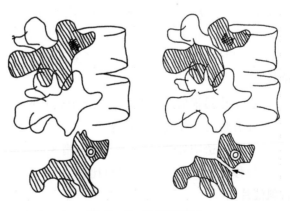

图10-3 椎弓崩裂图

10.4.1.4 动力性侧位片

动力性侧位片即拍摄侧位腰椎及腰骶椎过伸与过屈状态下平片,观察椎节的稳定性及椎节的松动度。

10.4.2　CT 扫描、MRI(MR)及脊髓造影检查

此类检查一般并不需要,前述之正、侧、斜位 X 线片已可以确诊。但对于必须与其他疾病鉴别诊断或合并有神经症状者,仍是必不可少的诊断方法(图 10 - 4,图 10 - 5)。

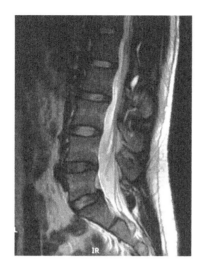

图 10 - 4　MRI 检查可无明显异常

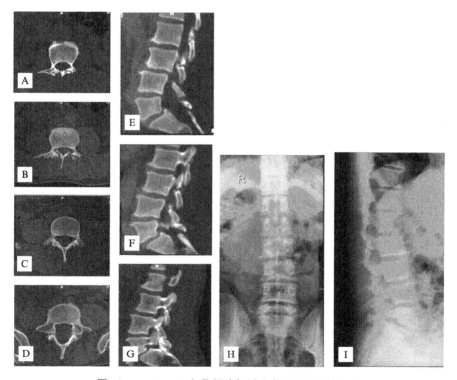

图 10 - 5　L₂~L₅ 多节段峡部裂患者 CT 和 X 线展示

10.5 治　疗

10.5.1　非手术治疗

非手术治疗适用于单纯崩裂、无明显滑脱、临床症状较轻微者,尤其年龄较小,腰椎管容积和代偿间隙较大,可长期没有临床症状的患者。非手术疗法主要措施包括:

(1) 腰背肌锻炼:对增加腰椎的稳定性最为重要。

(2) 腰部支架或皮腰围外用:除保护作用外,可增加腰部肌力。

(3) 避免腰部外伤、重负荷及剧烈运动:有助于防止病变发展,尤其是伴有椎节滑脱者。

(4) 对症处理:可采取腰部理疗、按摩(切勿推拿),予以解痉止痛类药物等。

10.5.2　手术治疗

手术治疗的基本原则是发育性峡部裂及滑脱的手术治疗原则与其他原因所导致的峡部裂滑脱的手术原则基本一致。其基本目的包括维持脊柱稳定,恢复正常序列,解除神经压迫。腰椎滑脱的外科手术治疗方法很多,随着人们认识的深化,手术方法的不断改进,以往应用过的 Hibbs 椎板融合术,大块"H"形植骨融合术,Watkins 后外侧融合术等,由于疗效欠佳,现已逐渐为其他术式所取代。手术方法可分为前路椎体间融合术,后路减压、复位及固定(融合)术及前后联合入路手术三类。

(1) 维持脊柱稳定:在适度复位的基础上进行植骨融合合并辅以相应的内固定以保持病变椎节的稳定。随着各种脊柱内固定的发展,手术可使复位以后的脊柱稳定性得到增强并维持,从而提高植骨融合成功率,缩短术后康复时间。因此,各种新型内固定器材的应用是近年来本症治疗的一大进展。

(2) 恢复正常序列:腰椎滑脱是否需要复位至今仍有争议,复位可以恢复腰骶部的生物力学性能,恢复脊柱三株结构的连续性,解除椎管及椎间孔的狭窄,改善外观。但由于病程已久,脊柱骨间的椎间盘组织及周围的韧带结构已适应滑脱状态,因而欲求完全复位并非易事,加之原有解剖结构已发生改变,并产生新的排列组合关系,尤其滑脱较严重者,易出现并发症。对此类病例则不必强求复位。否则,即使勉强复位,术后亦有可能再滑脱,尤其是内固定技术欠缺及手术技术不到位者。因而主张进行适度的复位,即尽量利用椎节本省软组织结构进行复位。椎间融合器的使用,借助于椎体间纤维环及韧带张力,达到牵张复位的效应。在恢复椎间高度的同时,也可部分恢复椎节序列。

(3) 解除神经压迫:有神经压迫症状者需要进行手术减压。神经症状包括两种:一种是局部不稳而引起的刺激症状;另一种为症状的神经压迫引起。对于前者,随着椎节的复位及稳定,症状则可以缓解,因而无须减压。

10.5.2.1　前路椎体间融合术

（1）病例选择：本术式主要适用于下列几种病例。

1）单纯性椎弓崩裂。

2）腰椎或腰骶椎滑脱者。

3）超过Ⅰ°椎弓崩裂因后路手术不适宜者（手术途径有病变无法施术）。

（2）手术步骤

1）麻醉：因手术需要患者腹肌松弛，多选用全身麻醉或持续硬膜外麻醉。

2）体位：患者仰卧于手术台上，双髋下方略垫高。

3）切口：多选择左侧倒八字斜形切口或正中旁切口。如经腹腔入路，则取中线切口。

4）显露病变椎节：依序切开腹壁诸层，缝合结扎肌层。纯性分离将腹膜及腹腔内容推向右侧，保护深部血管，即显露病变椎节，主要是 $L_{4\sim5}$ 和（或）$L_5\sim S_1$。在此过程中务必小心，尤其是椎节前方及两侧之血管、神经、输尿管及肠管等注意保护，切勿误伤。

5）切除椎间隙可用骨刀在椎节软骨板下方将椎节内椎间盘及软骨板一并凿除，宽度 2 cm 左右，深度 2～2.2 cm，切勿过深，以防误伤后方之硬膜囊。用冰盐水反复冲洗术野后，对局部做进一步检查，有髓核突出者，可从前方摘除，切勿超过后纵韧带；对髓核脱出者，可酌情处理，早期病例仍可从前方摘除，而已形成粘连之后期病例，不可勉强从事，仍以从后路切除为佳。

6）植骨融合或 Cage 植入一般病例，可切取髂骨，呈一块状或 2～3 块状嵌入椎节局部，术中配合牵引椎节撑开 1～3 mm 最佳。骨块不稳定者，可附加螺钉内固定。近年来大多数学者乐于采用中空式 Cage 植入，其既具有自动使椎节撑开的作用，又利于恢复椎节前方高度，且稳定性佳，空腔内充填的碎骨块可获得后期的骨性融合。

10.5.2.2　后路减压、复位及固定（融合）术

（1）病例选择、体位与麻醉

1）病例选择：主要用于椎节有移位的患者，包括各种原因所致的椎弓崩裂。

2）体位：俯卧位，腰骶部垫高，双髋微屈，腹腔切勿受压。

3）麻醉：多选择全身麻醉，亦可持续硬膜外麻醉；但局部麻醉不宜，以防因局部麻醉效果不确实，以致肌肉痉挛而使复位困难。

4）显露施术椎节：按常规切开皮肤、皮下，分离双侧骶棘肌，用自动拉钩将其切开、撑开，显露病变椎节，两侧应达关节突关节外侧缘。

5）椎板切除减压：视病情需要而定，其范围视病情而定，有关操作要领及相关事项可参阅椎管狭窄症等章节，不赘述。无椎管内神经受压症状者，则无须此操作。

6）椎节复位：对滑脱椎节的复位应依序进行，切忌粗暴，与急性骨折脱位原则一致，其复位顺序与滑脱的轨迹正好相反。在操作时应先使病节椎体分开，即利用相应工具将椎节撑开，当纵向复位满意（恢复椎节原来高度）后方可向上提升，此时需要借助椎弓根钉提升工具进行操作（因术中患者处于俯卧位，术语为"向上提升"），逐渐获得横断面的复

位。切忌椎弓根钉旋入后立即提升的程序,不仅达不到目的,且增加失血量,并易引起螺钉松动。对复位十分困难者,大多因病程过久,周围韧带及关节囊壁已纤维化、软骨化甚至骨化者,则不必勉强。

(2) 单椎节椎弓根钉技术

1) 病例选择:主要用于伴有椎体滑脱的椎弓峡部崩裂的患者,Ⅰ°～Ⅲ°均可。滑脱的程度越轻、年龄越小、时间越短,疗效亦越理想。无峡部骨折者疗效更佳。

2) 技术原理:即对滑脱节段上下两个椎体通过椎弓根钉技术使患椎同时获得前柱、中柱与后柱三柱的稳定;同时通过对上位椎弓根钉的提升达到复位目的。术中再辅以植骨融合术或 Cage 植入术等,疗效更为满意。

3) 通过椎弓根钉复位固定:首先行以椎弓根技术(详见胸腰椎骨折章节),而后依照滑脱椎节复位的原理,先将上下椎节撑开,使其恢复椎节原有高度(或接近原有高度),之后将上端椎弓根钉向背侧提升,达满意对位后(术中 C-臂透视或拍片),将螺钉旋紧使其固定。在椎节恢复原有状态、前路撑开的同时,后路加以压缩以确保其稳定与疗效。

4) 椎体间融合术:临床上多选用椎体间植骨或 Cage 植入术。先在减压基础上,将硬膜囊牵开,切除椎节局部的软骨板及纤维环组织等,而后选择相应规格的植骨块(多取自髂骨后嵴处)嵌入局部;为防止滑出倾向,目前多采用充满碎骨粒的 Cage 植入(图 10-6)。

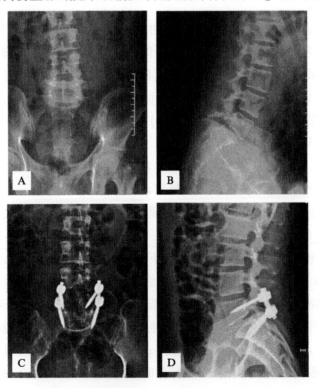

图 10-6　椎间融合＋单节段椎弓根钉复位固定
A、B. 术前 X 线正侧片;C、D. 术后 X 线正侧片

（3）单枚椎间融合器辅助下的后路椎体间融合术

1）病例选择：主要适用于Ⅰ°～Ⅱ°峡部型或先天性腰椎滑脱症，尤其那些伴有单侧下肢神经症状者。

2）技术原理：于椎体间正式放置融合器前须以撑开栓逐渐撑开塌陷滑移的椎间隙，这样借助椎体间融合器的撑开-复位原理，可以使滑脱有限复位，并恢复良好的腰椎力线。

3）手术方法：首先在病变节段的两侧相应位置置入椎弓根螺钉，选择有下肢神经症状的一侧行半椎板及预融合椎间隙的小关节突切除术，减压的同时，彻底显露一侧的硬膜、预融合椎间隙及该间隙的上序号和下序号神经根。如患者伴有双侧下肢症状，则行全椎板减压，但保留一侧的小关节突。行椎间盘摘除术（保留终板）后，用撑开器扩撑椎间隙，撑开时不强求恢复椎间隙原有高度，在避免过度牵拉神经根和硬膜囊的前提下尽可能地复位，此时用纵杆联结对侧的椎弓根螺钉以维持椎间隙撑开状态，然后植入合适的椎间融合器（图 10-7）。最后用纵杆连接固定融合器植入侧的椎弓根螺钉（图 10-8）。在植入融合器之前，切除下来的椎板碎骨块先植入椎间隙，而融合器的中空部分事先取髂骨松质骨泥填塞。

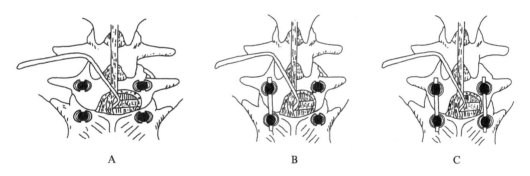

A　　　　　　　　B　　　　　　　　C

图 10-7　后路椎间融合术操作要领

A. 神经根拉钩牵开硬膜囊及神经根显露椎间盘；B. 安装对侧椎弓根螺钉连接杆；C. 安装融合侧椎弓根螺钉连接杆

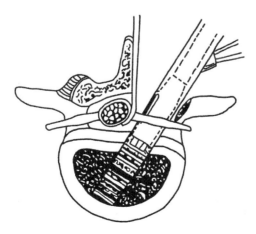

图 10-8　植入椎间融合器

4) 优点：一是利用了撑开栓对椎间隙的撑开作用而使滑脱有限复位，所以通过椎弓根螺钉的提吊复位更为安全，植于椎体间的融合器则同时起到了腰椎前柱支撑和植骨融合的双重作用。二是因为整个椎节的应力由融合器和椎弓根螺钉系统共同承担，故很少有断钉等并发症发生，且仅需选用适合原位固定的椎弓根螺钉系统即可。三是由于只需放置单枚融合器，故仅需牵拉一侧的神经根和硬膜囊，从而避免了对无症状侧神经根的干扰。

（4）双节段椎弓根钉技术：其基本技术与前者相似，为获得更为确实的固定效果及使患部恢复脊柱前凸状态，在手术时可向头端延伸（增加）一个固定节段，此种病例，术后两周即可下地活动，三周左右可进行社会活动，但需要多牺牲一个腰椎运动节段（图10-9）。

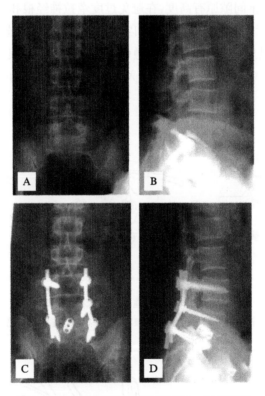

图 10-9 椎间融合＋双节段椎弓根钉复位固定
A、B. 术前 X 线正侧片；C、D. 术后 X 线正侧片

（5）"蝶翼形"钢板内固定技术：针对青少年单纯腰椎峡部裂患者，目前临床常用经椎板拉力螺钉峡部固定植骨技术和椎弓根钉-椎板钩固定植骨技术。经椎板拉力螺钉复位固定植骨技术保留了腰椎的活动度，符合生物力学原则，但螺钉需从峡部骨皮质中间穿过，存在损伤神经的风险，手术技术难度高，风险大，学习曲线陡峭；椎弓根钉-椎板钩系统利用椎弓根螺钉固定达到脊柱三柱固定，椎板钩加压促进断端愈合，属于动态非融合固定，但存在脱钩、固定强度不牢等不足。

　　总结以上两种内固定装置的不足,上海长征医院脊柱二科通过腰椎尸体标本的测量及文献回顾分析,结合骨折块锁定钢板固定理念,设计了一种新型的腰椎内固定系统用于治疗青少年单纯性腰椎峡部裂——"蝶翼形"钢板内固定器械,以期解决青少年峡部裂的内固定难题,促进局部愈合,维持腰椎稳定性并减少并发症的发生。腰椎峡部裂的翼状曲面钢板内固定系统,包括 Y 形板和椎弓根螺钉,Y 形板由呈"Y"形相交的椎弓根螺钉连接杆、椎板棘突叶片和下关节突叶片组成,椎板棘突叶片和下关节突叶片具有螺纹孔及与螺纹孔相匹配的锁定螺钉(图 10 - 10)。

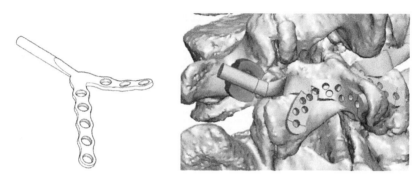

图 10 - 10　腰椎峡部裂的翼状曲面钢板内固定系统模型图

　　"蝶翼形"钢板内固定系统结合了椎弓根螺钉技术与微型锁定钢板技术的优势;对腰椎峡部裂病变进行直接修补,对邻近正常椎间盘及正常椎节无扰动,保留了固定节段的运动功能,符合非融合腰椎内固定生物力学治疗理念(图 10 - 11);对腰椎后方骨性结构尤其是小关节破坏小,符合微创发展理念;固定强度大,提高了断裂峡部的愈合率;操作简单,风险低,学习曲线平缓,容易推广普及。

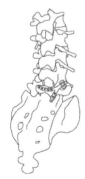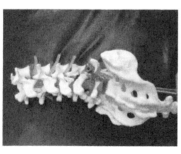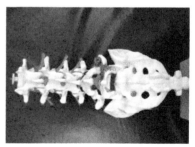

图 10 - 11　腰椎峡部裂的翼状曲面钢板内固定系统展示

10.5.2.3　前后联合入路手术

　　前后联合入路即前路椎体融合,同时做后路内固定术,适用于脊椎滑脱程度较重者,既可复位,又可做内固定,提高骨融合率,但手术创伤大,出血较多。编者曾施术多例,疗效均较满意。具体术式选择如下。

（1）后路椎弓根钉固定及复位术：全身麻醉后，先让患者俯卧于手术台上，按常规行椎弓根钉固定及提升复位术（无移位者则无须复位操作）。对有根性受压者，应同时予以椎板切开减压，并决定是否需要椎管探查术。对骶骨后上角压迫马尾神经形成马尾综合征者，则需将骶骨部分切除。

（2）前路椎间盘切除＋融合术：在麻醉下将患者由俯卧位改为仰卧位，切口侧（多为左侧）垫高。一般选左侧倒八字切口，钝、锐性分离肌层，牵开腹膜及保护腹腔内容物显露患椎椎节。先行椎间盘全切术，而后可行植骨融合术（多取自体髂骨）或是 Cage 植入术或植骨＋钢板植入术等。国外许多学者选用钛网植入，但反对者认为由于网状结构降低了局部的剪力而持反对态度。

10.6 并发症预防与处理

10.6.1 马尾和神经根损伤

腰椎手术并发马尾或神经根损伤并非少见，且后果严重，常导致永久性的损害和肢体的顽固性疼痛。

10.6.1.1 发生原因

（1）牵拉伤或误伤：腰椎后路腰椎间盘摘除及腰椎管侧隐窝减压术时，使用手持拉钩或神经剥离子不当，造成过度牵拉或长时间压迫导致神经牵拉伤。腰椎滑脱，尤其是Ⅱ°以上滑脱复位时，易导致神经根牵拉损伤、麻痹甚至瘫痪。

（2）烧灼伤：使用电凝止血，尤其使用单极电凝时，由于电流过大或过度靠近神经，导致神经损伤。

（3）器械伤：使用手术剪刀进行锐性分离时，由于解剖不熟悉或局部病变使解剖结构异常、误切或误剪，造成神经部分或完全断裂发生永久性损伤。在对椎管四周进行减压时，尤其在神经根出口处、侧隐窝处，椎板咬骨钳、刮匙损伤神经根。腰椎椎间融合在处理椎间盘时显露不充分，绞刀或刮刀损伤神经根、植入椎间融合器时显露不充分导致神经根挫伤或断裂。

（4）椎间盘相关腋部椎间盘突出：突出的椎间盘挤压神经根使其移位，则有可能在钳夹突出的髓核碎片时，将侧方的神经根一并钳夹致伤。巨大型或者中央型腰椎间盘突出易影响操作导致误伤。

（5）腰椎再手术：腰椎术后局部结构不清、组织粘连，切口内瘢痕渗血、显露不当使视线模糊较易造成神经根损伤。

10.6.1.2 防治措施

（1）熟悉解剖是关键：术前做到充分了解局部的解剖特点，包括病理解剖改变，术中操作应仔细辨别。例如，腰椎前路手术时避免损伤从腰大肌上穿出的生殖股神经。在腰椎结核伴有腰大肌脓肿时,前路手术需分离到达椎体后,再切开腰大肌脓肿。这样可以避免损伤各腰丛神经,尤其是股神经。

(2) 显露充分,牵拉适度:神经根因过度牵拉或器械误伤而导致的损伤并不少见。避免其发生的主要措施是正确地使用神经剥离子、神经拉钩及脑棉保护神经根。既适当暴露便于手术操作,又不过分牵拉。多数牵拉伤为暂时性的,术后可以恢复。如果造成神经轴突断裂或神经被拉断,则不能恢复。

(3) 正确使用电凝器械:椎管内静脉丛止血应考虑其周围神经结构,条件允许时在充分显露的情况下以双极电凝止血为最佳选择;周边松质骨、骨孔出血可选择骨蜡止血或电凝。

(4) 减压充分,复位适当:在椎间融合手术必须做到充分减压,处理椎间盘组织时做到既要显露充分又要防止误伤,且不可过度牵拉神经根。对于腰椎滑脱患者,多数存在局部瘢痕组织增生并与神经根等粘连,不但在减压时要防止误伤,在滑脱复位时亦不可过分强调完全复位,否则容易发生神经根牵拉伤,重度滑脱更应重视植骨融合、稳定脊柱甚至可原位融合。

(5) 正确使用配套器械:在椎间隙操作时应充分了解各器械上的刻度标志、拉钩的方向,在助手的帮助下显露清楚并注意绞刀等刀刃的方向。

(6) 腰椎再手术应做到细心、耐心:腰椎再手术患者在椎板已被切除的情况下,避免硬膜囊及神经根损伤的关键是从正常椎节,或是从残余椎板的下缘开始施术。在操作时,首先应刮除椎板下缘的瘢痕,并从椎板上剥下;当达到足够的范围后,再用薄型椎板钳切除残留的椎板和关节突。此时,原椎间盘切除部位及与神经根粘连的瘢痕区即可显示,并可被全部切除。术中应保持硬膜外间隙清晰,在辨别出神经根后对其加以保护后,方可使用髓核钳。否则,不应在椎管内使用髓核钳,而采用一个神经钩将髓核碎片拨出来。

10.6.2　硬脊膜损伤

硬膜损伤的发生率为 $4\%\sim5\%$。但再次手术及病程较久的病例其发生率明显为高,一般达 20% 左右。如再合并椎管严重狭窄时,其发生率还要高,可达 $30\%\sim40\%$。

10.6.2.1　发生原因

(1) 硬脊膜撕裂、缺损、刺破:陈旧性腰椎骨折,骨折块突向椎管压迫硬脊膜并发生粘连,在手术减压取出骨折块时,撕破硬脊膜,或因骨折块刺破硬脊膜,取出骨折块后遗留缺损。腰椎明显骨质增生、黄韧带增生肥厚甚至骨化导致椎管狭窄,硬脊膜外脂消失,硬脊膜受压变薄,紧贴在黄韧带深面或有粘连,在切除椎板及黄韧带时被撕破或切穿。腰椎椎管内有炎症性粘连或腰椎手术后硬脊膜与周围瘢痕组织粘连,在分离显露神经根或椎间盘时撕裂硬脊膜,特别在神经根根部更易发生。在椎管四周减压后未对减压后的骨面进行修整,残留一些较尖的骨刺,同时因手术减压后硬膜囊膨胀、水肿而被刺破。

(2) 手术器械使用方法不当:如使用尖刀片切除黄韧带时,不慎刺穿硬脊膜。在使用椎板咬骨钳时,没有应用神经剥离子分离和保护使硬脊膜被夹于钳口而撕裂。在椎管开放的情况下,锐利的刀剪或钝性器械因失手均可损伤硬脊膜。在植入内固定螺钉时不慎绞伤硬膜囊;在装配内固定连接棒等时操作不慎钝挫伤硬膜。

10.6.2.2 防治措施

（1）正确使用手术器械：避免硬脊膜损伤的方法是正确使用手术器械,操作在直视下进行,在硬脊膜与椎管之间有间隙存在的情况下,可用神经剥离子、脑棉置于硬脊膜与椎管壁之间,再另行操作。应用椎板咬骨钳切除椎板前先用神经剥离子对椎板下方加以分离松解;对已被咬断之椎板在向体外提拉时,切勿用力过猛,术者应在提升椎板咬骨钳的同时,仔细观察周围组织有无连动或有无脑脊液溢出,若有连动应及时放开重新钳夹,若有溢出者应终止操作,并采取相应的修补措施。

（2）掌握解剖结构：熟悉各腰椎节段的硬膜囊上发出的不同神经根情况,包括出口根、走行根情况,在显露时注意牵拉的位置、神经拉钩牵拉的走向及牵拉的力度等。腰骶椎交接处硬膜囊有明显的生理弯曲,减压时应充分考虑椎板咬骨钳钳口置入的方向等。

（3）硬脊膜损伤修复方法对于纵行的硬脊膜裂口,可用细丝线,最好选用7/0带针线进行缝合,一般针距1～2 mm,边距1 mm。如果操作困难,应切除破口周围骨质,充分暴露后再行修补。在缝合处放置吸收性明胶海绵或用附近肌肉组织覆盖,对防止脑脊液漏十分有效(图10-12)。较大的缺损不能直接缝合情况者,可切取腰背筋膜片或人工脊膜片修复。在缺损极小而无法缝合的情况下,可用吸收性明胶海绵填塞封住缺口。但应考虑到术后由于脑脊液压力恢复,而发生脑脊液漏的危险。凡术中曾有硬脊膜破裂发生者,在闭合创面时,均应特别注意,严密缝合竖棘肌及腰背筋膜。同时置常压引流,避免负压引流,情况允许可适当早些拔除引流管,可以减少发生术后脑脊液漏。

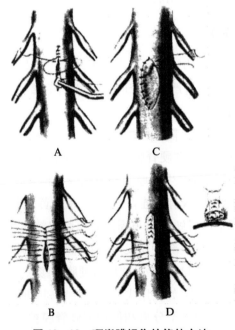

A C

B D

图10-12 硬脊膜损伤的修补方法

10.6.3　血肿形成

术后血肿形成在腰椎手术后并不少见,其位置相对较深,易发生感染。较少量的血肿可逐渐吸收,量多者有可能发生神经受压症状并影响手术的近期与远期效果。

10.6.3.1　发生原因

术毕闭合切口时未注意消灭无效腔,特别是切除棘突及椎板后,椎旁及腰背筋膜下方的腔隙未完全消除,由于该腔隙的存在而引起积血存留。未放置引流管、引流作用不可靠、引流管向外滑出或负压吸引管壁侧孔数目过少或开口太小等,均易引起堵塞难以使积血排出而形成血肿。

10.6.3.2　防治措施

除了术前纠正可能存在的凝血功能障碍之外,主要是术中止血尽可能彻底,缝合时尽量消除无效腔。并在术后常规于切口深部放置引流条或引流管,引流以负压引流管效果较好,既可充分引流,又可保持敷料的干燥,24～48 h 后拔出。

10.6.4　术后感染

脊柱手术多为无菌切口,感染率较低。由于伤口与椎管相通,且常有内植物及植骨块,一旦感染,后果严重,处理较为困难。常见的腰椎术后感染根据解剖层次分为浅层组织感染、深层组织感染和椎管感染。伤口感染多发生在术后 3～10 天。临床表现为体温升高、白细胞增多、中性粒细胞比例增加、核左移,局部伤口疼痛加重,出现红肿、渗出、硬结。伤口分开后有脓性分泌物流出或局部穿刺抽出脓液,即可确诊。

10.6.4.1　发生原因

(1)术前准备不充分,全身情况差,局部皮肤有感染灶存在。

(2)术中无菌操作不严格,伤口污染又未进行有效处理。

(3)术后引流管未及时拔除,导致逆行感染。

(4)伤口敷料渗透失去隔离作用,而未及时更换。

(5)未重视患者术后营养及全身支持,机体抵抗力下降。

(6)全身性因素包括营养不良、肥胖、糖尿病、激素治疗、免疫抑制、年龄过大及术前住院时间过长等。值得指出的是,肥胖患者的感染概率要较正常人高;另外,有编者报告术前住院时间大于 2 周的患者较术前住院仅 1 天的患者感染率明显增高(前者为 4.3%,后者为 1.1%)。

10.6.4.2　防治措施

伤口感染的处理原则是清除局部感染,防止向深层组织扩散和全身传播,促进组织愈合。

(1)术前做好充分的术前准备,充分了解患者的全身情况及有无糖尿病等感染易发因素,并做相应的控制血糖、减肥等处理;术中严格无菌操作;术后及时拔除引流管等;切口敷料湿透应及时更换;术后注意全身营养情况,及时调整。

(2) 在确诊伤口感染时,必须在配合全身使用抗生素的同时,重视局部处理。应根据脓液的细菌培养及药物敏感试验结果及时调整抗生素的应用。

(3) 发现浅层感染应立即拆除所有感染区域的缝线,敞开伤口,清除脓液。用盐水纱条或抗生素纱条局部引流至无明显分泌物时,用蝶形胶布闭合伤口或行二期缝合。

(4) 深层组织感染一经确诊,原则上均应再手术,彻底清除坏死组织,创面用大量抗生素盐水冲洗。在创腔内放置两根或多根引流管,由距切口 5～10 cm 处的正常皮肤引出,闭合创面。术中获取的脓液做培养并药敏试验,术后应用敏感药物联合抗炎治疗。必要时术后用一根引流管进行抗生素盐水灌注,另一根引流管进行负压或常压吸引,达到局部灌注冲洗的目的。至体温、血象恢复正常,局部引流液清亮时,停止灌注,观察 1～2 天无异常情况出现,拔除引流管,继续全身应用抗生素 7～10 天。

(5) 椎管感染包括硬膜外间隙及蛛网膜下隙感染,多由深部组织感染处理不当引起,为一严重并发症,必须高度重视积极处理。椎管感染应调整全身抗生素的应用,选择能透过血脑屏障的药物,加强全身支持和对症治疗。除局部清创、灌注冲洗等措施外,在硬膜外间隙的感染不能控制时,可行椎板切除术,利于局部充分引流,避免感染沿椎管继续向上、下蔓延。蛛网膜下隙感染时不宜闭合硬脊膜破口,可进行脑脊液引流,减少蛛网膜下隙粘连。

(6) 使用脊柱内固定的患者,术后感染的处理是一个比较困难的问题,尤其在内固定的取留问题上。一般情况下,全身应用有效的抗生素、局部彻底清创、灌注冲洗,感染一般都能控制。只有在经过这些处理仍然无效,感染有扩大和加重的趋势时,才需取出内固定物。

10.6.5　脑脊液漏

脑脊液漏的主要危险在于可导致椎管内感染及影响伤口愈合。临床表现为术后由伤口渗出大量清亮液体。放置有引流管的患者,其引流量不减或减少后又增多,且多为清亮液体。对引流液进行生化检查可确定是否为脑脊液漏。

10.6.5.1　发生原因

脑脊液漏的原因是术中硬脊膜损伤未及时发现或处理不当,如锐利的骨刺、手术时未察觉到的硬膜损伤、术中损伤修补后等。

10.6.5.2　防治措施

防治措施为手术操作轻柔,显露清晰,减少或避免人为损伤;对切骨减压之骨面处理完善,防止遗留骨刺,必要时可用刮匙修整骨面使其光滑。一旦出现硬脊膜损伤应及时修补。术后出现脑脊液漏,其治疗原则是控制脑脊液漏、防止感染、保证伤口愈合。首先调整体位,利用抬高下肢及腰部,减小腰部脑脊液压力。局部沙袋压迫减少脑脊液漏出,必要时口服减少脑脊液分泌的药物如乙酰唑胺 0.25 g,每天 3 次,或者应用白蛋白增加胶体渗透压促进脑脊液回流。如经上述措施仍无法控制脑脊液漏,且脑脊液漏量大,影响切口愈合者,应再次手术。术中应认真查找硬脊膜裂口或缺损处,条件允许予以修补,无法修补者可用肌瓣填塞,严密缝合椎旁肌,并由远离切口的部位做小切口,经过长段肌肉隧道置入引流管达到硬脊膜旁 2~3 cm 处,至脑脊液漏至明显减少后再拔管。切口加强换药,同时加强抗生素的应用防止感染,以保证切口愈合。椎间盘炎在腰椎手术中,椎间盘炎是椎节深部的亚急性或慢性感染,其发生率在各种腰椎相关的操作、手术中所占比率较小,但它的发生相对较为隐蔽,患者承受的痛苦较大,诊断较为困难以及治疗较为棘手,目前临床上较为重视。

(1)发生原因:以经手术器械的污染直接带入椎间隙多见。经皮穿刺椎间盘抽吸术、电热化治疗、超声固化治疗和经内窥镜椎间盘切除术的器械消毒不严格,亦可导致椎间隙感染。血源性椎间隙感染亦有报道,一般见于年轻人。

(2)防治措施:严格的器械消毒是预防的关键。对于估计时间较长的椎间隙操作,在手术诱导期应用抗生素预防,术后适当延长使用抗生素时间。怀疑有椎间盘炎的患者术后应使用足量抗生素治疗,并加强营养支持,在全身与局部症状消退后还需口服抗生素 4~6 周。而神经根刺激症状明显且难以忍受者,可行椎间盘穿刺抽吸,或置管引流,留送病原学检查,根据药敏试验使用抗生素。慢性迁延的患者或经保守治疗无法控制的患者可考虑手术治疗,手术方式包括病灶清除、植骨融合或酌情辅以融合固定术,但应当慎重。

10.6.6　植骨吸收、愈合不良

10.6.6.1　发生原因
骨质疏松患者植入刚度较大的植入物(钢板、界面内固定器及密质骨等),因应力遮挡作用,局部椎节发生萎缩、疏松、塌陷及成角畸形。内固定的松动椎节不稳影响植骨的融合。植骨时对植骨面处理欠佳,如后外侧植骨时未把横突及关节突关节凿出毛糙面,椎间融合终板的处理欠佳均可导致植骨不融合。

10.6.6.2　防治措施
对于骨质疏松患者应在术前适当纠正,严重的骨质疏松应视为内固定手术的禁忌证。腰椎后外侧植骨应把横突及关节突凿出毛糙面,椎间植骨终板软骨刮除至终板面渗血。植骨床准备良好,植骨量足够并保证质量,在此基础上确切的外固定或内固定可大大提高融合率。

10.6.7　内固定失败

随着新型设计、新型材料的金属内固定器不断地用于腰椎手术,在取得疗效的同时,亦出现了某些新的问题,其中包括内植物相关的并发症,如位置不良,植入物折断、移位或松动及由此而增加的感染风险等。特别是伴有骨质疏松症者,器械植入后的失败率更高,故应全面考虑。

10.6.7.1 发生原因

(1) 内植物材料问题：这类问题引起的内固定失败尽管逐渐减少,但其引起的后果往往较为严重。

(2) 内固定失时：由于目前我国的医疗水平差异较大,在某些医疗设备相对缺乏的医院,可供选择的脊柱的内固定有限,部分地区仍然使用早期脊柱外科内固定器械如钢丝、棘突钢板、Luque棒等,在腰椎承受较大的生理载荷容易发生内固定的断裂、拔出等。

(3) 施术者相关问题：包括术前对病情的判断不全面,对内植物种类选择失当、固定的节段不当导致内固定效果差甚至无效。术中内固定的螺钉粗细选择失当,从而发生螺钉断裂。术中对内植物行过多的塑形、弯曲等导致内植物弹性模量分布改变甚至出现细微裂缝。例如,对于胸腰段骨折复位内固定,利用内固定进行复位时,复位力量过于迅猛使力量集中导致螺钉弯曲甚至断裂,这类情况在临床偶有发生。腰椎术后由于对患者交代不清或患者自作主张过早下地活动导致螺钉载荷过大,导致螺钉拔出、后移甚或断钉,尤其是胸腰段不稳定性骨折。

(4) 植骨不融合：植骨量不足、植骨面未处理、植骨质量差及植骨融合前载荷的累加、腰椎后外侧植骨的吸收、愈合不良使内固定始终承载一定的载荷并累加,使内固定发生类似于"疲劳骨折"的损伤甚至拔出或断钉,尤其是腰椎有不稳或滑脱患者行内固定未行植骨融合或行后外侧植骨未融合,在椎间盘承受腰椎载荷失效的情况下,绝大部分载荷作用于内固定而发生内固定的失败,此类情况目前在临床上较为多见。

(5) 生物力学改变：胸腰段骨折脱位、下腰椎骨折脱位或滑脱,在脊柱矢状位序列改变后其生物力学分布发生较大的变化,手术内固定若考虑不足则易发生内固定失败。胸、腰、椎三柱骨折不稳、下腰椎骨折伴有脱位,内固定而未行植骨、骨折复位不足使力学载荷过于集中在内固定上。腰椎不稳或滑脱在椎体间骨桥形成后相对稳定,手术过分强调复位导致骨桥断裂使脊柱稳定再次失衡,同时未行确切的植骨,使内固定承载较大的载荷。

10.6.7.2 防治措施

(1) 选择合格的内固定器械是手术成功与否的基本条件,如内固定不确切应辅以石膏外固定、支具等方式以弥补其不足。

(2) 术前对患者的病情应有全面、确实的综合分析,选择合适的内固定方式,尤其是腰椎不稳、腰椎滑脱及肿瘤等患者。腰椎骨折脱位手术复位不但要选择合适的内固定器械,同时复位力量宜轻柔、缓慢用力复位,防止螺钉切割椎体或螺钉弯曲、断裂。术后应交代患者适当卧床休息,尤其是严重不稳或固定不确切的患者。

(3) 腰椎手术行内固定手术的目的是稳定已经不稳的腰椎序列或手术可能导致的腰椎潜在不稳。内固定的主要作用在于维持腰椎序列短时间内的稳定,植骨融合是维持腰椎稳定的永久方式。凿出粗糙的植骨面、充足的植骨量,如果骨量不足必要时辅以人工骨。植骨材料以松质骨效果最佳。腰椎不稳或滑脱患者条件允许辅以椎体间植骨或360°植骨,这样方能符合生物力学载荷分布特点,同时融合效果确切。

（4）腰椎滑脱是脊柱矢状位序列变化，其生物力学载荷分布改变，手术尽可能恢复其矢状位序列使载荷重新正常化。但对于部分腰椎滑脱病程较长的患者，因腰椎不稳长期刺激导致局部骨桥形成使腰椎处于代偿性稳定，手术应以改善患者症状为主，不应过分强调复位或强行椎间融合，在骨桥破坏后应辅以确切的植骨融合以重新稳定脊柱。

参 考 文 献

Alfieri A, Gazzeri R, Prell J, et al. The current management of lumbar spondylolisthesis. J Neurosurg Sci, 2013,57: 103.

Belfi L M, Ortiz A O, Katz D S. Computed tomography evaluation of spondylolysis and spondylolisthesis in asymptomatic patients. Spine (Phila Pa 1976), 2006,31: 907.

Blanda J, Bethem D, Moats W, et al. Defects of pars interarticularis in athletes: a protocol for nonoperative treatment. J Spinal Disord, 1993,6: 406.

Bouras T, Korovessis P. Management of spondylolysis and low-grade spondylolisthesis in fine athletes. A comprehensive review. Eur J Orthop Surg Traumatol, 2015,25(Suppl 1): 167.

Debnath U K, Freeman B J, Gregory P, et al. Clinical outcome and return to sport after the surgical treatment of spondylolysis in young athletes. J Bone Joint Surg Br, 2003,85: 244.

Debnath U K, Freeman B J, Grevitt M P, et al. Clinical outcome of symptomatic unilateral stress injuries of the lumbar pars interarticularis. Spine (Phila Pa 1976), 2007,32: 995.

Djulbegovic B, Guyatt G H. Evidence-based practice is not synonymous with delivery of uniform health care. JAMA, 2014,312: 1293.

Fredrickson B E, Baker D, McHolick W J, et al. The natural history of spondylolysis and spondylolisthesis. J Bone Joint Surg Am, 1984,66: 699.

Garet M, Reiman M P, Mathers J, et al. Nonoperative treatment in lumbar spondylolysis and spondylolisthesis: a systematic review. Sports Health, 2013,5: 225.

Helenius I, Lamberg T, Osterman K, et al. Scoliosis research society outcome instrument in evaluation of long-term surgical results in spondylolysis and low-grade isthmic spondylolisthesis in young patients. Spine (Phila Pa 1976), 2005,30: 336.

Hoffmann T C, Montori V M, Del Mar C. The connection between evidence-based medicine and shared decision making. JAMA, 2014,312: 1295.

Iwamoto J, Sato Y, Takeda T, Matsumoto H. Return to sports activity by athletes after treatment of spondylolysis. World J Orthop, 2010,1: 26.

Iwamoto J, Takeda T, Wakano K. Returning athletes with severe low back pain and spondylolysis to original sporting activities with conservative treatment. Scand J Med Sci Sports, 2004,14: 346.

Klein G, Mehlman C T, McCarty M. Nonoperative treatment of spondylolysis and grade I spondylolisthesis in children and young adults: a meta-analysis of observational studies. J Pediatr Orthop, 2009,29: 146.

Kurd M F, Patel D, Norton R, et al. Nonoperative treatment of symptomatic spondylolysis. J Spinal Disord Tech, 2007,20: 560.

Lee G W, Lee S M, Ahn M W, et al. Comparison of surgical treatment with direct repair versus conservative treatment in young patients with spondylolysis: a prospective, comparative, clinical trial. Spine J, 2015,15: 1545.

Lim M R, Yoon S C, Green D W. Symptomatic spondylolysis: diagnosis and treatment. Curr Opin Pediatr, 2004,16: 37.

Miller R A, Hardcastle P, Renwick S E. Lower spinal mobility and external immobilization in the normal and pathologic condition. Orthop Rev, 1992,21: 753.

Miller R, Beck N A, Sampson N R, et al. Imaging modalities for low back pain in children: a review of spondyloysis and undiagnosed mechanical back pain. J Pediatr Orthop, 2013,33: 282.

O'Sullivan P B, Phyty G D, Twomey L T, et al. Evaluation of specific stabilizing exercise in the treatment of chronic low back pain with radiologic diagnosis of spondylolysis or spondylolisthesis. Spine (Phila Pa 1976), 1997,22: 2959.

Standaert C J, Herring S A, Halpern B, et al. Spondylolysis. Phys Med Rehabil Clin N Am, 2000,11: 785.

Steiner M E, Micheli L J. Treatment of symptomatic spondylolysis and spondylolisthesis with the modified Boston brace. Spine (Phila Pa 1976), 1985,10: 937.

Syrmou E, Tsitsopoulos P P, Marinopoulos D, et al. Spondylolysis: a review and reappraisal. Hippokratia, 2010,14: 17.

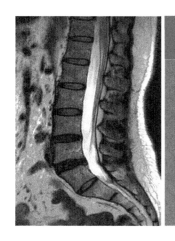

第11章
移 行 脊 椎

移行脊椎是指颈、胸、腰、骶等各段脊椎于交界处相互移行成另一椎骨的形态者,或称为过渡脊椎。此种情况虽可见于颈、胸各段,但绝大多数病例发生在腰骶部,因此本节主要阐述腰骶移行脊椎(lumbosacral transitional vertebra, LSTV)。由于存在诊断标准、诊断方法等差异,文献报道腰骶移行脊椎发生率为4%～35%。纳入多项临床研究的系统评价分析指出,腰骶移行脊椎平均发病率为12.3%。Hsieh采用脊柱正位片,诊断中国人腰骶移行脊椎发生率为4%,然而该研究没有纳入Castellvi Ⅰ型畸形。

11.1 病 理 病 因

正常脊柱包括7节颈椎、12节胸椎、5节腰椎、5节骶椎和4节尾椎。于胚胎4～7周时各椎节开始分化,椎体的化骨中心、双侧椎弓的化骨中心及侧部的附加成骨中心分别于第10周、第20周及第30周开始出现。出生后至8岁以前完成椎体、椎弓和侧部的愈合。两侧椎弓于7～15岁时愈合。15岁左右于每节椎体的上、下面各出现一个骺板,并于耳状面或其下方出现一附加成骨中心。18岁时骺板与椎体开始融合,至30岁时5节骶椎融合成一个骶骨。

在胚胎发育至骨骼生长发生过程中,某些影响发育的因素则可使其异化而引起移行椎体。目前,多数学者认为腰骶移行椎是由遗传因素所致。在胚胎发育时,神经管周围的旁间充质细胞发育成轴向的脊柱骨性结构。间充质细胞逐渐头尾分隔,形成体节,对称性出现在神经管两侧特定位置。研究发现,中胚层体节 Hox 基因调控体节发育,不同 Hox 基因组合决定该体节的位置和形态。Carapuco 发现,Hox11 转基因小鼠可以出现椎体骶骨化表现。Wellik 发现,Hox11 基因缺失可以导致骶骨形成障碍,骶骨区域的椎体形状如腰椎一般。并且,他们发现,*Hox10*基因缺失可以导致腰椎发育障碍。这些基础研究证明,腰椎、骶椎、腰骶移行椎发育异常可能是由*Hox10*和*Hox11*基因表达异常所致。Erken等发现,腰椎骶化和颈肋畸形有明显相关性,可能在发育过程中存在相互影响。

腰骶移行脊椎可以导致脊柱继发性病变,如椎间盘突出、椎管狭窄和小关节融合等。然而目前尚缺少有效的证据支持这种因果关系。Elster纳入2 000例成人患者,没有发现腰骶移行脊椎与其他脊柱疾病存在相关性(椎间盘突出和椎管狭窄等),然而,他们发现腰骶移行脊椎上位椎间盘突出的风险是正常人的9倍。其他研究亦有类似发现。Luoma在青年患者中发现腰骶移行脊椎上位椎间盘更加容易退变凸出。一个原因可能是上位椎间盘活动度增强,就如融合术后邻近节段退变;另一个原因可能是腰骶移行脊椎下方椎间盘退变则发生较少,与骶骨融合限制关节活动。也有研究报道腰骶移行脊椎可导致腰椎滑脱、坐骨神经痛等,但缺乏有效临床证据。

11.2　临床分型

临床上常见的移行脊椎有以下四种类型。

11.2.1　腰椎骶化

腰椎骶化指第5腰椎全部或部分转化成骶椎形态,使其构成骶骨块的一部分。临床上以第5腰椎一侧或两侧横突肥大成翼状与骶骨融合成一块为多见,并多与髂骨嵴形成假关节;而少数为第5腰椎椎体(连同横突)与骶骨愈合成一块者。此种畸形较为多见(图11-1)。

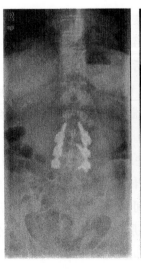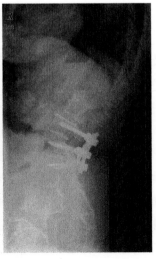

图11-1　腰椎骶化病例术后X线

11.2.2 胸椎腰化

胸椎腰化指第 12 胸椎失去肋骨而形成腰椎样形态,如第 5 腰椎不伴有骶椎化时,则仍呈现腰椎形态,并具有腰椎的功能(图 11-2)。

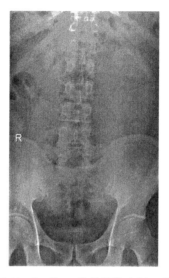

图 11-2 第 12 胸椎腰化病例 X 线

11.2.3 骶椎腰化

骶椎腰化系第 1 骶椎演变成腰椎样形态者,发生率甚低,大多在读片时偶然发现,一般多无症状(图 11-3)。

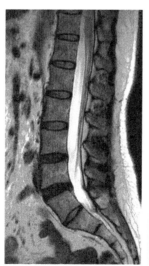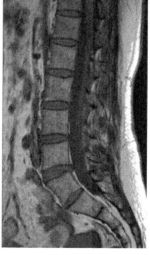

图 11-3 骶椎腰化病例 MRI 侧位片

11.2.4 骶尾椎融合

骶尾椎融合即骶椎与尾椎相互融合成一块者,较前者多见。

1984 年,Castellvi 根据横突的形状和方向提出腰骶移行脊椎临床分型(图 11-4)。

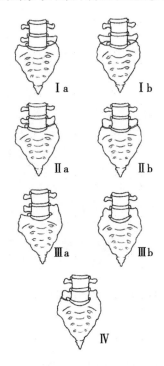

图 11-4 腰骶移行椎 Castellvi 分型示意图

Ⅰ型. 横突发育异常,可以为(a)单侧或双侧(b)异常,横突宽度至少为 19 mm;Ⅱ型. 不全腰椎骶化或骶椎腰化,横突变宽大,可以单侧(a)或双侧(b)与骶骨翼形成假关节;Ⅲ型. 完全腰椎骶化或骶椎腰化,扩大的横突以单侧(a)或双侧(b)与骶骨翼完全融合;Ⅳ型. 混合移行变异,一侧Ⅱa 变异对侧Ⅲa 变异

11.3 临 床 表 现

一般情况下,此类畸形可不引起任何症状,尤其处于青少年期。畸形的确诊与分类主要依据 X 线平片。对伴有腰骶部畸形的腰痛患者首先应考虑其他疾患并进行较为全面的检查,只有当查不出明确病因时,方可考虑为畸形所致,其中以吻棘及浮棘畸形为多发。1917 年,Bertolotti 首先描述腰骶移行脊椎和下腰痛可能相关,然而,直到现在仍然存在争议。Tini 在 4 000 例下腰痛患者中没有发现腰骶移行脊椎与下腰痛的相关性。Elster 也没有发现腰骶移行脊椎患者中腰椎器质性病变发生率增加。但是,多项研究发现腰骶移行脊椎上位椎间盘极易退变凸出,导致相应临床症状:

11.3.1 椎节的负荷加重

腰椎骶化虽可增加下腰部的稳定性,但其余每节腰椎的负荷却加重,以致引起劳损及加剧椎骨的退变。

11.3.2 椎节的稳定性减弱

无论胸椎腰化还是骶椎腰化,均使腰椎数目增多和杠杆变长,以致腰椎椎节的稳定性减弱、易外伤、劳损及退变。

11.3.3 椎节的负重不平衡

对双侧不对称的腰椎骶化者来说,未融合或融合较少的一侧则易因活动量大而引起周围软组织损伤;另一侧已与髂骨形成假关节者,由于此种关节属幼稚型关节,难以吸收外力所引起的震荡而容易出现损伤性关节炎。

11.3.4 神经受卡压

腰椎骶化时,走行于第 5 腰椎横突附近的脊神经背侧分支,易受肥大的横突卡压而出现症状,尤以在仰伸与侧弯时疼痛更甚。

11.3.5 反射性坐骨神经痛

真正由于畸形本身刺激或压迫坐骨神经或其组成支引起坐骨神经痛者甚为罕见,多为周围末梢神经支受刺激而反射出现坐骨神经症状。采用局部(痛点)封闭疗法,可使其消失。

11.4 诊断与鉴别诊断

11.4.1 诊断

X 线平片是发现移行脊椎最基本和主要的检查方法,可显示移行椎体及分类,明确有无移行脊椎的存在,并可判明有无假关节形成。标准摄片包括腰椎区域正侧位平片,和头部倾斜 30°正位片。CT 可以更佳地呈现矢状面椎体形态。然而腰椎的 CT 三维重建图像也不能确定腰骶移行脊椎是否存在,因为其椎体、上下关节突、椎板和棘突的形态与正常腰椎相应结构相似。有研究报道,通过 CT 三维重建显示髂腰韧带起自 L_5 横突的特点对腰椎节段进行准确定位,但多项研究发现髂腰韧带也可以起自 L_4 横突,因此该方法可行性不高。CT 三维重建可以很好地显示腰骶移行脊椎的骨性结构,如椎管狭窄、椎弓根、椎板及横突,显示滑脱移行椎体峡部结构优于 X 线和 MRI 图像。MRI 对软组织具有良好的分辨力,可同时诊断合并其他神经或软组织病变,如椎间盘突出、椎管狭窄、椎体滑脱、韧带肥厚等病变。但是 MRI 图像难以进行准确的椎体定位。Peh 报道仅通过 MRI 定位 L_5 椎体错误率高达 11.6%。Cook 报道了一例因忽视骶椎腰化的马尾综合征患者,而在错误节段行手术解压。此外,椎体定位错误也给硬膜外或硬膜内麻醉带来风险(图 11-5)。

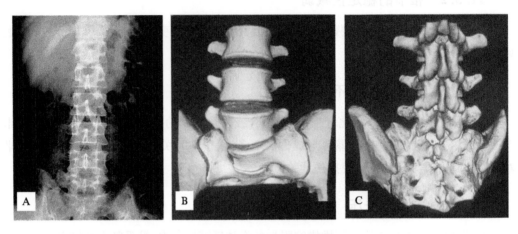

图 11-5　骶椎完全腰椎化表现,伴有一侧横突与骶骨融合,Castellvi 分型为Ⅲa 变异
A. X 线正位片;B、C. CT 三维重建

11.4.2　鉴别诊断

此类畸形十分多见,而真正引起顽固性腰痛者却为数甚少,因此必须与其他腰部的常见疾患,如腰椎管狭窄症、根管狭窄症、腰椎间盘突(脱)出症、骶髂关节损伤性关节炎、坐骨神经盆腔出口狭窄症、棘上韧带损伤、棘间韧带损伤及肿瘤、结核等伤患相鉴别。

11.5　治　　疗

治疗原则为① 以非手术疗法为主:其中尤应强调腰部的保护与腰背肌(或腹肌)锻炼。② 合并其他器质性病变者:应统一安排治疗计划。③ 经正规非手术疗法无效,且已影响工作生活者:应在排除其他疾患基础上施以手术疗法。

11.5.1　非手术疗法

(1) 基本要求:改善与保护良好的睡眠与工作体位。

(2) 功能锻炼:积极而正规的腰背肌锻炼,对伴有腰椎管狭窄者,应强调腹直肌锻炼。

(3) 腰部保护:可用宽腰带保护腰部,当症状发作时可改用皮腰围或石膏腰围。

（4）其他疗法：可选择理疗或药物外敷,有明确痛点或压痛点者,可行封闭疗法。

11.5.2 手术疗法

（1）切骨减压术：主要用于骶骨化的第 5 腰椎横突肥大或假关节刺激,压迫神经支者,可将肥大的横突截除一段。Brault 报道切除变异假关节可以缓解患者症状。Jonsson 报道了 11 例行单侧假关节切除术的患者,术后 9 例患者症状缓解。

（2）关节融合术：对单纯性(单侧或双侧)假关节(腰 5 横突与髂骨)损伤性关节炎者可行植骨融合术。但此手术较为深在,操作时应注意。

（3）神经支切断(或松解)术：对显示明确的神经支,可于卡压处将其松解游离,无法获松解时,则将其切断。

（4）脊柱融合术：对腰骶部多椎节功能紊乱保守疗法无效者,可行腰骶段植骨融合术。

参 考 文 献

Almeida D B, Mattei T A, Soria M G, et al. Transitional lumbosacral vertebrae and low back pain: diagnostic pitfalls and management of Bertolotti's syndrome. Arquivos de neuro-psiquiatria, 2009,67 (2a): 268 - 272.

Apazidis A, Ricart P A, Diefenbach C M, et al. The prevalence of transitional vertebrae in the lumbar spine. The spine journal: official journal of the North American Spine Society, 2011,11(9): 858 - 862.

Bron J L, van Royen B J, Wuisman P I. The clinical significance of lumbosacral transitional anomalies. Acta orthopaedica Belgica. 2007,73(6): 687 - 695.

Hughes R J, Saifuddin A. Imaging of lumbosacral transitional vertebrae. Clinical radiology, 2004,59 (11): 984 - 991.

Konin G P, Walz D M. Lumbosacral transitional vertebrae: classification, imaging findings, and clinical relevance. AJNR American journal of neuroradiology, 2010,31(10): 1778 - 1786.

Williams S A, Middleton E R, Villamil C I, et al. Vertebral numbers and human evolution. American journal of physical anthropology, 2016,159(Suppl 61): S19 - S36.

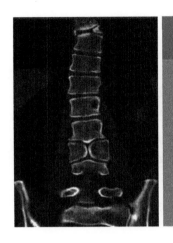

第12章

蝴蝶椎和椎体冠状裂

12.1 蝴 蝶 椎

椎体的两个软骨中心联合异常,致使椎体发育成为左右对称的两个三角形骨块,在正位 X 线上椎体形似蝴蝶的双翼,故称蝴蝶椎(butterfly vertebrae);如果一侧的软骨中心不发育,则成为半椎体(hemi-vertebrae)。1884 年,Rokitansky 首次命名了这种先天性椎体结构发育异常的脊柱畸形。

12.1.1 病理病因

蝴蝶椎是一种罕见的先天性对称融合障碍导致的椎体矢状裂,常常发生在妊娠 3～6 周,最常见于腰椎。椎体发育过程中有两个软骨化中心,调节椎体融合,如果其中一个发育障碍,就会出现半椎体;如果两个骨化中心都发育障碍,就会形成蝴蝶椎。蝴蝶椎可以独立出现,也可伴随其他脊柱畸形或其他先天性畸形,如脊柱后凸畸形、半椎体或者脊柱裂等。

12.1.2 影像学检查

蝴蝶椎一般不产生临床症状,主要是体检时通过影像学发现。X 或 CT 片在正位上显示两半的分离椎,大小相似,如同蝴蝶的一对翅膀(图 12-1);在侧位片上蝴蝶椎易误诊为骨折压缩(图 12-2,图 12-3);或伴有邻椎畸形而易误诊为爆裂性骨折(图 12-4、图 12-5)。虽然蝴蝶椎不多见,但要与骨折鉴别:其中骨质疏松压缩性骨折往往导致椎体不规则塌陷,上下缘程度不一致;椎体病理性骨折则继发于肿瘤或感染导致广泛的骨破坏和椎间隙狭窄。虽然 X 线能区分,但也推荐在可疑病例或其他脊柱发育畸形患者中行

MRI、CT 检查，针对产前蝴蝶椎筛查推荐胎儿行三维超声(图 12-6)。

12.1.3 治疗

多数患者蝴蝶椎不影响脊柱力学稳定性，并且没有造成神经压迫，一般不需要处理。部分患者可能存在局部力学改变，增加了椎间盘突出和慢性腰背痛的发病率。出现慢性腰背痛的患者可以通过躯干和腰椎稳定性锻炼以及药物改善日常生活和生活质量。对于不对称性蝴蝶椎常常易导致脊柱侧弯，则按侧弯手术矫形原则治疗(图 12-7)。

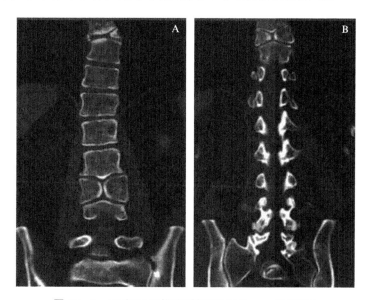

图 12-1　CT 提示腰椎蝴蝶椎(引自 Ozaras N，2015)

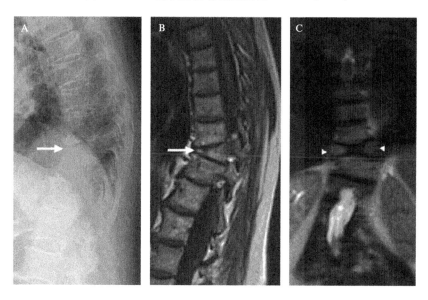

图 12-2　X 线和 MRI 侧位片提示椎体楔形变，可疑骨折；MRI 正位片提示蝴蝶椎
(引自 Walter Alberto Sifuentes Giraldo，2015)

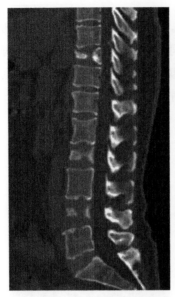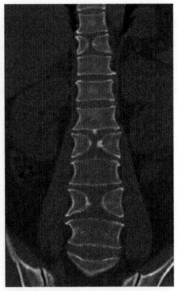

图 12-3　CT 侧位片提示椎体楔形变,可疑骨折;CT 正位片
提示多节蝴蝶椎(引自 Yu Cheng,2015)

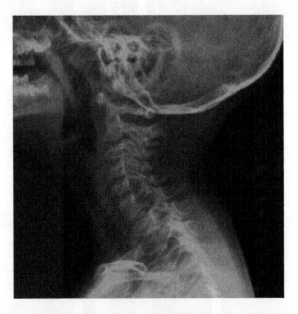

图 12-4　颈椎侧位 X 线示 C_7 楔形压缩,易误诊为爆裂性骨折
(引自 Jeng-Hung Guo,2016)

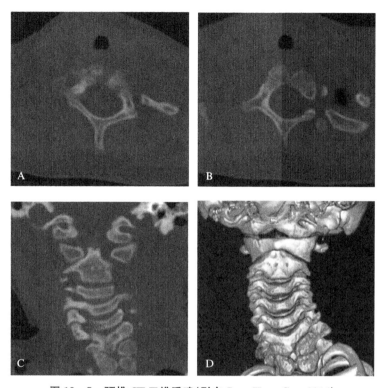

图 12-5 颈椎 CT 三维重建(引自 Jeng-Hung Guo,2016)

A. CT 冠状面示 C_7 右侧侧块部分缺如;B. T_1 椎体矢状裂;C. CT 矢状位 C_7 的半椎体与异常 C_6 椎体互补匹配及 T_1 的蝴蝶椎;D. 颈椎三维重建可清晰显示 $C_6/C_7/T_1$ 椎体畸形

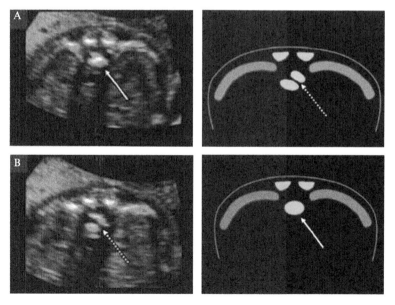

图 12-6 胎儿脊柱三维超声(引自 A. YOUSSEF,2014)

A. 正常椎体 B 超图像;B. 示蝴蝶椎

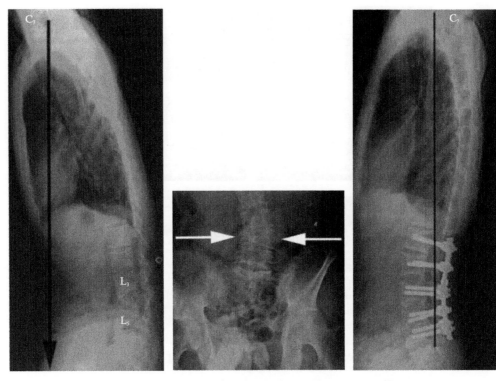

图 12 - 7　不对称蝴蝶椎术前和术后 X 线 (引自 Bang-ping Qian, 2016)

12.2　椎体冠状裂

　　婴幼儿时期椎体腹背侧骨化中心未及时愈合,侧位片上于椎体中部可见纵行裂隙,将椎体分为前后两部分,称为椎体冠状裂。

　　最初多数学者认为脊柱冠状裂是由于脊索持续滞留阻碍了椎体的正常发育。然而,Tanaka 等应用放射学和组织学手段研究产前椎体发育,证实不同类型椎体骨化作用过程中并无脊索或脊索管状结构存在。而且脊索滞留后冠状裂仅仅发生于一个椎体,理论上难以合理解释。越来越多的研究认为椎体冠状裂是由正常软骨骨化过程变异导致,并非由于脊索滞留导致。

　　虽然椎体异常称为"冠状裂",但其实是正常的软骨组织包裹相应中央血管通道,刚好位于两骨化中心之间。Cohen 等报道新生儿中冠状裂的发生率为 5%,男性发生率稍高,可能与染色体变异有关(尤其是 13 三体综合征和唐氏综合征患者中多发)。椎体冠状裂几乎只发生于新生儿,出生 1、2 年后开始骨化。研究报道,4 岁以后椎体冠状裂发生率明显下降,并且尚未在成人中发现,这说明大多数情况下椎体发育过程出现的冠状裂椎体骨核属于正常变异。少数非对称性冠状裂可能导致椎体发育畸形(但两者没有明确关系),

椎体冠状裂可能是胎儿椎体骨化过程的一种生理变化形式。其产生机制和可能影响有待进一步探索,其早期筛查可能为预测其他伴随先天性疾病提供启示。该病的治疗和预后有待于进一步研究和随访(图 12 - 8～图 12 - 11)。

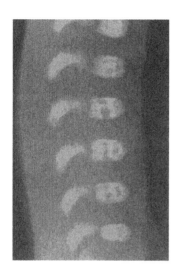

图 12 - 8　X线侧位片示20周胎儿椎体冠状裂位于椎体中间或偏背侧(引自 Tanaka T, 1983)

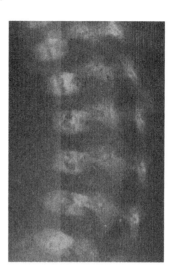

图 12 - 9　X线侧位片示21周胎儿不完全椎体冠状裂,可见两个骨化中心中间由骨条结构连接(引自 Tanaka T, 1983)

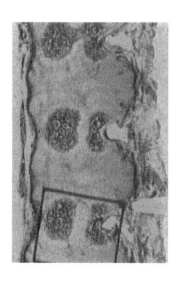

图 12 - 10　21周胎儿两节椎体不完全冠状裂,骨化中心可见管样结构连接(Goldner X9)(引自 Tanaka T,1983)

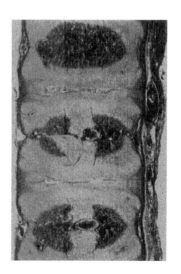

图 12 - 11　20周胎儿第一节椎体不完全冠状裂及下面两节完全性椎体冠状裂,骨化中心可见管样结构连接(Goldner X 9)(引自 Tanaka T,1983)

参 考 文 献

Boulet C, Schiettecatte A, De Mey J, et al. Case report: imaging findings in a 'butterfly' vertebra. Acta neurologica Belgica, 2011,111(4): 344 - 348.

Doberentz E, Schumacher R, Gembruch U, et al. Coronal vertebral clefts: a radiological indicator for chromosomal aberrations. Pediatric and developmental pathology: the official journal of the Society for Pediatric Pathology and the Paediatric Pathology Society, 2013,16(1): 1 - 6.

Kapetanakis S, Giovannopoulou E, Nastoulis E, et al. Butterfly vertebra. A case report and a short review of the literature. Folia morphologica, 2016,75(1): 117 - 121.

Karargyris O, Lampropoulou-Adamidou K, Morassi LG, et al. Differentiating between Traumatic Pathology and Congenital Variant: A Case Report of Butterfly Vertebra. Clinics in orthopedic surgery, 2015,7(3): 406 - 409.

Muller F, O'Rahilly R, Benson D R. The early origin of vertebral anomalies, as illustrated by a 'butterfly vertebra'. Journal of anatomy, 1986,149: 157 - 169.

Ozaras N, Gumussu K, Demir S E, et al. Differential diagnosis of multiple vertebral compression: butterfly vertebrae. Journal of physical therapy science, 2015,27(11): 3601 - 3603.

Sandal G, Aslan N, Duman L, et al. VACTERL association with a rare vertebral anomaly (butterfly vertebra) in a case of monochorionic twin. Genetic counseling, 2014,25(2): 231 - 235.

Sonel B, Yalcin P, Ozturk E A, et al. Butterfly vertebra: a case report. Clinical imaging, 2001,25(3): 206 - 208.

Tanaka T, Uhthoff H K. Coronal cleft of vertebrae, a variant of normal enchondral ossification. Acta orthopaedica Scandinavica, 1983,54(3): 389 - 395.

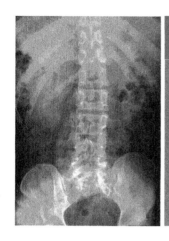

第 13 章
隐 性 脊 柱 裂

脊柱裂(spinal bifida)又称椎管闭合不全(图 13-1),一种常见的先天畸形,是由胚胎发育过程中,椎管闭合不全而引起的。可从较小的畸形如棘突缺如、浮棘或和椎板闭合不全,到严重的畸形。一般将脊柱裂分为显性脊柱裂(spinal bifida apertum)和隐性脊柱裂(occult spinal bifida)两种(图 13-2)。隐性脊柱裂,又称隐裂,多发于腰骶交界处,是其中最为多见的一种,常有椎弓融合异常导致的椎骨体融合不全,但无神经组织膨出症状,缺损处被覆皮肤也是完整的,最常见、最轻微的是孤立性椎缺损。然而,椎缺损也经常会与脊髓损伤和骶骨结构异常相关联,如离断性脊髓畸形或多种脊髓空洞损伤。隐性脊柱裂的临床症状表现多样,可以是良性或无症状,也可有严重神经症状、泌尿生殖症状、胃肠道症状、骨骼肌异常。

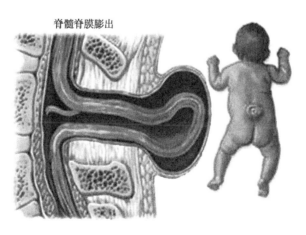

脊髓脊膜膨出

图 13-1 脊柱裂

开放性和闭合性脊柱裂的人群发病率为 $0.5‰ \sim 8‰$,发病率有下降趋势,这与改善孕妇营养、产前筛查和择期终止妊娠有关。在贫穷和营养差的人群中,脊柱裂的发病率较高。在生育脊髓脊膜膨出患者后，第二胎椎管闭合不全的发生率高达 10%～15%。诱发因素大体上根据种族、营养条件、地理环境等因素不同而变化。目前各种闭合性脊柱裂还没有明确相同的危险因素，神经系统发育过程中不同时期的损害都可能导致一种或多种此类病变。病变的危险因素有以下几种：叶酸缺乏（饮食、拮抗剂、先天性叶酸代谢障碍等）与开放性脊柱裂（脊髓脊膜突出）有明显相关性，叶酸补充治疗有一定临床效果。然而，叶酸和闭合性脊柱裂的关系还没有阐明。母体糖尿病会导致尾部退化综合征的高发，但具体机制还不明确。尾部退化综合征在糖尿病母体中发病率为 1‰～2‰，人群中为 0.05‰～0.1‰。母体暴露于特定的医疗因素也与胚胎脊柱裂发生相关。例如，丙戊酸钠和卡马西平可使后代脊柱裂发病率增加，在人体和啮齿动物模型中都重复发现这个现象。

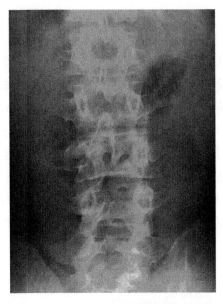

图 13-2　L_5 隐性脊柱裂

13.1　病理病因

　　神经管发育异常可以出现在发育过程中的各个阶段。神经管发育的胚胎学研究可以解释很多目前机制尚不明确的临床现象。人胚胎神经系统发育始于受精 17 天时出现的脊索。脊索分泌 Sonic hedgehog（Shh）蛋白等信号分子介导外胚层分化为神经外胚层。神经外胚层产生各种神经结构的前体细胞，脊索自身成为脊柱发育轴，最后发育成髓核。内胚层形成的卵黄囊与外胚层形成的羊膜通过原始神经肠管联系。原始神经肠管会随胚胎发育而消失，在一些刺激的作用下可能会阻止其消失而形成副神经肠管。副神经肠管不同部位的退化异常,会导致不同的临床症状,包括脊椎和脊髓畸形、旋转不畅和神经性肠瘘等胃肠道症状、泌尿生殖系统畸形。脊柱裂病变包括脊索离断综合征、神经性原肠囊肿、背侧皮肤窦道和囊肿、骶管内脊膜囊肿和特殊类型脊髓离断综合征。

初级神经管(PNT)发育是神经外胚层组织形成管状结构的过程。神经外胚层开始于神经板,经过神经沟内陷、两端隆起融合后形成初级神经管。神经板融合过程始于妊娠第 21 天。融合过程从神经板中部开始,然后向头尾部延伸。最初在头尾部形成神经孔,分别于 25 天、27 天闭合。神经管闭合后,间叶细胞迁移过来使神经管与被覆的外胚层分离。这些间叶细胞将形成脊膜、椎骨神经弓、椎旁肌和皮肤。同时有一些细胞从神经板闭合边缘脱离成神经嵴细胞并保持多分化潜能。随着后神经孔闭合,初级神经胚发育结束。尾端神经孔闭合不全会导致脊柱裂(脊髓脊膜突出型)和隐形脊柱裂,是最常见的神经管缺陷疾病。

次级神经管(SNT)发育是指在初级神经管尾端节段后添加终末节段的过程。两节段的结合约在 S_2 水平。终末节段来自尾部细胞团。尾部细胞团起源于未分化中胚层细胞的细胞团(尾芽),这些细胞将逐渐发育成脊髓、脊索和胃肠道的尾端、尾节和尾部神经嵴细胞。次级神经管腔有两个不同的来源:一是在初级神经管和次级神经管接合时由初级神经管腔长入;二是在远端次级神经管中自发形成小的腔隙并逐渐融合形成。最终形成横跨初级神经管和次级神经管的神经管腔。尾端次级神经管结构在形成次级神经管腔时会凋亡,这时会有一个薄层纤维结构连接初级神经管。这就是终丝,软脊膜和硬脊膜的延续部位。终丝连接在脊髓的最末端——脊髓圆锥处,管腔称为终室。终室通常退化,但也可能一直存在到成年,无症状表现。次级神经胚发育不全可以导致无皮肤损伤的脊髓畸形:包括脊髓栓系综合征,双干脊髓,骶尾部畸胎瘤和骶骨发育不全。

脊髓的基本结构由初级神经管发育而来,进一步要进行腹背侧和头尾侧的分化,这些需要一系列不同分子信号的调控。信号分子调控发育中的神经细胞的基因表达:成纤维细胞生长因子(FGF)——由轴膀中胚层分泌。FGF 维持尾部神经祖细胞的不成熟状态,允许尾部脊髓继续发育,FGF 浓度沿轴向向头侧减小,逐渐使得脊髓能够成熟。这是通过促进和抑制同源框家族、配对框家族、Irx 家族基因和其他神经前体基因表达的差异来完成的。

Shh 和视黄酸(RA)具有和 FGF 相反的作用,可以促进脊髓的成熟。另外,它们通过两者之间的浓度变化来调控腹背侧的分化。背侧在视黄酸的作用下发育成翼板,腹侧在 Shh 的作用下发育出基板。这是通过调节另一个同源域基因家族(NKX2、NKX6)的表达来实现的。同源框基因表达在空间和时间上的不同在次级神经胚形成过程中非常重要。这些基因调节次级神经管的生长,凋亡过程介导了神经管腔的融合生长及胎儿尾的退化。

信号分子之间极其微小的浓度变化就可调控脊髓的发育及不同部位分化,不难理解微环境中极小的干扰就有可能造成个体很严重的先天性畸形。

隐性脊柱裂根据病因出现的时期不同而分为三型,临床上常多型合并出现。对于这些脊柱裂病因的分析还不完善,把病因归为不同时期中出现畸形的理论受到了挑战。按照这个理论,多症状合并型患者应有两个或两个以上发育阶段的异常,但临床观察结果不是这样。可能这一理论并不适用于人类,因为这一理论的研究主要是在哺乳动物和非哺乳脊椎动物上进行的。

(1) 脊索发育异常:所有脊索发育异常都是因为副神经肠管的出现连接了外胚层和内胚层。根据副神经肠管消溶部位的不同可产生几种症状:椎骨和脊髓畸形、胃肠道旋转不良和神经肠瘘、泌尿道旋转不畅。

(2) 初级神经胚形成异常

1) 脊髓空洞症:有两种形式。一种为胚胎型,脊髓中央管扩张,顶板扩张变薄,与外胚层间间质缺失,空洞形成;另一种出现在胎儿期的较晚的积水症,不累及间质组织,脊柱完整。无症状表现或偶尔在成年人中表现,也称为特发性局部积水。这种病变可能是因为脑脊液过度分泌到椎管,或感染、肿瘤、创伤等其他病变导致的脊髓损伤。其他畸形综合征中也可出现类似的症状,不一定与脊髓空洞相关。

2) 孤立性椎骨缺陷:闭合性脊柱裂的最常见形式。特点是脊髓后侧椎骨体融合异常。这种形式通常被称为闭合性脊柱裂。因为这几个词语过去用来指代各种类型的脊柱裂,所以更名为椎骨缺陷,或后椎弓缺陷。

X线显示除了椎弓融合缺陷外,还会存在椎管扩张、椎骨体融合、椎板畸形,也可能出现一些像皮肤痣、酒窝、皮肤窦、血管瘤、深层脂肪瘤、多毛区等皮肤症状。如果这些症状是孤立性的,则通常是偶发无症状的;如果伴有疼痛或神经学缺陷,那通常提示囊肿或脊髓栓系等畸形。这个问题的诊断和处理后面讨论。

因为2~3岁以前的新生儿椎骨神经弓骨化不完全,因此婴幼儿骨化不全易被误诊为闭合性脊柱裂。另外,正常成年人中20%~30%也有骨化不全的现象,这也易被误诊为闭合性脊柱裂。

当被覆皮肤发育不完整时,脊膜可从伤口突出,此时称开放性脊柱裂或囊肿性脊柱裂。如果只有脊膜突触,称脊膜突触;如果有突出物质含有脊髓成分,则称脊髓脊膜突出。

3) 脊髓脂肪瘤和畸胎瘤:脊髓脂肪瘤人群发病率约为1/4 000。这些细胞往往是没有迁移而存留在顶板和外胚层之间的中胚层细胞。它们常包括多种组织,也可被认为是畸胎瘤。腰骶部脂肪瘤患者会出现进行性神经功能障碍,这多由脊髓脂肪瘤或脊髓栓系引起。此外,多数脊髓脂肪瘤患者会有脊髓根部(68%)或脊柱(脊柱裂80%,骶发育不全25%)的畸形,也有许多患者会有皮肤红斑、皮下结节、皮肤窦和腰骶部血管瘤。少数患者会有泌尿系统和胃肠道畸形。

4) 尾部细胞群和次级神经胚发育畸形:这组疾病由尾部细胞团发育异常或次级神经胚发育异常引起。因为这时通常初级神经胚及外胚层发育已经完成,所以这类疾病很少伴有皮肤症状。当然也可出现另外一种情况,这类疾病也可由脊索发育异常继发性引起,有发育期的畸形,也会有皮肤红斑症状。

5）脊髓栓系综合征：脊髓栓系指牵拉诱导的脊髓尾部和脊髓圆锥的功能障碍，由终丝附着尾部非弹性结构引起。脊髓栓系综合征可独立性发作，也可合并任何类型脊柱裂。独立性发作的脊髓栓系综合征通常是由尾部退化不全引起。

终丝正常情况下是有弹性的，在脊髓受牵拉时有一定保护作用。脊髓栓系综合征中，脊髓连接在尾部非弹性结构上，如纤维脂肪浸润型终丝、脊膜突出、肿瘤、瘢痕等，使得脊髓在栓系点和邻近的齿状韧带间受牵拉。进行性功能障碍由脊髓的反复牵拉和伸展引起。之前它曾被认为是因脊柱与脊髓发育不同引起，但这一观点有争议。

短时间内，脊髓牵拉会造成生物化学和电生理学上的改变，但是这种改变是可以通过手术治疗来逆转的。而且生物化学和电生理学的改变程度在动物模型上与牵拉程度正相关，人体上也与临床症状的严重程度相关。长期以后，脊髓牵拉会导致神经的退化与再生，神经学上的损伤变为不可逆性。

儿童中，脊髓栓系综合征有伴进行性运动感觉功能障碍的特点，如出现步态不稳、小便失禁等症状。青少年更以伴发腰骶区、会阴区和腿区的疼痛。还有一些患者易发生脊柱侧凸等骨科症状。

6）终末双干脊髓（terminal diplomyelia）：指脊髓末端部分复制分裂。这种畸形有时没有症状表现，所以临床上偶尔会在健康儿童身上发现这种畸形。通常认为是次级神经胚发育中管腔形成过程的畸形导致了这一疾病。多个空腔没有正常融合，结果导致管腔复制分叉，影响脊髓圆锥、终池、终丝。

而脊髓分裂畸形（SSCM）可发生于口端到终端的整个脊髓，病变部位的上位和下位脊髓都可保持正常。而脊髓分裂畸形由初级神经胚发育异常引起。

7）骶尾部畸胎瘤：畸胎瘤是指包括三个胚层成分的肿瘤，或者原位癌变中包含异体组织的肿瘤。现认为骶尾部畸胎瘤是由尾部细胞团中因信号转导通路破坏而未正常分化的部分全能体细胞形成的。

骶尾部畸胎瘤是新生儿中的最常见肿瘤，新生儿发病率为 1/27 000。发病率女性与男性比例约为 3∶1。切除后 10% 患者复发；含未成熟组织成分的或出生后发生的肿瘤易转移。一份连续性调查结果显示，随访至 3 岁累积恶性率超过 60%。患有骶尾部畸胎瘤的胎儿会因为畸胎瘤太大阻碍阴道分娩或易伴发羊水过多、子痫等并发症而需进行剖腹产。通过妊娠第 16～18 周时的 B 超可检查出尚无症状的骶尾部畸胎瘤。胚胎积水和（或）胎盘肥大提示预后较差；一旦肿瘤有症状表现，高输出量型心力衰竭会使胎儿病死率急剧上升，胎儿手术也是必要的。

8）尾部退化或骶部发育不全：尾部退化综合征指一系列尾区结构缺陷，包括骶骨发育不全、腰椎发育不全。这种异常可伴开放性或闭合性脊柱裂发生，多数患者同时有脊髓栓系综合征。不论是伴显性或隐形脊柱裂发生，还是尾部退化综合征，都在母亲患胰岛素依赖型糖尿病时高发，机制尚不明确。

如果尾部退化综合征合并闭合性脊柱裂，则脊柱病变较小。这通常由胃部细胞群发育异常影响被覆组织而引起。受影响组织包括神经、胃肠、泌尿生殖、尾骨骨骼肌和下肢。尾部退化综合征也可伴有严重骨病变和开放性脊柱裂,脊膜突出、脊髓截断。这种类型多由脊索发育异常引起。尾部退化综合征的临床表现根据脊柱病变程度不同而不同。受影响的婴儿通常有骨盆缩小、神经性膀胱、不同程度的四肢畸形。尾部退化也可以作为其他影响多个器官系统的综合征的部分表现。这些综合征有:① VACTERL(脊椎、肛门直肠、心、气管食管瘘、肾、肢体畸形);② OEIS(脐突出、泄殖腔外翻、肛门闭锁、脊柱畸形);③ Currarino综合征,包括骶骨缺陷、骶骨前肿块(脊膜突出或畸胎瘤)、肛门直肠畸形。骶骨前畸胎瘤患者很少转移。Currarino 综合征属常染色体显性遗传病,基因位于 7 号染色体长臂 3 区 6 带,某些家族中可发现同源框突变。

尾部退化综合征有时会包含并腿畸形症状。并腿畸形包括骶骨发育不全、下肢合并。通常认为它是由卵黄动脉分支异常,其分流了部分腹主动脉和下肢的血液导致的。尽管看上去它们是不同的疾病,但病因上是否不同仍有争议。

13.2 临床分型

不同类型隐性脊柱裂已在上节详细介绍。根据发育时期不同,隐性脊柱裂大致上可以分为三类。

13.2.1 脊索发育异常

(1)神经肠管囊肿。

(2)脊索断裂综合征。

(3)脊髓分裂畸形。

(4)骶部脊膜囊肿和脊髓膜突出。

(5)背侧皮肤窦道和囊肿。

13.2.2 初级神经胚发育异常

(1)脊髓空洞症。

(2)隐形脊柱裂。

(3)脊柱脂肪瘤和畸胎瘤。

13.2.3 尾部细胞群及次级神经胚发育异常

(1)终丝紧张。

(2)终末双干脊髓。

(3)骶尾部畸胎瘤。

（4）尾部退化综合征和骶部发育不全。

虽然被划分为不同类型，但同一患者常常会合并多种畸形。

隐性脊柱裂根据形态，可以分为单侧型、浮棘型、吻棘型、完全脊椎裂型和混合型等。隐形脊柱裂只有椎管的缺损而无椎管内容物的膨出，无须特殊治疗。

（1）单侧型：即椎板一侧与棘突融合，另一侧由于椎板发育不良而未与棘突融合，形成正中旁的纵行（或斜形）裂隙。临床上可发现，单纯此种畸形一般不引起症状。

（2）浮棘型：即椎骨两侧椎板均发育不全，互不融合，其间形成一条较宽的缝隙，因棘突呈游离漂浮状态，故称为浮棘。两侧椎板与其有纤维样组织相连（图13-3）。此型在临床上常伴有局部症状，严重者需手术治疗。

（3）吻棘型：即一个椎节（多为第1骶椎）双侧椎板发育不良，棘突亦缺如，而上一椎节的棘突较长，以致当腰部后伸时，上一椎节棘突嵌至下一椎节后方裂隙中，似接吻状，故在临床上称吻棘，又称嵌棘。其可出现局部或根性症状，其中严重者应手术将上椎节棘突下方做部分或大部截除。

（4）完全脊柱裂型：指双侧椎板发育不全伴有棘突缺如者，形成一长条型裂隙。此型在临床 X 线平片时常可发现，其中 90% 的病例并无症状。

（5）混合型：指除椎裂外尚伴有其他畸形者，其中以椎弓不连及移行脊椎等多见。

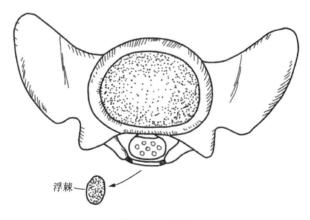

图 13-3　浮棘

13.3　临床表现

隐性脊柱裂的临床表现可从良性无症状到严重的神经、胃肠道、泌尿生殖、骨骼肌症状。荷兰两所医院对 47 名患者回顾性研究发现，诊断为本病的患者年龄为从出生后到 14 岁，平均年龄为 2 岁。隐性脊柱裂的早期表现有：① 33 例（70%）有脊髓栓系综合征症状：下肢神经功能异常（肌肉无力、感觉缺失、反射改变、足底反应异常）；尿道症状（尿失禁、尿潴留、尿路感染）；骨科畸形（畸形足、脊柱侧凸、后凸、腿长不等）；② 28 例（60％）有皮肤病学改变：酒窝征、多毛征、痣、色素沉着过多或过少、血管瘤；③ 19 例（40％）有背部皮下肿块。

患者临床表现在一定程度上与年龄相关。年幼的儿童更倾向于表现出皮肤症状，而没有神经学症状。然而，在进行临床检查时，多数会表现出轻微的下运动神经功能障碍和尿动力学异常。青少年则表现出皮下红斑或者进行性神经病变。还有一些患者直到成年才会表现出症状，主要是一些背部疼痛伴有或不伴有神经根病和会阴感觉障碍。

13.3.1　皮肤症状

许多骶尾部皮肤病变是与隐性脊柱裂相关的，包括皮肤窦道、酒窝凹陷、多毛、角化、色素沉着异常、血管瘤、酒色痣、皮下脂肪瘤、尾部附着物、孤立性臀沟不对称（图 13-4）。对隐性脊柱裂的回顾性研究发现，50％～90％的患者会出现一种或多种皮肤症状。前瞻性研究不多，有一项对 48 名腰骶部中线血管瘤儿童的前瞻性研究发现 21 例（44％）通过MRI 和超声检查诊断出隐性脊柱裂。

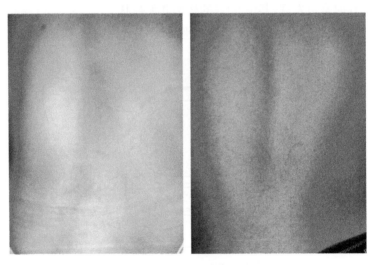

图 13-4　隐性脊柱裂患者腰背部多毛症

13.3.2　神经损伤症状

隐性脊柱裂患者的神经症状表现多样。首先，患者常表现出腰骶部脊髓功能障碍的，如自主神经系统和括约肌的功能障碍是最常见的，并且其出现时间较腿部感觉运动障碍更早。其次，皮肤窦道或囊肿破裂形成的脊膜炎。再次，还有一些个体几乎无神经症状表现。

自然状态下神经学病变可以是静态或进行性的。进展的原因常是硬膜外肿块造成的栓系和压迫。这些在儿童期无症状表现的缺陷如果不经治疗可能导致进一步病变，所以对这些患者进行彻底检查来早发现早治疗是非常重要的。

自主神经系统症状包括尿失禁和尿潴留,还有一些轻微的症状如排尿困难、周期性尿路感染、婴儿肠梗阻和幼儿顽固性便秘。感觉运动症状有下肢无力、肌张力增强或减弱、下肢会阴区感觉缺陷。有时感觉缺失引发皮肤萎缩性溃疡。

13.3.3　脊髓栓系综合征

脊髓栓系综合征是牵拉诱导的脊髓尾部和脊髓圆锥的功能障碍。它可以作为几种不同类型隐性脊柱裂的表现,包括脊髓脂肪瘤、终丝紧张、脊髓离断畸形、尾部退化综合征。脊髓栓系综合征相关的症状也很多:背部疼痛、膀胱功能障碍、下肢无力、腓肠肌萎缩、深部腱反射消失、皮肤感觉消失,也有脊柱侧凸和多种畸形足等骨科表现。关于病因在其他部分详述。

在幼童身上,此综合征以伴有进行性运动及感觉功能障碍为特点,会有步态不稳和尿失禁症状。大龄儿童和青少年易发腰骶区、会阴、下肢疼痛。脊髓栓系综合征影响 T_{12}～L_1 水平,不能解释上位运动神经元症状,因此对于有上位症状的患者需做近端脊髓病变的评估与诊断。

脊髓栓系的进展过程中,儿童学会走路之后表现出步态蹒跚,随后开始出现滴尿症状,再后来发展出肌肉骨骼症状,如足下垂、无痛酸胀、脊柱侧凸。大龄儿童经常会在运动后背部疼痛,幼童对运动敏感而抗拒则很少疼痛。

背痛、腿痛、脊柱侧凸都是成人脊髓栓系综合征的早期症状,但很难与其他常见的慢性背痛的病因区分。大龄儿童或成人脊髓栓系综合征患者最早的运动功能障碍是踝关节背屈无力,感觉症状通常是不完全的模糊的。

13.3.4　泌尿相关症状

闭合性脊柱裂有时会有神经源性膀胱功能障碍或尿道畸形。隐性脊柱裂患者中尿道疾病的发病率还不清楚,而且膀胱功能障碍的诊断通常也是滞后的,尤其是还有一些在能够自主排尿之前的患病儿童。一项研究纳入 51 例隐性脊柱裂患者,平均年龄为 6 个月到 10 岁(平均 3 岁)。这些患者情况如下。

(1) 25 例尿道问题:① 尿潴留,17 例;② 反复性尿路感染,6 例;③ 其他医院进行过调查的肾路异常,2 例。

(2) 神经功能恶化,12 例。

(3) 低位脊髓的被覆皮肤疾病,8 例。

(4) 脊髓手术后上尿路功能评估,5 例。

(5) 大便失禁,1 例。

值得注意的是,大部分儿童能够正常活动,并且多数患者直到如厕训练大小便时才发现存在膀胱功能异常。对其中 33 例患者神经功能检查,结果基本正常。脊髓功能异常主要累及腰骶水平,患者中隐性脊柱裂类型有以下几种:

（1）脊髓栓系（29 例）继发于：① 椎管内脂肪瘤，13 例；② 脊髓纵裂，4 例；③ 脂肪髓膜瘤，4 例；④ 脊髓空洞症，2 例；⑤ 其他病变，6 例。

（2）脊膜突出，7 例。

（3）骶部发育不全，5 例。

（4）无其他椎管内异常的脊髓栓系，4 例。

（5）椎管内脂肪瘤和闭合不全，2 例。

（6）脊髓空洞症，2 例。

（7）闭合不全，1 例。

（8）脂肪髓膜膨出，1 例。

21 例患者肾脏和输尿管超声检查正常；异常检查结果包括双侧上肾路异常，排尿后大量尿潴留，膀胱壁增厚，单侧肾缩小，肾瘢痕。49/51 例出现上尿路动力学异常，症状类型如下：

（1）逼尿肌反射亢进，42 例。

（2）膀胱排空不全，35 例。

（3）逼尿肌括约肌协同失调，22 例。

（4）膀胱顺应性下降，21 例。

（5）膀胱输尿管反流，13 例。

（6）远端括约肌强直，5 例。

（7）两个及两个以上症状并发，31 例。

这些数据提示隐性脊柱裂患者有很大风险患神经性膀胱功能障碍，并且排尿习惯和神经功能检查都难以作为可靠的预警信号。

13.3.5　肌肉骨骼系统异常

隐性脊柱裂并发的外科症状包括脊柱侧凸、后凸、脊柱前凸、腿长不等、足部畸形。

隐性脊柱裂最简单的骨科异常是脊柱后裂，常发生于 $L_5 \sim S_1$。往往是偶然发现或伴脊髓栓系时提示隐性脊柱裂的发病。脊髓分裂畸形（双干脊髓和脊髓纵裂）患者往往会发生复杂的脊柱异常，包括半椎体发育异常、椎体矢状面分离、椎间隙狭窄、多节段融合，也可出现椎体后结构异常，如椎板裂或后柱融合。

13.3.6　其他畸形

一些隐性脊柱裂患者有肛门直肠畸形（肛门闭锁等）或尿道畸形。

13.3.7　疼痛

隐性脊柱裂患者的疼痛多发于下背部、骶尾区和臀区，伴有或不伴有神经根病变。对于 Tarlov 囊肿等病变累及蛛网膜下隙的情况，疼痛可在 Valsalva 动作时加剧。

13.4　影像学检查

隐性脊柱裂的评估应从详细的病史采集和体格检查开始。这包括通过肛门检查来评估泄殖腔异常和骶前区肿块。对无症状或轻度症状的患者,特别注意那些提示隐性脊柱裂的细微线索。那些尚无自制力和行动能力、无法主诉症状的儿童难以早期发现,他们只会表现出姿势和运动的不对称或激惹征。再加上症状波动,诊断更加困难。所以提示隐性脊柱裂的客观线索十分重要,尤其是腰骶区的皮肤病变。这些皮肤病变是隐性脊柱裂最明显的标志,所以在青春期和成年期患者很少以皮肤改变就诊。

在多数回顾性研究中,两个及两个以上皮肤症状比孤立性皮肤症状有更高的隐性脊柱裂发病风险。例如,先天性腰骶部脂肪瘤的调查中,这个孤立性病变发生在脊柱裂的概率很低(一份结果为 0/14)。婴幼儿孤立性皮肤病变是否需要进行隐性脊柱裂的进一步检查是有争议的。不过有些孤立性皮肤病变的发生风险很高,包括非典型酒窝征(>5 mm 或距肛门>2.5 cm)、血管瘤、皮肤发育不良、凸起性病变(肿块、尾巴等)。根据临床经验,婴儿血管瘤比中线毛细血管畸形有更高的患隐性脊柱裂风险。

酒窝征伴有臀沟不对称应高度怀疑触诊不到的低位尾部脂肪瘤。一项对小于两岁(平均 4 个月)的有骶尾部酒窝征婴儿的前瞻性研究中,MRI 显示 47 例婴儿中有 45% 是隐性脊柱裂。另一份对 16 例臀纹下缘酒窝征(或伴有色素沉积与双臀裂)的研究中,50% 患者是隐性脊柱裂。65 例臀纹位置有酒窝征儿童,17% 是隐性脊柱裂。

影像学检查是评估隐性脊柱裂的重要辅助手段。对隐性脊柱裂椎管内和椎管旁畸形检查最有效的方法就是全脊柱 MRI,尤其是患者中经常出现多种畸形的情况。脊髓圆锥在出生后两个月左右才会上升到 $L_{2/3}$ 水平,这之前都处在较低位置。脊髓圆锥低位可能是隐性脊髓栓系的唯一标识。但是,5%~10% 患者圆锥位置正常。

X 线平片可以有效检测椎骨缺损(图 13-5)。CT 是评估骨畸形最有效的手段,尤其是多平面重建薄层 CT 图像。产前超声可以检查出较大畸形,但假阴性和假阳性率较高。多项研究认为,超声可以作为 4 个月以前(脊柱后柱骨化以前)婴幼儿次优筛查手段。

尿流动力学检查可以检测出隐性脊柱裂儿童潜伏期的尿路功能障碍。尿流动力学检查常用来做术前评估,评估儿童做栓系神经松解手术是否有效。一项对 123 例有皮肤红斑的隐性脊柱裂儿童的回顾性研究发现,尿流动力学检查异常的有 23 例(19%)。膀胱功能异常是基于膀胱容积、顺应性、充盈时逼尿肌活性来测定。该研究指出,85% 儿童脊髓 MRI 显示出异常,这也提示 MRI 对隐性脊柱裂的诊断价值。

腹盆部超声可以评估泌尿系统的一些病理变化,如膀胱壁增厚、膀胱排空不全、上尿路扩张、肾萎缩、肾瘢痕。但是这些改变都不是隐性脊柱裂的特异性改变。

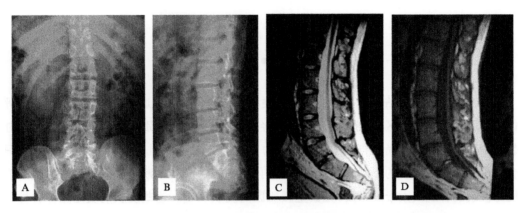

图 13 - 5　X 线正侧位提示 L$_{4/5}$脊柱裂,腰椎 MRI 平扫观察到伴有脊髓栓系
A. L$_4$、L$_5$ 脊柱裂患者 X 线正位片;B. L4、L5 脊柱裂患者 X 线侧位片;C. 脊柱裂患者 MRI 矢状位 T2 加权像提示伴有脊髓栓系;D. 脊柱裂患者 MRI 矢状位 T1 加权像提示伴有脊髓栓系。

13.5　诊断与鉴别诊断

　　患者一般无明显临床症状,也无阳性体征,往往偶然原因检查时发现。脊椎 X 线平片、CT 与 MRI 扫描有助于疾病的诊断,若出现局部皮肤多毛、紫斑、小凹、色素沉着等临床表现,结合神经损害症状,尤其是长期遗尿或发生明显尿失禁者,应多考虑为显性脊柱裂所引起。隐性脊柱裂的诊断靠特征性的临床表现来提示,如皮肤红斑、背部皮下肿块或者脊髓栓系相关的神经症状等;确诊则需影像学显示脊柱裂损伤。根据上述证据,我们建议要对那些有两个及两个以上腰骶部脊柱病变、皮肤症状、背部皮下肿块、提示脊髓栓系的神经症状的儿童进行全脊柱 MRI 检查;建议对那些有孤立性腰骶部中线皮肤病变、无神经症状的儿童进行 MRI 检查,因为这些皮肤症状是隐性脊柱裂发展的高风险因素。这些症状包括:非典型酒窝征(>5 mm 或距肛门>2.5 cm)、血管瘤、皮肤发育不良、凸起性病变(肿块、尾巴等)。根据病史、症状及影像学表现,可与脊髓栓系、脊髓损伤等疾病相鉴别。

13.6　治 疗 与 预 后

　　对于脊柱裂引起的脊髓栓系综合征者,均适合于手术,而且提倡尽早地予以手术治疗。大多隐性脊柱裂患者少有症状,无须特殊治疗。但应该进行医学知识普及教育,以消除患者的紧张情绪和不良心理状态。症状轻微者,应强调腰肌(或腹肌)锻炼,以增强腰部的内在平衡。尽管目前没有随机对照试验的数据来支持或反对手术的效果,手术仍然被认为是隐性脊柱裂最有效的治疗方法。伴有神经损伤、膀胱功能障碍或慢性疼痛的患者可接受物理和康复治疗。但需要每年监测疾病状态,检查有无新发症状进展。

尽管尚没有明确的共识,外科干预的主要适应证是隐性脊柱裂或脊髓栓系导致的新发或者进行性加重的神经损害相关症状。严重新生儿肠梗阻也是早期外科干预的指征。脊柱外科或神经外科干预的指征还包括脊髓内在性暴露的情况,如骶管内脊膜膨出及需要进行恢复脊柱稳定性或解除疼痛的患者,外科干预可以减少感染和脊膜炎的风险。相反,如果隐性脊柱裂相关的发育缺陷导致的严重残疾,手术治疗效果有限,有研究报道,即便在婴儿期手术,患者症状并无改善。

如果患者有脊髓栓系影像学表现(圆锥低于 $L_{2/3}$ 椎间盘),但无临床症状,或者隐性脊柱裂患者出现尿流动力学异常,是否应进行手术治疗存在很大争议。一些学者认为应该积极进行手术干预,因为尽管患者无症状或者症状轻微,但是疾病会进行性加重,并且一旦出现神经损害将难以恢复。因此,我们建议一旦患者通过影像学诊断为隐性脊柱裂,应该转诊至脊柱外科或神经外科进行手术指征评估,特别是伴有脊髓栓系的患者,如果没有正规积极的治疗,患者症状可能进行性加重直至出现不可逆神经损伤。如果患者无症状,保守治疗并密切随访观察也是可行的治疗策略,因为隐性脊柱裂患者病程和预后差异较大。

用于治疗隐性脊柱裂的不同手术类型:① 脊柱(神经)外科手术,改变疾病的进程,阻止神经退化,尽可能多地缓解术前神经症状;② 处理多种隐性脊柱裂的并发症,如尿潴留、尿失禁、阳痿、便秘、肛门直肠畸形、肿瘤和背侧皮肤病变等。这些干预包括泌尿、胃肠道、结直肠、肿瘤学和整形外科等专科干预治疗。

隐性脊柱裂伴脊髓栓系时,手术中应去除导致脊髓栓系的组织,包括切断终丝、切除脂肪瘤、解除黏附、切除皮肤窦道等。一些研究报道扩大终池,必要时行硬膜重建术,可有效降低蛛网膜黏附和脊髓再栓系的风险。

隐性脊柱裂手术的潜在并发症包括脑脊液漏、创口感染、脊膜炎、膀胱肠道功能障碍、神经性损伤等。神经损伤的发生率在终丝切断等手术中很低(<1%),但在由其他原因导致栓系手术发生率很高。

儿童多用基础麻醉加局部麻醉,个别采用气管插管全身麻醉;成人用强化麻醉加局部麻醉,或采用硬脊膜外麻醉。无论病变在颈段、胸段还是在腰骶段,都使用棘上直切口,以利于向脊柱裂病变节段的上与下方扩大椎板切口。手术后采取俯卧或侧卧位姿势一周;有明显尿失禁者,宜进行导尿,保持手术部位的清洁、卫生;对幼儿应严防大小便的污染,酌用抗生素预防感染。伤口拆线后可增加康复治疗,如理疗、针灸、按摩及肢体功能锻炼等,并应用神经营养药物,以促进神经功能的早日恢复。

不需要手术的无症状隐性脊柱裂患者仍需要密切监控各个系统症状的发生与发展,尤其是大小便功能。术后亦需要密切随访,监测有无再栓系新发症状或者术前症状加重。脊髓再栓系最早的症状是小便功能异常。此外,非神经性症状可能会在手术后进一步发展。尿流动力学检查是一个有效的监测手段，对非手术和手术患者均可采用，并且可以早期发现术后再栓系改变。此外，术后发生症状恶化的患者都是最先出现了尿流动力学指标的恶化。

隐性脊柱裂的自然病程研究很少。各项报道也不尽相同，可能与畸形的性质和严重程度差异较大有关。根据多项随访和保守治疗研究，一些患者可有几年症状稳定期，或逐渐自发好转，影像学检查有脂肪瘤的缩小。然而也有一些研究报告称脊髓栓系的神经症状恶化率可高达 75%，但另一些研究报道疾病进展率较低。例如，一项对 53 例无症状性脂肪瘤儿童的回顾性研究发现，在经过保守的观察处理 4.4 年后，仅 13 例（25%）患者出现神经功能恶化。行手术后，患者症状改善亦存在差异。有 33%～90% 的患者症状好转，约有 13% 的患者会持续恶化。手术效果的差异很有可能与患者自身情况（儿童或成人、症状严重程度不同）、手术方式、结果评估方法及其他不可控的因素相关。一些研究显示，对于新近出现的症状，术后会有完全缓解，而长期持续存在的症状则较难恢复。

参 考 文 献

Ackerman L L, Menezes A H, Follett K A. Cervical and thoracic dermal sinus tracts. A case series and review of the literature. Pediatr Neurosurg, 2002,37: 137.

Bollini G, Cottalorda J, Jouve J L, et al. Closed spinal dysraphism. Ann Pediatr (Paris), 1993,40: 197.

Dias M, Partington M, Section on neurologic surgery. Congenital Brain and Spinal Cord Malformations and Their Associated Cutaneous Markers. Pediatrics, 2015,136: e1105.

Drake J M. Occult tethered cord syndrome: not an indication for surgery. J Neurosurg, 2006,104: 305.

Drolet B A, ChamLin S L, Garzon M C, et al. Prospective study of spinal anomalies in children with infantile hemangiomas of the lumbosacral skin. J Pediatr, 2010,157: 789.

Hall D E, Udvarhelyi G B, Altman J. Lumbosacral skin lesions as markers of occult spinal dysraphism. JAMA, 1981,246: 2606.

Hertzler D A 2nd, DePowell J J, Stevenson C B, et al. Tethered cord syndrome: a review of the literature from embryology to adult presentation. Neurosurg Focus, 2010,29: E1.

Kim C H, Bak K H, Kim J M, et al. Symptomatic sacral extradural arachnoid cyst associated with lumbar intradural arachnoid cyst. Clin Neurol Neurosurg, 1999,101: 148.

Lynch S A, Wang Y, Strachan T, et al. Autosomal dominant sacral agenesis: Currarino syndrome. J Med Genet, 2000,37: 561.

Pierre-Kahn A, Zerah M, Renier D, et al. Congenital lumbosacral lipomas. Childs Nerv Syst, 1997,13: 298.

Proctor M R, Bauer S B, Scott R M. The effect of surgery for split spinal cord malformation on neurologic and urologic function. Pediatr Neurosurg, 2000,32: 13.

Sakho Y, Badiane S B, Kabre A, et al. Lumbosacral intraspinal lipomas associated or not with a tethered cord syndrome (series of 8 cases). Dakar Med, 1998,43: 13.

Sattar M T, Bannister C M, Turnbull I W. Occult spinal dysraphism—the common combination of lesions and the clinical manifestations in 50 patients. Eur J Pediatr Surg, 1996,6(Suppl 1): 10.

Schijman E. Split spinal cord malformations: report of 22 cases and review of the literature. Childs Nerv Syst, 2003,19: 96.

Soonawala N, Overweg-Plandsoen W C, Brouwer O F. Early clinical signs and symptoms in occult spinal dysraphism: a retrospective case study of 47 patients. Clin Neurol Neurosurg, 1999,101: 11.

Tavafoghi V, Ghandchi A, Hambrick G W, et al. Cutaneous signs of spinal dysraphism. Report of a patient with a tail-like lipoma and review of 200 cases in the literature. Arch Dermatol, 1978, 114: 573.

Tortori-Donati P, Rossi A, Cama A. Spinal dysraphism: a review of neuroradiological features with embryological correlations and proposal for a new classification. Neuroradiology, 2000,2: 471.

Tu A, Steinbok P. Occult tethered cord syndrome: a review. Childs Nerv Syst, 2013, 29: 1635.

Weprin B E, Oakes W J. Occult spinal dysraphism: The clinical presentation and diagnosis. Oper Tech Plast Reconstr Surg, 2000,7: 39.

Yamada S, Knerium D S, Mandybur G M, et al. Pathophysiology of tethered cord syndrome and other complex factors. Neurol Res, 2004,26: 722.

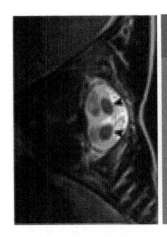

第14章
脊髓纵裂

脊髓纵裂(diastematomyelia)是一种较为少见的因胚胎发育过程中神经管闭合不全(neural tube defects，NTD)所引起的脊髓先天性异常，表现为脊髓或马尾被一骨性或纤维性间隔纵向裂成为对称或不对称的两半。

本病于1837年由Ollivie首次发现并命名，其发病率占先天性脊髓畸形的4%～9%。该病在女性中较为常见，男女发病比例为(2～4)∶1。而神经管闭合不全的流行病学研究相对较多，其发病率不仅各个国家间有差异，而各地区间亦不相同。Sarmast AH等在印度的一项单中心流行病学研究中报道，神经管闭合不全的发病率是0.503‰，Nikkilä等报道，在过去30年中，瑞典的新生儿脊柱裂发病率从0.55‰下降至0.29‰。Agarwal等报道，印度的新生儿神经管闭合不全发病率为0.5‰～11‰。Kulkarni等发现，在印度南部地区新生儿神经管闭合不全发病率则高达11.4‰。

14.1 病 理 病 因

脊髓纵裂在胚胎学上影响了三个胚层的发育，故其常与其他畸形并存，首先是背部皮肤异常，如多毛症、皮窦、脂肪瘤、血管瘤或者皮样囊肿。其次是伴发先天性脊椎畸形，最常见的是先天性脊柱侧凸，据文献报道发生率为60%～79%。脊髓纵裂的性别发病率存在差异，男女之比为1∶2～1∶5，求治的年龄从出生至10岁左右，尤其集中在学龄前后，故求治者儿童为多，成年人少见。

脊髓纵裂的确切病因目前尚不明确，Balci等报道了一对姐妹同患脊髓纵裂，并提出其发病可能有X伴性遗传。关于其胚胎学的研究，有多种假设和推测。Bremer推测畸形是发生在神经管与原肠腔的胚胎发育期间，由于后肠腔通过原结到羊膜腔的短暂连通呈永久残留所致,累及了外胚层和中胚层,导致了除脊髓纵裂以外椎体和皮肤异常的畸形。随后,焦点从神经管转移到了脊索。Bently 等认为脊髓纵裂是脊索的异常裂开所致,成对的半脊索使不受约束的外胚层并行诱使神经板裂开,每个半神经板最终形成半脊髓,半脊髓还诱使对面每侧的中央弓融合形成中线骨嵴,其间来源于卵黄囊背侧的憩室潜入了半脊髓之间并发展成多种中线的中胚层产物。

Pang 等总结了 41 例脊髓纵裂患者的影像学、手术及病理组织学所见,提出所有的脊髓纵裂都是由胚胎神经管闭合时期的异常发育所致,即在神经管闭合时,卵黄囊和羊膜之间形成一个被中胚层所包围的副神经管,并形成一个劈开脊索和神经板的内胚层管道,导致两个神经管的出现。Akay 等则认为,Pang 的理论虽然能解释大部分脊髓纵裂的发病机制,但是对于一些特殊的类型,如无间隔脊髓纵裂及骨嵴位于背侧面的病例等不能做出合理的解释;Emura 等利用外科手段在两栖类动物的神经胚形成初期,在其背部中线处人为地制造一瘘管,从而成功地诱导出脊髓纵裂的生物模型,其临床表现及并发症与人脊髓纵裂基本一致,因此认为脊髓纵裂的产生可能与异位的神经管畸形有关;Tubbs 等则推测脊髓纵裂的发生可能与某些特定的基因位点有关,并且多种化学性的因素都有可能诱导其发生。Kelessinger 等将鹌鹑的胚胎移植入两天的鸡胚胎神经管中,两天后发现鸡胚胎发生了脊髓纵裂,因此他们认为脊髓纵裂是神经管被异常的中胚层侵犯的结果。

14.2　临　床　表　现

脊髓纵裂可见于各个年龄段的患者,但以儿童多见。儿童多有皮肤异常、脊柱裂、脊柱侧弯或脊柱后突畸形、括约肌功能失调和下肢肌萎缩等。部分患者也可表现出某种程度的矫形畸形,如弓形足、外翻足、仰趾外翻足、短腿、营养性溃疡或自发性截肢等。其中,有的患者可有多种畸形。症状持续时间长短与神经缺陷和畸形的程度有关,有神经缺陷和畸形的患者较无缺陷者症状持续时间长。成人则多表现为疼痛、肢体无力、大小便失禁等脊髓栓系综合征的症状,这是因为脊髓纵裂常伴有肥大终丝栓系所致。部位以 $T_3 \sim S_2$ 最为常见,此外,还有人报道高位颈髓脊髓纵裂伴有神经管肠原性囊肿者。

脊髓纵裂患者多合并有脊髓栓系、脊柱裂、脊髓脊膜膨出、低位圆锥、异常神经根、脊髓积水、Sjogrens 综合征、脊髓内表皮样肿瘤、硬膜囊内或硬膜囊外畸胎瘤、脊髓空洞症等,亦可合并椎间盘突出症等。关于神经损害的机制,Mcmaster 认为是脊髓纵裂间隔固定脊髓在较低的解剖位置限制了脊柱生长期脊髓的正常上下移动,牵拉脊髓,使其缺血、缺氧所致;Guthkel 则认为单侧神经损害是由病变部位脊髓单侧发育的异常所致。脊髓纵裂的临床表现多不典型,诊断较为困难。对于有先天性脊柱侧凸的患者,背部皮肤异常或合并有其他畸形者,均应想到有脊髓纵裂的可能。

根据 Pang 的分类方法,本病可分为三型。① Ⅰ型:两个半侧脊髓,均有自己独立的硬脊膜管,中间被骨性或软骨中隔所分隔(图14-1);② Ⅱ型:两个半侧脊髓,拥有一个共同的硬脊膜管,但被一个纤维性中隔所分开(图14-2、图14-3);③ 复合型:脊髓纵裂畸形有两处以上,可为两个Ⅰ型或Ⅱ型,也可既有Ⅰ型又有Ⅱ型。两种分型临床表现存在较多不同。Ⅰ型脊髓纵裂主要表现为:① 脊髓水肿常见;② 脊髓中间常有突出骨或软骨组织;③ 常合并椎体畸形,如半锥体、蝴蝶椎、脊柱裂、相邻椎板融合等;④ 皮肤表现常见,色素沉着、血管瘤、多毛症;⑤ 患者常以脊柱畸形或者脊髓栓系综合征临床表现就诊。Ⅱ型脊髓纵列临床表现有:① 脊髓水肿较少;② 可伴有脊柱裂,但是很少伴有其他椎体畸形;③ 患者一般无临床症状。

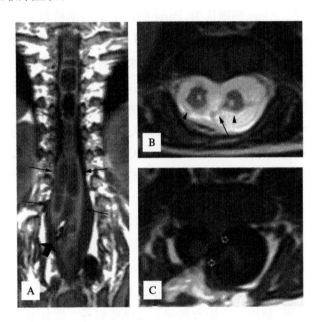

图14-1 Ⅰ型脊髓纵裂(引自 P. Tortori-Donati, A. Rossi, R. Biancheri, et al. 2005)

A. 为一位Ⅰ型脊髓纵裂伴脊髓积水的1岁患者 MRI 冠状位检查结果,图中可见其脊髓分隔物的高密度影且为非对称排列(图中粗箭头),双侧脊髓均可见脊髓积水征;B. 轴位 T2 权重 MRI;C. T1 权重 MRI 检查结果;B 和 C 可见分隔为两半的脊髓,同时伴有脊髓中央管扩张

但是,有部分学者则提出 Pang 分型有一定的局限性。Akay 等认为 Pang 分型并不适用于一些特殊的病例,如无间隔型脊髓纵裂等;Kumar 等则表示脊髓纵裂通常合并多种复杂畸形,有必要对 Pang 分型进行适当的调整,以便能包含各种单纯及合并多种畸形的复杂的脊髓纵裂。兰斌尚等将脊髓纵裂按硬膜管形态与脊髓的关系分为两型,即双管型和单管型。双管型特征是病变区硬膜管为两个独立的次管,其内有各自分裂的半脊髓。单管型特征是病变区硬脊膜呈扩大的单管状,其内包容两个"镜影状"分裂脊髓。优点是双管型与单管型强调硬膜管与纵裂脊髓的关系,反映硬脊膜和脊髓畸形情况,即使无间隔存在,也不影响分型。同时对于指导脊髓纵裂的治疗也有重要作用。例如,双管型硬脊膜和骨嵴同样阻止生长期脊髓上移。因此,不能仅切除骨嵴而忽视硬脊膜成形。同时掌握双管型与单管型的特征可迅速对患者的病理形态、临床表现、治疗和预后进行综合评价。

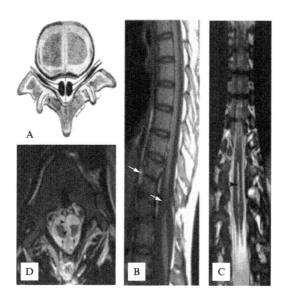

图 14 - 2 Ⅱ型脊髓纵裂(引自 P. Tortori-Donati, A. Rossi, R. Biancheri 等, 2005)

A. Ⅱ型脊髓纵裂横断面草图, 可见位于同一硬膜囊内的脊髓被一层薄薄的纤维状隔膜分为两半; B. 一位 11 岁的女性患者矢状位 MRI 图像, 可见脊髓明显变细征象, 同时伴有椎间盘发育不全的影像学表现(图中箭头所指); C. 冠状位 MRI 检查提示分隔开的脊髓位于同一个硬膜囊内, 同时术中证实分隔物为纤维组织结构; D. 患者横断面 MRI 检查可见被纤维隔膜分隔开的两部分脊髓, 其位于同一硬膜囊内

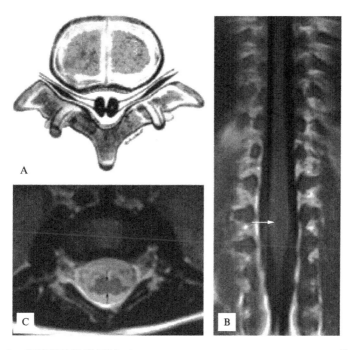

图 14 - 3 Ⅱ型脊髓纵裂(引自 P. Tortori-Donati, A. Rossi, R. Biancheri 等, 2005)

A. Ⅱ型脊髓纵裂横截面示意图; 如图所示分开的脊髓位于同一硬膜囊内; B. 一位 4 岁Ⅱ型脊髓纵裂患者的冠状位 MRI 检查结果, 可见其脊髓圆锥位置中央有低信号影; C. 轴位 MRI 像上可见脊髓分为两半

此外,硬膜管形态在各种影像学检查中更为直观,易于理解和记忆。

病理解剖发现,双管型特别是明显脊柱侧弯畸形病例,脊髓大多不对称性分裂,两侧半脊髓发育差异较大,往往较细一侧,下肢神经症状明显。分叉头端脊髓内囊肿明显,常大于脊髓直径 1/3,运动细胞发育不良。单管状脊髓对称性分裂,脊髓水囊肿较小。组织学发现,纵裂脊髓围绕中央管有较多胶质细胞增生,这可能是神经损伤的修复性反应。此现象发生在双管型脊髓纵裂,可能是骨嵴、硬脊膜、神经根,以及终丝牵拉和压迫神经所致。骨嵴的压迫与牵拉既多见又明显。骨嵴常位于分叉脊髓和硬脊膜(两者分叉水平在尾端一致,在头端脊髓分叉呈锐角状高于硬脊膜分叉)尾端,压迫尾端分叉处呈钝角状。单管型因常无间隔,脊髓分叉上、下均成锐角。

14.3 影像学检查

14.3.1 X线检查

X线平片主要用于显示脊柱畸形、骨性间隔。脊柱畸形除脊柱侧凸外,还表现为病变部椎管扩大、椎管间隙变宽、半椎体或蝴蝶椎等。对诊断具有特征性意义的是椎管中央的纵行骨嵴高密度影,多呈椭圆形,亦有不规则形,边界多清楚。其长径均与纵轴一致。Ersahin 等报道骨嵴检查阳性率为 57%。最近国内有报道,特征性骨性间隔检查阳性率为 77%。当脊柱扭曲旋转时,结构往往很复杂,给诊断带来极大困难,且 X 线平片不能发现伴发的椎管内异常疾患。

14.3.2 X线平片造影检查

X线平片造影典型表现为梭形膨大的椎管内有圆形或椭圆形骨性孤岛,造影剂从两侧分流,而在其下方分流后汇合,或者被造影剂充盈的椎管中央有一条状的充盈缺损,对其软骨性或纤维性间隔的诊断仍存在一定不足。Scotti 等报道,脊髓纵裂异常发现率为 95%。程斌等搜集的 50 例患者脊髓造影的异常发现率为 88%,其中 2 例为假阳性,经手术证实为病变椎板下陷和脊椎角状后凸畸形压迫脊髓所致。脊髓造影在诊断软骨性或纤维性间隔方面仍显不足,但在发现间隔的阳性率及类型上优于 X 线平片。

14.3.3 CT检查

CT不仅能够清楚地显示纵裂段骨髓及骨性间隔的部位、形态及走行趋势,还可分辨软骨性和纤维性甚至无间隔的病例及脊髓纵裂所并存的脊髓栓系、脊髓积水症、硬膜囊内脂肪瘤及脊膜膨出等病变。冠状及矢状面重建图像全面直观地显示了脊髓纵裂及其合并畸形的形态学异常,某种程度上可以替代 MRI 检查。国内有学者报道 CT 扫描骨性间隔阳性率达 97%,未确诊的 1 例经手术证实为纤维间隔。尽管 CT 对于软骨性、纤维性间隔及脊髓圆锥和终丝的显示不及 MRI,但对脊椎畸形尤其是骨性间隔的显示以 CT 为优。CT 检查具有经济、普及、诊断符合率高等优点,易于推广。近年来,随着螺旋 CT 的应用,使用多排螺旋 CT 进行薄层扫描,能显示小范围的脊髓病变。在冠状面及矢状面重建及三维重建图像上能更加清楚、直观地显示椎管内骨性隔刺的形态、大小、走向及椎体、椎板畸形的情况。通过三维图像的旋转和表面遮盖技术,能够去除其他骨质的遮挡,从多个角度对病变进行观察,为确定手术干预、手术方案的选择及治疗效果的判断提供了第一手资料。近年来,随着螺旋 CT 的推广使用,进一步提高了脊髓纵裂的诊断水平。它是利用得到的各层 CT 数据在矢状面上进行重建,从而得到三维图像,使得脊髓纵裂的间隔特别是骨性间隔范围更加直观形象。Sharma 认为螺旋 CT 能描绘脊髓纵裂 Ⅰ 型的细节及脊髓纵裂 Ⅱ 型在冠状面上的范围(图 14-4)。

14.3.4　CT 造影检查

椎管造影是检查双脊髓畸形的一种有效手段,其阳性率可达 90%。将水溶性碘剂(欧乃派克)稀释后注入蛛网膜下隙,调整体位观察造影剂在椎管内脊髓纵裂处的流动情况,可见梭形膨大的造影剂在中央骨栓或骨嵴周围的流动情况,未被造影剂充盈的骨性缺损区就是中央骨栓或骨嵴的所在,造影剂自其两侧分流至其远端后又汇合。通过显示蛛网膜下隙,不仅有助于分辨硬膜结构,而且能显示脊髓纵裂的性质及周围硬膜的情况。另外,可通过脊髓造影先发现局部的椎管异常,再针对此部位进行 CT 平扫,常会发现局部的纵间隔。

14.3.5　MRI 检查

MRI 可以多方位成像显示脊髓形态、信号的改变,对伴发病变观察清楚,不易漏诊,MRI 以其优良的软组织分辨率、多方位成像等特点在显示脊髓栓系方面优于其他影像检查方法。MRI 多参数成像,对脂肪、不同性质液体信号具有特征性,因此对脊髓纵裂合并畸胎瘤、脂肪瘤、皮样囊肿诊断准确。

MRI 能清楚地显示脊髓积水和病变内容物,可用于评估脊髓纵裂的性质和长度,更适用于探查软组织畸形,是脊髓纵裂最有效的非创性检查方法。MRI 具有无损伤、能显示脊髓积水和确定病变内容物如神经管原肠囊肿或皮样囊肿的优点。横断面双回波扫描可以清楚观察脊髓纵裂,T_2WI 可清晰显示两个半脊髓形态及其是否位于同一硬膜囊;质子加权像(PWI)显示脊髓纵裂解剖形态、结构好,对隔刺的不同信号具有特征性,纤维或软骨隔刺呈等、低信号,骨性隔刺呈高信号,而 T_2WI 纤维性、软骨性和骨性隔刺不易区分,均呈相对低信号。国外有学者将 3T 扩散张量成像和纤维束成像常规应用于脊髓下段,研究认为纤维束成像可以显示脊髓纵裂畸形的解剖病理改变,与传统成像方法相比,

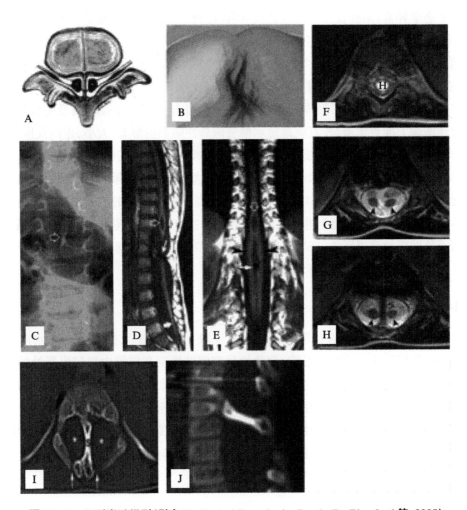

图 14-4　Ⅰ型脊髓纵裂(引自 P. Tortori-Donati, A. Rossi, R. Biancheri 等,2005)

A. Ⅰ型脊髓纵裂示意图。椎管被骨性或软骨组织间隔分为两半,每一半各包含一个硬膜囊和半个脊髓,而后者发出前侧和后侧的神经根,而与间隔组织相连的后侧旁中央型神经根有时亦可见。B. 一位 3 岁的女性脊髓纵裂患者,其后背部可见明显的多毛症。C. 前后位 X 线提示脚间距离增加及骨性结构向椎管内突出(箭头所示)。D. MRI 矢状位。E. MRI 冠状位。D、E. 可见骨性结构向椎管内突出,突出物位于 T_{12}～L_1 节段,被分隔为两半的脊髓在冠状位上清晰可见,而两半脊髓之间的蛛网膜下隙空间在正中矢状位 MRI 上可见其位于骨性间隔上方。同时 D 图可见该患者的终丝紧张度增加并对脊髓产生牵拉。F. 示脊髓积水(H)。G. 可见在一个硬膜囊内的脊髓分离征。H. 可见分离的脊髓及与椎体和后方增厚椎弓相连的骨性分隔物。I. 轴性 CT。J. 矢状位 CT。I 和 J 可见硬化的骨性分隔物,其与前方的椎体和后方的棘突根部相连接并将脊髓分隔开来,两侧分别各有一个硬膜囊(星号)

纤维束成像技术可以为脊髓下段的先天疾病的病变特征和手术方案提供额外的实用信息。总之,MRI 对诊断脊髓纵裂及其伴发病变准确、全面,多方位成像可以全面显示病变。根据脊髓纵裂范围,可将脊髓纵裂分为节段性纵裂和完全性纵裂,方便指导临床治疗。

14.4 诊断与鉴别诊断

14.4.1 诊断

脊髓纵裂是一种少见的先天性脊髓畸形。这种畸形是以脊髓被间隔在矢状面上呈节段性分开为特点,且多伴背部皮肤异常、脊柱畸形、脊髓脊膜膨出、脊髓栓系等,间隔可以由纤维组织、软骨、骨组织或者上述几种成分组成。出生后脊髓的发育持续受到畸形椎骨、纤维束带的限制,临床神经症状往往逐渐加重,严重危害着患者的生长发育。脊髓纵裂的临床诊断主要靠临床表现并结合影像学检查综合判定。

由于脊髓纵裂在胚胎学上影响了三个胚层的发育,故常与其他的畸形并存,首先是背部皮肤异常,如多毛症、皮窦、脂肪瘤、血管瘤或者皮样囊肿。其次是伴发先天性脊椎畸形,最常见的是先天性脊柱侧凸,据文献报道发生率为 60%～79%。由于患者神经发育缺陷,故可能产生一系列神经损害表现,如下肢神经功能障碍、下肢发育不良、足畸形、神经性膀胱、便秘、二便失禁等。脊髓纵裂在性别上有差异,男女之比为 1：2～1：5,求治的年龄从出生至 10 岁左右,尤其集中在学龄前后,故求治者儿童为多,成年人少见。

脊髓纵裂 X 线平片可较好地显示脊柱畸形,如脊柱侧弯、半椎体、蝴蝶椎、椎体融合及脊柱裂等,但对椎管中央的骨嵴显示不佳。其特征性 X 线表现为椎管中间的纵行高密度影,其长径均与纵轴一致。

目前,CT 已经成为诊断脊髓纵裂的主要手段之一,近年来随着多层螺旋 CT 的发展,薄层扫描及多平面重建技术的应用,能更加清楚、直观地显示椎管内骨性间隔的形态、大小、走行、范围及椎体、椎板的畸形等情况。多平面重组冠、矢状面,使脊髓纵裂的间隔特别是骨性间隔范围更清楚,并可很好地显示相关畸形,如椎体融合畸形、背侧皮窦等。容积重组对显示骨性间隔及脊柱伴发的畸形和累及的范围更加立体直观,能为临床提供更多的影像信息。脊髓纵裂特征性的 CT 表现为椎管内前后走形的间隔,呈骨性、软骨性、软组织或脑脊液密度,完整或不完整,将脊髓或马尾一分为二,对称或不对称。

MRI 是诊断脊髓纵裂畸形及其椎管内伴发病变最有效的非创伤性检查方法,其在显示继发性脊髓栓系方面优于 CT。Sharma 等认为圆锥低于 L_2 水平的或有皮肤异常的脊髓纵裂均应行 MRI 检查。MRI 能清晰地显示脊髓纵裂,横断位及冠、矢状位相互印证,可充分显示纵裂的部位、范围、大小及并有的其他畸形,如脊髓栓系、椎管内皮样囊肿等病变。横断面和冠状面图像上观察分裂的脊髓效果最佳,冠状面还可显示病变的全长,矢状面易于观察椎管内伴发的病变。有时脊髓空洞在冠状位表现与脊髓纵裂表现相似,但在横断面上可将二者区分开。任意方位切面图像上多角度观察,综合分析可以避免漏诊和误诊。脊髓纵裂特征性的 MRI 表现为分裂的脊髓分别位于同一硬膜囊或两个硬膜囊内，两个半脊髓信号与正常脊髓信号相同，骨性间隔 T_1WI 为高信号，T_2WI 为低信号，而纤维性或软骨性间隔 T_1WI 信号介于脑脊液和脊髓信号之间，T_2WI 为相对低信号。

总之，CT 与 MRI 联合应用可以对脊髓纵裂类型及伴发病变做出准确诊断，并可为临床制订手术方案提供可靠的影像学依据。

14.4.2 鉴别诊断

脊髓纵裂患者多合并有脊髓栓系、脊柱裂、脊髓脊膜膨出、低位圆锥、异常神经根、脊髓积水、Sjogrens 综合征、脊髓内表皮样肿瘤、硬膜囊内或硬膜囊外畸胎瘤、脊髓空洞症等。脊髓纵裂的临床表现多不典型，诊断较为困难。对于有先天性脊柱侧凸的患者，背部皮肤异常或合并有其他畸形者，均应想到有脊髓纵裂的可能。最后脊髓纵裂的确诊根据 CT 结合 MRI 检查结果综合判定。

14.5 治疗与预后

脊髓纵裂对脊髓的最大威胁是骨性间隔对脊髓的牵拉和压迫。手术治疗的主要目的是解除硬膜鞘对脊髓的束缚，同时去除可能导致脊髓栓系的因素。阻止原有的神经系统症状加重，防止发生新的神经症状。但对已经存在症状的改善则不明显。关于手术时机的选择，国内外学者的看法不一。较早的观点认为，无症状患者或神经系统症状保持稳定无进展者应随访观察。有一部分学者认为一旦确诊，无论有无症状，都应行手术切除；另一部分人则认为只有当患者产生新的神经症状或原有的神经症状进行性加重时，才需手术干预。Pang 认为，对无症状患者，如其生活方式较积极可行手术治疗，避免因创伤导致神经症状加剧；而对年老、活动较少的无症状患者，可行观察。Akay 等认为如果患者有持续的疼痛或感觉、运动的缺陷则为手术的适应证；Zuccaro 认为症状进行性加重者为明确的手术适应证，但伴有严重的脊髓脊膜膨出患者，常不能耐受手术治疗。对于脊髓纵裂合并脊柱侧凸患者，如需行手术或支具矫形治疗脊柱侧凸者，术前须将骨嵴切除，这不仅为进一步矫形手术清除了障碍，也可避免矫形时牵拉脊髓造成神经损害。

对于 I 型脊髓纵裂的患者，手术的基本要点是切除骨嵴，松解粘连和解除栓系，恢复硬脊膜内脊髓正常结构，同时治疗相关并发症。II 型脊髓纵裂患者通常无明显症状或症状轻微，所以是否需要手术干预，国内外看法不一。国外学者对此型的治疗多较积极；国内学者则认为此型患者即使探查术后症状改善亦不明显，多倾向于非手术治疗。

而根据兰宾尚提出的分型方法，脊髓纵裂按硬膜管形态与脊髓的关系分为两型，即双管型和单管型。单管型症状出现较晚且轻，主诉以脊柱侧弯居多。此型患者症状轻微，探查术前后神经症状少有改善，脊柱脊髓不平衡生长所致脊髓损伤可能性很小，故脊髓探查无太大的必要。彭军等报道了 25 例单管型脊髓纵裂中行脊髓探查 9 例,术后均无明显改善。术中见硬脊膜呈单管状,两半脊髓对称,3 例为少量的血管、脂肪及纤维堆积,6 例为脑脊液,脊髓均无牵拉及压迫。马雄君等曾报告 3 例均未探查神经。所以单管型治疗的重点为矫正畸形。

而脊髓纵裂手术治疗的重点是双管型。术前应通过 CT、MRI 明确分型,确定脊髓神经损伤原因,有针对性地选择手术,手术要求彻底解除后天慢性脊髓神经损害因素。彭军等报道了 86 例双管型脊髓纵裂手术治疗的有效率为 86%,与非手术治疗组差异有显著性意义证明了这一点。双管型后天性慢性脊髓神经损害因素包括骨嵴、分叉的双管状硬脊膜、粗大的终丝、脊髓水囊肿、脊柱畸形。组织学发现,纵裂脊髓围绕中央管有较多胶质细胞增生,这可能是骨嵴、硬脊膜、神经根和终丝牵拉和压迫神经损伤的修复性反应。骨嵴的压迫与牵拉既多见又明显,骨嵴常位于分叉脊髓和硬脊膜(两者分叉水平在尾端一致,在头端脊髓分叉呈锐角状高于硬脊膜分叉)尾端,压迫尾端分叉处呈钝角状。术中及解剖发现分叉的硬脊膜厚且坚韧,最厚达 3 mm,常与骨嵴的骨膜界线不清。术中切除骨嵴及硬脊膜成形后脊髓可上移 2~3 mm,所以双管型手术切除骨嵴和硬脊膜成形尤为重要。由于终丝增粗、变短、失去弹性,限制圆锥上移,因此胸腰段以下脊髓纵裂应该常规向下探查终丝和马尾。MRI 显示终丝粗大的胸段脊髓纵裂也应探查。对于终丝存在增粗、变短的病例,切断终丝后圆锥和马尾的张力减低并有所上移,术后效果满意。脊髓纵裂其脊髓囊肿有时很大,常向脊髓背中央靠近或穿透脊髓背正中,其形成机制不清楚,推测与脑脊液循环障碍有关。对于术前发现脊髓水囊肿较大(超过脊髓矢状径 1/3),该处脊髓背正中已变薄者,应考虑行内引流术。

关于脊髓纵裂的手术治疗疗效,国内外文献报道差异较大。Winter 报道 18 例患者术后 14 例无变化,2 例改善,2 例加重;Gower 报道 17 例患者手术治疗后 14 例无变化,3 例有改善;Jindal 等报道 42 例有症状脊髓纵裂患者手术后 21 例改善,17 例无变化,4 例恶化。为此认为,隔刺的切除极少引起神经系统病变的显著改善,反可引起患者神经系统的损害。Pang 报道 18 例 Ⅱ 型脊髓纵裂患者,11 例术前有症状者术后神经功能改善明显;Akay 等报道 9 例脊髓纵裂患者,术前都有明显症状,8 例术后神经功能改善明显,1 例未手术者无变化;由此认为脊髓纵裂患者行手术治疗是恰当的,术后症状得到了稳定或改善;国内程斌等也报道 46 例脊髓纵裂,手术治疗 37 例,33 例神经症状有不同程度恢复,手术有效率高达 91%。术后症状改善可能归功于隔刺对脊髓牵拉的直接解除及儿童畸形的改善,使其神经组织重新发育分布的代偿,使之功能性粗脊髓体感神经纤维数目增加,向正常方向转化及神经的血液供应的改善,即氧代谢。总之,脊髓纵裂手术治疗有一定意义,对于有神经症状的患者,手术治疗是必要的,术后绝大部分患者的既往神经损害有改善或症状稳定;虽有术后复发者,但极少出现更严重的神经损害。手术存在一定的风险,尤其少数患者往往合并有无法预测的相关畸形等情况。脊髓纵裂术后并发症的发生率为 10%~14%,主要有神经损伤、脑脊液漏、血肿形成、脑室或脊髓蛛网膜炎等。故应术前仔细充分检查,术中操作轻柔仔细,术后注意防止并发症的发生,这对改善本病的预后有积极意义。

参 考 文 献

程斌,王尚昆,孙中麓,等.脊髓纵裂46例临床分析.中华骨科杂志,1996,2:97-100.

兰斌尚,王坤正,闫传柱,等.脊髓纵裂分型及临床意义.中华骨科杂志,2000,20(2):69.

马雄君,杨连发,张光铂.脊髓纵裂的分型与治疗探讨.中国脊柱脊髓杂志,1995,5:237-238.

彭军,兰宾尚,樊李瀛,等.脊髓纵裂手术治疗的疗效.中国矫形外科杂志,2008,16(17):1295-1297.

吴清涛,丁宇,阮狄克,等.脊髓纵裂的研究进展.脊柱外科杂志,2007,5(3):182-184.

Akay K M, Izci Y, Baysefer A, et al. Split cord malformation in adults. Neurosurg Rev, 2004,27:99-105.

Allen L M, Silverman R K. Prenatal ultrasound evaluation of fetal diastematomyelia: two cases of type I split cord malformation. Ultrasound Obstet Gynecol, 2000,15:78-82.

Coakley F V, Glenn O A, Qayyum A, et al. Fetal MRI: a developing technique for the developing patient. AJR Am J Roentgenol, 2004,182:243-252.

Dabra A, Gupta R, Sidhu R, et al. Sonographic diagnosis of diastematomyelia in utero: a case report and literature review. Australas Radiol, 2001,45:222-224.

Ersahin Y, Mutluer S, Kocaman S, et al. Split spinal cord malformations in children J. J Neurosurg, 1998(88):57.

Gower D J, Curling D O, Kelly D L, et al. Diastema to my elia a 40-year experience. Pediatric Neurosurgry, 1998,14:90-96.

Guthkelch A N. Diastematomyelia with median septum. Brain, 1974,97:729-742.

Jindal A, Mahapatra A K. Split cord malformations -a clinical study of 48 cases. Indian Pediatr, 2000, 37:603-607.

McMaster M J. Occult intraspinal anomalies and congenital scoliosis. J Bone Joint Surg Am, 1984,66: 588-601.

Pang D. Split cord malformation: Part II: Clinical syndrome. Neurosurgery, 1992,31:481-500.

Sharma A. Split cord malformations. Indian Pediatrics, 2001(38):1069.

Winter R B, Haven J J, Moe J H, et al. Diastematomyelia and congenital spine deformities. J Bone Joint Surg Am, 1974,56:27-39.

Zuccaro G. Split spinal cord malformation. Childs Nerv Syst, 2003,19:104-105.

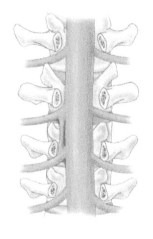

第15章
腰骶神经根畸形

腰骶神经根畸形(lumbosacral nerve root anomalies，LNRA)，指神经根起点、形态、走向异常。早在1949年，Zagnon在尸解后首先报道腰骶部神经根畸形。以后Chotigaveanich等对60具新鲜尸体T_{10}～S_5神经根进行解剖学研究，发现畸形发生率为30%，而L_4以下发生率为13.3%，解剖学上的发现引起了临床的重视。Cannon等1962年对该畸形首先提出分类。1978年Bouchard报告了采用脊髓造影方法诊断腰骶神经根畸形，开创了影像技术对该畸形术前诊断的方法。有报告称手术中发现的发生率为1.5%，而放射学检查(脊髓造影、CT及CTM)的发现率则为1%～5.8%。不同的研究方法腰骶神经根畸形发现率差异较大，可能与以下因素有关：① 研究方法不同。② 研究腰骶椎的范围不同，手术研究范围限于手术显露部位，CT和CTM扫描范围常限于下腰椎和S_1水平；MRI冠状面扫描范围则包括整个腰骶椎。③ 研究对象不同，解剖研究的对象是尸体，影像学研究的对象是腰腿痛患者。④ 不同种族神经根畸形的种类和发生率可能有所不同。

15.1　病　理　病　因

腰骶神经根畸形的发病机制尚不完全清楚，腰骶神经根畸形是由胚胎发育时期移行缺陷所致。由于神经根畸形多为单侧病变，有学者提出神经根移行缺陷学说。双侧神经根畸形可能由脊髓发出异常或脊髓过短所致。多数情况下神经根畸形与椎体发育异常同时存在。

根据变异神经根起点、形态及解剖位置的不同，腰骶神经根畸形分类方法多样，尚缺乏统一的标准。Canon将其分为三型，即联合型、横根型及交通型。Potacehini等以脊髓造影由椎管造影所见将之分为神经根起点高发出、低发出、神经根紧密相靠、联合神经根、神经根吻合等五型。1983年Neidre和Macnab手术病例进行复习,将腰骶神经根畸形分为三型,即Ⅰ型:联合根,Ⅰa型系二根联合共神经鞘,而Ⅰb型系二根几乎联合,其一根与硬膜鞘夹角同颈神经走行;Ⅱ型:二根同一椎间孔穿出,Ⅱa型系畸形根邻近神经孔内空缺,Ⅱb型系所有椎间孔内均有神经根而其中一个椎间孔内含有两个独立神经根;Ⅲ型:根间融合支(图15-1~图15-3)。

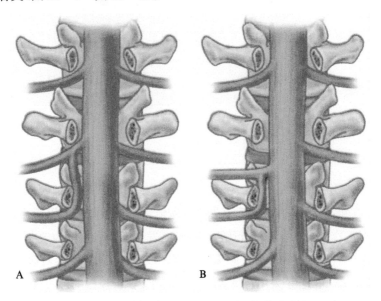

图15-1 Ⅰ型:联合根(引自坎贝尔骨科手术学,第12版)

A. Ⅰa型,二根联合共神经鞘;B. Ⅰb型,二根几乎联合,其一根与硬膜鞘夹角同颈神经走行

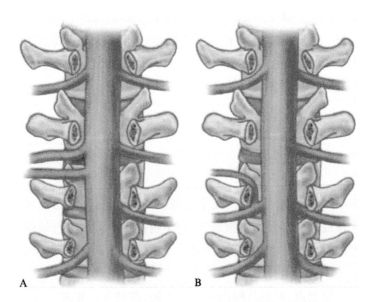

图15-2 Ⅱ型:二根同一椎间孔穿出(引自坎贝尔骨科手术学,第12版)

A. Ⅱa型,畸形根邻近神经孔内空缺;B. Ⅱb型,所有椎间孔内均有神经根而其中一个椎间孔内含有两个独立神经根

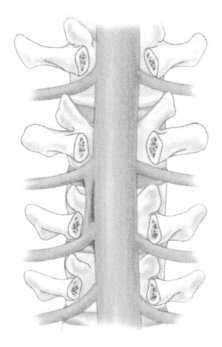

图 15-3　Ⅲ型：根间融合支(引自坎贝尔骨科手术学,第 12 版)

1984 年 Kadish 对老年尸体进行了解剖和脊髓造影研究,将该畸形归纳为四型。Ⅰ型：不同部位的硬膜内神经根变异。Ⅱ型：神经根起始部的变异,① 颅侧起源；② 尾侧起源；③ 影响一个以上神经根①和②的混合型(近邻根)。Ⅲ型：神经根的硬膜外变异。Ⅳ型：变异的神经根于硬膜外再分离。Ⅱ、Ⅲ、Ⅳ 型可在不相应的椎管平面穿出椎间孔 1992 年 Chotigavanich 报告尸体解剖结果分腰骶神经根畸形为六类：Ⅰ类指不同节段根丝间囊内融合；Ⅱ类系神经根间囊外融合；Ⅲ类为神经根囊外分叉；Ⅳ类属根丝间囊内融合和神经根囊外分叉；Ⅴ类是囊内根丝分叉并囊外根分叉；Ⅵ类为邻近神经根。吴汝舟建议将其分为七型：① 共根型,二支神经根在同一根的袖内,高位或低位自硬膜穿出一段距离后再分为两支从各自椎间孔穿出。② 同根型,二支神经根从上位或下位的同一椎间孔穿出。③ 邻根型,相邻神经根在硬膜外或内有纵向交通支相连。④ 近根型,神经根从穿出硬膜的起点变异,相邻两神经根穿出硬膜的位置靠近,但根轴分开(可分为三个亚型：上一神经根低位发生；下一神经根高位发生；神经根与硬膜融合一段距离后在横位走行)。⑤ 双根型,一支神经根分为各自独立根袖的两条神经根穿出椎间孔。⑥ 分支型,神经根穿出硬膜后又分出一支从邻位椎间孔穿出。⑦ 混合型,两种以上的神经根畸形联合存在。硬膜内交通支型只有在尸体解剖中才能发现。Kadish 将腰骶神经畸形分为四型。Ⅰ型：不同部位的硬膜内神经根变异。Ⅱ型：神经根起始部的变异,可有头侧、尾侧两个方向。Ⅲ型：神经根的硬膜外变异。Ⅳ型：变异的神经根于硬膜外再分离。Ⅱ、Ⅲ、Ⅳ型可在不相应的椎管平面穿出椎间孔。$L_5 \sim S_1$ 变异最多,占 54%,$S_{1\sim2}$ 占 31%,左侧占 70%。

15.2　临　床　表　现

腰骶神经节畸形本身并不一定会引起临床症状,但由于异常神经根占据了椎管的有限空间,较易受到压迫,这在联合根、神经根粗大或紧邻时尤为明显。当患者合并有椎间盘脱出或退变性改变如小关节增生、椎间孔狭窄、黄韧带肥厚等病理情况时,仅仅存在轻度的椎间盘膨隆也可出现严重的下腰痛。

根据神经根发出硬膜的水平起自上一椎间盘上方或下方这一解剖特点,在正常无神经根变异的情况下,椎间盘突出一般表现为下位神经根受压的表现。而畸形的神经根,特别是联合根及紧贴神经根等神经根变异时,因神经根失去了与脊柱的对应关系,椎间盘突出或侧隐窝狭窄虽然局限在一个椎间隙,但临床症状往往表现为多根神经根损害,而且由于神经根畸形容易受到压迫,所以即使突出或增生比较轻微的情况下,患者也可表现出比较严重的症状,同时各受累神经根损害程度又可轻重不一,导致临床上神经根症状的多样化、多变性,难以诊断和定位,容易造成误诊误治。

15.3　影　像　学　检　查

由于腰骶段脊神经走行复杂,影像学直观显示较困难,常规影像学检查诊断率低。目前 CT、CTM 发现的神经根畸形多为联合神经根,也有发现神经根低起点和神经根增粗病例,诊断率为 1.9%。联合神经根在 CT 连续扫描上显示较大的软组织影(联合根),分为两个较小的软组织影(图 15-4～图 15-6)。

CT 只有轴位,显示冠状面走向的畸形神经根和神经根起点异常有很大局限,易将联合神经根等畸形误认为突出的间盘,如联合神经根与较大的间盘突出位于同节段同侧。有几个特征有助于鉴别:① 密度测量,联合根的密度(小于 40 Hu)与其他神经根的密度几乎是一致的,而突出间盘的密度较高(大于 50 Hu);② 联合根位于椎管前外侧时常与硬膜囊相连,且于椎间隙以上椎弓根水平出现,而突出的间盘通常位于椎间隙水平;③ 联合根存在时比较两侧神经根可见畸形根与对侧不对称;④ 通常 CT 连续断层片可见一典型表现,即较大的软组织影(联合根)分为两个较小的软组织影。依据以上要点细心观察,不难将畸形根与突出的间盘区分开来。个别情况如较大的间盘突出与联合根位于同一水平同侧时,CT 影像上可能掩盖联合根的存在,此 CT 鉴别困难时,通过 CTM 能较清楚区分联合神经根与突出椎间盘。

MRI 可以在轴位、矢状位及冠状位三个断面展示神经根,为无创检查,在诊断神经根畸形上有很大优势,可取代 CTM。英国 Aberdeen 大学医学院 Woodend 医院 MRI 中心

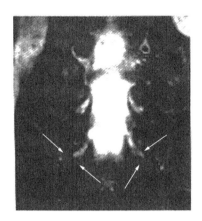

图 15 - 4　冠状面 MRI 提示 L₄ 分叉神经根（引自 Panagiotis Korovessis，Thomas Repantis，and Petsinis George 等，2007）

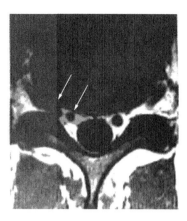

图 15 - 5　水平面提示右侧 L₅、S₁ 近邻根，二者间距明显较对侧缩短（引自 Amit Kumar，Randeep Aujla，Christopher Lee，2015）

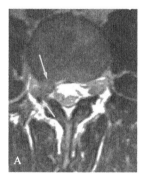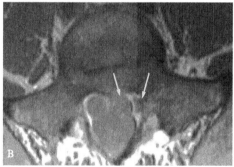

图 15 - 6　横断面 MRI（引自 Joonchul Lee，Seong-Eun Koh，Heeyoune Jung 等，2015）

A. 横切面扫描提示一对神经根位于同一椎间孔；B. 神经根之间有新月形脂肪影

对 376 例腰腿痛患者行冠状扫描，发现有 65 例神经根畸形，占 17.3%，这与解剖发现率接近。但 MRI 冠状扫描对内位根双位根、合股根诊断仍有局限性。因神经根畸形的平面常和轴位、矢状位成 90°角，因此 MRI 轴位、矢状位不能清楚观察神经根间位置关系，在诊断神经根畸形时提供的信息有限，易将联合神经根等畸形误诊为椎间盘膨出、突出或神经根肿胀。Song 等发现联合神经根三个 MRI 征象：① 一个"角"（硬膜囊前外侧不对称）；② "新月形脂肪影"（神经根和硬膜囊之间硬膜外脂肪组织）；③ "平行征"（在椎间盘平面看到神经根平行走形）。

　　脊髓造影在诊断神经根畸形方面与 CT、CTM 及 MRI 相比有优势，诊断率为 1.5%～2.2%，水溶性造影剂能良好显示神经根袖，充分反映畸形神经根的类型和走行，尤其可从斜位片上观察到神经根与周边解剖结构的关系。但脊髓造影难以显示根袖较紧的联合神经根和神经根吻合等畸形，且当椎间盘突出较大引起神经根完全梗阻时，脊髓造影仅能显示出根袖的一部分，脊髓造影也许不能发现紧密伴行的神经根分叉畸形。

15.4 诊断与鉴别诊断

绝大多数神经根畸形难以在术前确诊,多在术中发现畸形,确定畸形的类型。腰骶神经根畸形引起的症状通常与腰椎间盘突出症或腰椎管狭窄症相似。① 单纯腰椎间盘突出症:主要表现为腰痛及下肢放射痛,休息时症状不缓解,骑车时疼痛明显,影像学检查与症状、体征相对应;对于腰骶神经根畸形,由于畸形神经根体积较大、走行异常或其相对固定,所以轻微的腰椎间盘突出或椎管中央、侧方狭窄即可产生较严重的神经根损害,表现出明显的症状、体征。因神经根起始和走行异常等解剖变异,椎间盘突出或侧隐窝狭窄虽然局限在单侧一个椎间,但临床症状往往表现为多根神经根损害,各受累神经根损害程度又可轻重不一。② 椎管外神经鞘瘤:腰骶神经节异位和椎管外神经鞘瘤多在术中发现,但两者处理方式完全不同。如术中将异位神经节误认为神经纤维瘤或椎管内肿物而切除,以致造成永久性损害。腰骶神经节多呈梭形均匀膨大,触压有明显的放射痛,多位于侧隐窝内或椎间孔内,与神经根包膜相延续,其表面有时可见怒张的静脉,切开后可见稍迂曲的神经纤维。神经根肿瘤则以偏心性生长为主,多呈圆形或椭圆形,有时可见包绕神经根,包膜不相延续,以椎管内居多。如有不规则突起,应高度怀疑占位性病变。

15.5 治疗与预后

腰骶神经根畸形本身不一定引起临床症状,只有当变异的神经根所处椎间盘突出或椎管狭窄使之受压才会产生症状,所以腰骶神经根畸形并非是造成疾病的直接原因,而是病理基础。腰骶神经根畸形合并腰椎间盘突出症或椎管狭窄症时,往往症状较重。保守治疗仅能改善部分症状,临床上多数选择手术治疗。由于本病在术前确诊有一定困难或难以明确其具体的畸形情况,且与腰椎退变、变异有密切关系,手术难度较大。坪内俊二报道优良率仅63%。在手术时未发现明显的椎间盘突出,黄韧带肥厚亦不十分明显,而神经根有变异,此时往往是多种原因引起症状。White 对55例患者仅做半椎板切除和椎间盘摘除,仅有30%效果良好,而对8例患者做半椎板切除椎间盘摘除的基础上同时做椎弓根部分切除,其中7例效果良好。另1例因并发多发性椎间盘病变,效果差。本病采用半椎板、关节突内侧和椎弓根部分切除,合并椎间盘突出或椎管狭窄要切除间盘、黄韧带,部分关节突、扩大侧隐窝,消除变异神经根周围的一切致压因素,使变异神经根得到彻底的松解,术后才能缓解症状。只要对腰骶神经根畸形有足够认识,术中充分暴露,彻底减压,同时异位神经根畸形在摘除髓核时必须向外侧牵引,千万不能把变异神经根切除,以免导致不可挽回的误伤。

参 考 文 献

连平,孙荣华,刘大雄,等. 腰骶神经根变异的脊髓造影诊断及治疗. 中华外科杂志,1994,32：407 - 409.

苗华,周建生. 腰骶神经节的解剖变异与腰腿痛. 颈腰痛杂志,1998,19(4)：210 - 243.

宋红星,沈惠良,李佛保,等. 腰骶部神经根畸形的诊断及治疗. 中国矫形外科杂志,2008,16(13)：984 - 986.

王海蛟. Douglas Wardlaw Francis W Smith MRI 在腰骶神经根畸形诊断中的价值. 中华骨科杂志,2000,20：166.

王海蛟,曹冠东. 腰骶神经根畸形. 中国脊柱脊髓杂志,1999,9：344 - 346.

王树茂,韩华庆,周春林,等. 腰骶神经根异常 4 例报告. 骨与关节损伤杂志,1990(3)：173 - 174.

吴汝舟. 腰骶神经根异常与腰腿疼. 中华外科杂志,1989,27(12)：715 - 717.

Cannon B W, Hunter S E, Picaza J A. Nerve root anomalies in lumbar disc surgery. J Neurosurg, 1996, 19(3)：208.

Chotigaveanich C, Sawangnatra S. Anmalics of the lumbosacral nerve roots, an anatomic investigation. ClinOrthop, 1992,(278)：46 - 50.

Kadish L J, Simmons E H. Anomalies of the lumbosacral nerve roots: an anatomical investigation and myelographic study. J Bone Joint Surg(bar), 1984,66：411 - 416.

Pamir M N, Ozek M M, Ozer A F, et al. Surgical considerations in patients with lumbar spinal root animalies. Paraplegia, 1992,30：370 - 375.

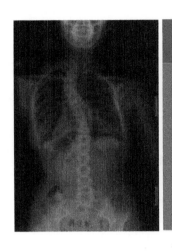

第 16 章
青少年特发性脊柱侧凸

青少年特发性脊柱侧凸(adolescent idiopathic scoliosis，AIS)是小儿骨骼肌肉系统中最常见的畸形之一，也是脊柱畸形中最常见的类型。国际脊柱侧凸研究学会(SRS)定义脊柱全长 X 线冠状面 Cobb 角>10°称为脊柱侧凸，它在青少年中的患病率为 2%～4%，占整个脊柱侧凸的 80%;侧凸角度>20°时，患病率为 0.3%～0.5%;而侧凸角度>30°时，患病率为 0.2%～0.33%;侧凸角度为 10°左右的男女比例为 1∶1,侧凸角度>30°的男女比例为 1∶10,女性侧凸更容易加重(图 16-1)。

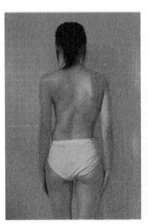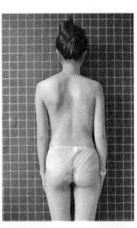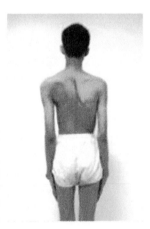

图 16-1 青少年特发性脊柱侧凸伴剃刀背畸形

16.1 病 理 病 因

青少年特发性脊柱侧凸的病因学目前存在许多假说，包括遗传、骨骼系统发育异常、内分泌及代谢调节系统异常、中枢神经系统功能异常、结缔组织异常等。有些假说获得支持,也有部分假说被认为可能是继发现象。

16.1.1　遗传

早期研究表明,青少年特发性脊柱侧凸的发病具有家族聚集现象,对双胞胎患者的发病率研究也显示单卵双生子的共同发病率明显高于双卵双生子,提示青少年特发性脊柱侧凸发病具有遗传倾向。关于青少年特发性脊柱侧凸的遗传模式,早期有研究认为青少年特发性脊柱侧凸可能是常染色体显性遗传或 X 连锁遗传,亦有学者认为是多基因遗传。最近 Miller 的研究团队对 202 个家系进行大规模全基因组扫描分型和连锁分析,结果并不支持 X 连锁显性遗传,而是发现 X 染色体上存在着青少年特发性脊柱侧凸的易感基因,提示青少年特发性脊柱侧凸可能是一个多基因疾病,并且在 X 染色体上有某个易感位点。对青少年特发性脊柱侧凸发病的相关基因定位采用的方法包括连锁分析和关联分析。近年来,有学者采用定位克隆策略分别发现青少年特发性脊柱侧凸可能和 6p、10q、18q 染色体、17p11 位点、19p13.3 位点有连锁,Miller 等的研究更是筛选出 11 条染色体上的 16 个可疑基因片段。然而,定位克隆之后对部分连锁区域的致病基因进行分离却未发现有意义的基因,其他的可疑基因片段尚需要进一步研究。近年来,关联分析也逐渐被用于寻找青少年特发性脊柱侧凸的致病基因。Merola 等发现编码聚蛋白多糖(aggrecan)的硫酸软骨素系附区的 12 号外显子的可变数目串联重复比一般人短,并与其侧凸严重程度相关。但其他研究对编码聚蛋白多糖球状结构域 G3 的外显子及 12 号外显子聚蛋白多糖的 VNTR 的基因多态性却未发现与青少年特发性脊柱侧凸的发生或侧凸进展有关联。

16.1.2　骨骼系统发育异常

16.1.2.1　生长、成熟及软骨内成骨异常

青少年特发性脊柱侧凸发生于青春期,且其畸形加重与脊柱生长明确相关,提示生长发育在青少年特发性脊柱侧凸的发生、发展中有重要价值。Kouwenhoven 等发现正常人的胸椎椎体在横断面上并非完全左右对称,在第 6～10 胸椎约 80% 椎体向右侧旋转,只有近 20% 椎体向左旋转。编者认为,这种本身存在的椎体旋转基础上的前柱过快生长可加重椎体旋转并向侧方偏移,导致脊柱侧凸发生,这可能是青少年特发性脊柱侧凸患者中胸椎右侧凸最常见的原因之一。左右侧椎体生长板生长不对称亦被认为可能是引发青少年特发性脊柱侧凸的原因之一。

16.1.2.2　低骨密度

青少年特发性脊柱侧凸患者部分存在低骨密度(bone mineral density, BMD)降低已于 1982 年由 Burner 等首次报道。郑振耀课题组采用双能 X 线骨密度(DEXA)吸收、外周骨定量 CT(pQCT)、二维组织形态学和形态计量学及三维高分辨率焦点 CT(microCT)

等方法对青少年特发性脊柱侧凸女童的低骨密度进行了系统研究。课题组发现有 68％ 的青少年特发性脊柱侧凸患者存在骨量减少（＜－1 sd），并且在腰椎、股骨颈、桡骨和胫骨远端等多个部位存在，二维和三维研究均显示青少年特发性脊柱侧凸的骨小梁变细和骨小梁间距离增大。这些结果表明，青少年特发性脊柱侧凸患者存在全身性低骨密度降低。对存在低骨量的青少年特发性脊柱侧凸女童的随访结果显示，大多数患者的低骨量至骨骼发育成熟仍持续存在，课题组最近结果显示，初诊时低骨量的患者中，86％ 在骨骼发育成熟时（16 岁）仍然存在低骨量。

16.1.3　内分泌及代谢调节系统异常

16.1.3.1　褪黑素

Machida 等最早报道切除雏鸡松果体可以在动物身上建立脊柱侧凸，其后许多学者成功重复该实验，而其他方式导致的褪黑素降低亦可建立脊柱侧凸动物模型，且在三维结构上与青少年特发性脊柱侧凸的结构有很大的相似之处，提示松果体分泌的主要激素——褪黑素降低是建立动物脊柱侧凸模型的关键。Moreau 等对青少年特发性脊柱侧凸患者的成骨细胞中的褪黑素信号通路进行研究后发现其信号通路存在异常，信号通路中的 Gi3 蛋白存在过磷酸化，Gs 蛋白也存在功能异常。信号通路异常导致其功能无法发挥，亦可能产生与褪黑素降低同样的效果。尽管如此，褪黑素信号通路异常与青少年特发性脊柱侧凸发生的关系尚不明确，但可能与青少年特发性脊柱侧凸的低骨量有关。许多细胞水平的研究均表明褪黑素可以抑制破骨细胞的作用，并且可能可以促进成骨细胞的作用。

16.1.3.2　钙调蛋白

Yarom 等研究发现，青少年特发性脊柱侧凸患者椎旁肌细胞内钙离子浓度上升并伴有肌球蛋白的变性。Muhlrad 等亦发现青少年特发性脊柱侧凸患者血小板的收缩蛋白异常。这些异常可能是由钙调蛋白控制的钙离子内稳态失衡所致。然而对血小板的钙调蛋白（Calmodulin，CaM）含量的研究却不支持该假说。尽管早期研究显示，钙调蛋白含量与侧凸严重程度相关，Lowe 等随访研究发现，钙调蛋白含量与侧凸进展相关，进展型侧凸的血小板钙调蛋白含量明显增加，而当侧凸稳定后即使 Cobb 角较大，其钙调蛋白含量仍与正常对照组无明显差异，不支持钙调蛋白与青少年特发性脊柱侧凸的发病有关。

16.1.4　中枢神经系统功能异常

Porter 测量正常脊柱、后凸脊柱和可疑青少年特发性脊柱侧凸尸体标本的椎体前方高度和相应的椎管长度，发现青少年特发性脊柱侧凸患者椎管较椎体短，与其他两组差异明显。编者据此认为前柱较长，脊髓相对较短，受到牵拉可能是青少年特发性脊柱侧凸的发病原因。亦有编者对青少年特发性脊柱侧凸的神经传导功能进行检查，发现有 11.6%～27.6% 的患者存在异常,提示这些青少年特发性脊柱侧凸患者的中枢神经系统功能存在异常。早期研究发现部分青少年特发性脊柱侧凸患者存在姿势反射系统、平衡功能、本体感觉等异常。由于这些异常与脑干的整合功能相关,Geissele 等在 MRI 上发现 26 例青少年特发性脊柱侧凸患者中有 7 例皮质脊髓束区的腹侧脑桥或髓质不对称,1 例青少年特发性脊柱侧凸小脑延髓池扩大,这些改变可能与上述现象相关。但也有学者得出不一致的结论。Kimiskidis 等对青少年特发性脊柱侧凸患者采用经颅的磁力刺激,并在四肢采用肌电图记录各种参数以反映其脑干锥体系统功能,但并未发现异常。

16.1.5　结缔组织异常

对青少年特发性脊柱侧凸结缔组织的研究多集中于椎间盘,早期研究通常将其作为一个整体,近年来,国内多位学者对顶椎或端椎凹、凸侧的椎间盘进行了比较。邱勇课题组则发现青少年特发性脊柱侧凸患者椎间盘凹侧Ⅰ、Ⅱ型胶原 mRNA 的表达均低于凸侧,且较 CS 患者相应部位低,不能用生物力学改变解释。因此,他们推测青少年特发性脊柱侧凸患者椎间盘存在着基质合成代谢的异常,不能产生足够的正常Ⅰ、Ⅱ型胶原来维持椎间盘的生物力学功能,使得脊柱在正常的应力或轻微的非正常负荷下出现畸形。该课题组还发现胸椎侧凸顶椎椎间盘凹侧纤维环的Ⅱ型胶原明显低于腰椎侧凸顶椎相应部位,与正常分布不符,但胸、腰椎椎间盘源于不同的患者令该结果缺乏说服力。此外,课题组发现凹凸侧纤维环中的 Aggrecan 含量在青少年特发性脊柱侧凸和 CS 患者中的变化模式无差异,认为可能是继发现象。尽管上述实验的部分结果不能用脊柱侧凸的力学改变来解释,但是否与侧凸的发生有关尚需更多的研究。

16.2　影像学检查

对患者的初步检查应包括完整的病史、完全的体格检查和神经学检查、脊柱放射线检查。青少年特发性脊柱侧凸采用一套特有的术语来描述脊椎、角度、线和弯。

16.2.1　Cobb 角

根据国际脊柱侧凸研究学会术语委员会的建议按照 Cobb 角法进行角度测量(图 16-2),Cobb 角测量方法是 1948 年由 John Cobb 提出的,首先在正位 X 线上确定侧凸的上下端椎,端椎应为整个弯曲中倾斜最大的椎体,通常为旋转中立位。沿上端椎的上终板和下端椎的下终板各画一条直线,如果终板不清楚,可用椎弓根替代,对于较大的弯曲,这两条直线在 X 线上可相交,其交角即为 Cobb 角,而对于较小的弯曲则需要根据上下端椎所划的直线各自引出与之垂直的垂线,两条垂线的夹角即是侧凸的 Cobb 角,通常 Cobb 角有

$3°\sim5°$的误差。

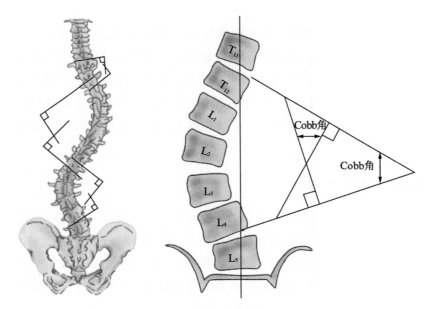

图 16-2　Cobb 角测量方法

16.2.2　侧凸位置

将侧凸按照其在脊柱中所处位置,分为胸椎侧凸和胸腰段/腰椎侧凸两类,胸椎侧凸的顶点位于 $T_2\sim T_{11/12}$ 椎间隙;胸腰段侧凸的侧凸顶点位于 $T_{12}\sim L_1$;腰椎侧凸的顶点位于 $L_{1/2}$ 椎间隙 $\sim L_4$ 。另外,还有些罕见侧凸:颈胸弯的顶椎在 C_7/T_1 ,颈弯的顶椎更高,腰骶弯顶椎在 L_5/S_1 。

16.2.3　骨骼成熟度

最常用 Risser 征进行骨骼成熟度的评估(图 1-18):将髂嵴分为四等份,骨化由髂前上棘逐渐移向髂后上棘,骨骺移动 25% 为 Ⅰ 度,50% 为 Ⅱ 度,75% 为 Ⅲ 度,移动到髂后上棘为 Ⅳ 度,骨骺与髂骨融合为 Ⅴ 度,此时骨骼发育停止。

16.2.4　常用的标志性椎体名称

(1) 端椎(end vertebrae, EV):指头侧或尾侧最倾斜的椎体。

(2) 中立椎(neutral vertebrae, NV):侧凸上方和下方第一个无旋转(双侧椎弓根对称)的椎体。

(3) 上端椎(upper end vertebrae, UEV):侧凸的头端倾斜度最大的椎体。

(4) 下端椎(lower end vertebrae, LEV):侧凸的尾端倾斜度最大的椎体。

(5) 稳定椎(stable vertebrae, SV):端椎以下最靠近头侧被骶骨中线从中间穿过的椎体。

(6) 顶椎(apical vertebrae,AV):脊柱侧凸中心的椎体,一般是在横断面上旋转程度最大的椎体(图 16 - 3)。

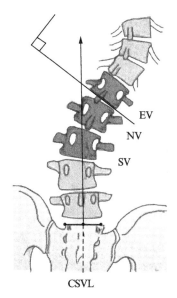

图 16 - 3　常用标志性椎体

16.2.5　三维畸形的评价

16.2.5.1　冠状面平衡的评价

脊柱两侧的对称性及力线是否通过脊柱底部中心点是脊柱冠状面平衡与否的最基本指标,包括:

(1) C_7椎体中心到骶骨中线(CSVL)的距离(C_7—CSVL):在全脊柱 X 线上,经过骶骨棘突的中心作骶骨中线,以 C_7 两个椎弓根连线的中点为 C_7 椎体的中心,测量 C_7 中心到该骶骨中线的距离,Emami 等定义该距离超过 25 mm 可认为是躯干失平衡。

(2) 躯干侧方移位:这是反映胸部躯干力线作用的指标。通常在站立 X 线上,先经骶骨棘突中心作骶骨中线,再在胸廓两侧平行于骶骨中线作肋骨边缘的切线,然后比较两条切线到骶骨中线之间距离的差异。此法多用于衡量手术前后冠状面平衡的变化。

(3) 锁骨角及双肩相对高度:锁骨角,在标准站立位后前位 X 线上,自两侧锁骨最高点连一条直线,该直线与水平线的夹角即为锁骨角,如果左肩高于右肩,该角为“正”,反之为“负”;双肩相对高度:同样由站立位后前位片上测量,自两侧肩锁关节正上方的软组织影平面分别引一条水平线,两条水平线之间的高度差即为双肩的相对高度。根据测量值的大小分为不平衡(RSH>3 cm)、中度不平衡(3 cm>RSH>2 cm)、轻度不平衡(2 cm>

RSH>1 cm)和平衡(RSH<1 cm)4 级。同样,以左高右低为正。

16.2.5.2 矢状面平衡的评价

脊柱矢状面椎体的正常排列很难确定,不同个体中矢状面上的正常弯曲变化较大,存在很宽的"正常"范围,平均值失去了正常值的意义。但是矢状面椎体的排列上有一个相互关系,以保证躯干的力线能够作用在脊柱骶骨中心附近,并保持矢状面的柔韧性,即保证躯干平衡。

(1)C_7铅垂线与 S_1 椎体后上角间的距离:通常以 S_1 后上角为参照测量 C_7 中心铅垂线到 S_1 后上角的距离,或自 S_1 后上角引铅垂线测量 C_7 中心到该线的距离作为矢状面平衡的评价。一般认为偏离大于 40 mm 为矢状面失平衡,C_7 铅垂线前移定义为正值,后移为负。由于脊柱侧位片受患者身体移动的影响较大,因此,必须要求患者按标准姿势站立。

(2)胸椎后凸及腰椎前凸的变化:胸椎后凸及腰椎前凸的测量采用 Cobb 角测量的方法,但对于选取测量的节段,观点不甚一致。在脊椎融合术后矢状面的评价中,较多采用 T_4 上终板和 T_{12} 下终板所成的 Cobb 角为胸椎后凸的大小,正常的胸椎后凸角度为 $20°\sim50°$,整个胸椎的后凸顶点应该在 T_7 或 T_8。生理性腰椎前凸角度为 $31°\sim79°$,突出最大的区域位于 $L_4\sim S_1$,整个弧度的顶点在 $L_{3\sim4}$,测量的方法不同对角度影响很大,如远端选取 L_5 或是 S_1,选取 L_5 由于没有考虑到 L_5/S_1 的前凸,这种腰椎前凸的测量是不全面的,有研究表明,L_5/S_1 节段性前凸约占整个腰椎前凸的 40%。

(3)交界性后凸:胸腰段($T_{12}\sim L_2$)是胸椎后凸与腰椎前凸之间的过渡节段,正常情况下近似平直,范围为 $-10°\sim+10°$。在脊柱侧凸的患者,常因脊柱自身的扭转或融合区域与未融合区域之间的扭转在该区域附近形成后凸,称为交界性后凸,是脊柱不稳定的表现。虽然交界性后凸在 X 线上较多见,对于脊柱的力学完整性有一定的影响,但角度多较小,少有临床表现,交界性后凸的出现对于脊柱矢状面失衡的长期影响尚有待进一步研究。

(4)骨盆矢状面解剖参数:骨盆矢状面参数包括骨盆投射角(pelvic incidence,PI)、骨盆倾斜角(pelvic tilt,PT)和骶骨倾斜角(sacral slope,SS)与脊柱矢状面参数之间存在紧密的相互联系,并在脊柱-骨盆总体矢状面平衡的调节方面发挥关键作用。PI 是指 S_1 上终板的中点与股骨头中心的连线与经过 S_1 上终板中点且垂直于 S_1 上终板的垂线之间的夹角,若双侧股骨头不重叠,则取两股骨头中心连线的中点。PT 是指重力垂线和 S_1 上终板的中点与股骨头中心连线之间的夹角;若双侧股骨头不重叠,则取两股骨头中心连线的中点。SS 是指水平线和 S_1 上终板切线之间的夹角。PI 可客观反映 S_1 上终板与股骨头的解剖位置关系,该参数在不同个体之间虽然存在差异,但不受体位和姿态的影响。三者间的几何关系为 PI=SS+PT。PI 在成年后达到稳定状态,且在一定程度上能够代表 PT 和 SS,并反映腰椎前凸的程度。既往研究表明,PI 值能充分反映骨盆的代偿能力。Roussouly 报道正常人群的 PI 范围为 $35°\sim85°$,平均为 $51.9°$。Mac-Thiong 等认为在非病理状态下 PT 值的上限不会超过 PI 值的 50%，相应的理想的 SS 值应大于 PI 值的 50%。

16.2.5.3　横断面平衡的评价

随着脊柱侧凸三维矫形概念的提出，脊柱矫形过程中去旋转的实践，脊柱横断面的平衡越来越受到重视，常用的参数为顶椎旋转。

(1) Nash 和 Moe 法：于冠状位 X 线观察双侧椎弓根，将椎体旋转分为五级，将椎体纵向一分为二，然后每一半椎体再被分成三等份(图 16-4)。

0 级：椎弓根影与两侧椎体边缘等距，双侧椎弓根对称，椎体无明显旋转。

1 级：凸侧椎弓根仍在边缘 1/3 区域内，凹侧椎弓根在椎体边缘逐渐消失。

2 级：凸侧椎弓根影落在中间 1/3 区域内，凹侧椎弓根将要消失。

3 级：凸侧椎弓根影落在靠近中线的 1/3 区域内，凹侧椎弓根消失。

4 级：凸侧椎弓根超过中线，凹侧椎弓根不可见。

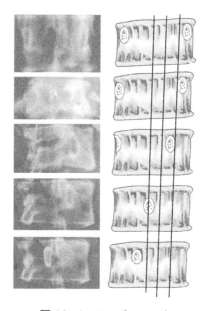

图 16-4　Nash 和 Moe 法

(2) Perdriolle 法：Perdriolle(1985 年)提出了椎体旋转的测量方法，这种方法用一种自制的工具(Torsion-meter)测量椎弓根的偏移，并通过一系列计算得到椎体旋转的度数(图 16-5)。标记出椎弓根阴影中心 B 和椎体的边缘中央(A 和 A′)，将尺放在 X 线上，上下移动，使椎体边缘的标记点(A 和 A′)均落在尺的边缘线上，根据椎弓根阴影中心 B 落在尺上标记线的位置可读出椎体扭转的角度。其优点在于量化了椎体旋转，缺点是精确度只到 5°，Richards 认为随着椎体旋转角度的加大"Torsion-meter"测量误差会增大。

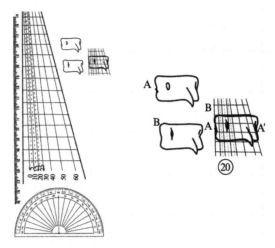

图 16-5　Perdriolle 方法测量椎体旋转

16.3　临 床 分 型

16.3.1　King 分型系统

King 等的分型系统适用于胸弯。Cummings 等和 Lenke 等发现，在使用这种分型系统时，观察者本身和观察者之间存在很大差异。使用 King 分型鉴别侧弯类型时，要从详细查体开始，而且应该注意到胸椎肋骨畸形的位置和角度及腰椎旋转隆起情况，还有肩膀高低情况。X 线评价应该包括站立位正侧位 X 线和侧弯位 X 线。侧弯位 X 线用来确定每个患者侧弯的柔软度。

（1）Ⅰ型侧弯：因为腰弯比胸弯更明显，所以Ⅰ型侧弯很容易辨认。偶尔胸弯和腰弯几乎相等，但在侧弯位 X 线上，腰弯柔韧性更小。临床检查腰椎旋转隆起大于肋骨畸形。

（2）Ⅱ型侧弯：Ⅱ型侧弯比其他型侧弯更难鉴别。根据 King 的定义，Ⅱ型胸椎特发性侧凸是一种胸腰椎联合侧弯。在 X 线上，胸弯大于或等于腰弯。腰弯必须越过骶骨中线。在脊柱侧向弯曲位片上腰弯比胸弯更柔韧一些。临床检查胸椎肋骨畸形大于腰椎旋转隆起。

（3）Ⅲ型侧弯：为单胸弯，腰弯不越过骶骨中线。在脊柱侧弯位 X 线上，腰弯非常柔软。临床检查胸椎肋骨畸形非常明显，而腰椎旋转隆起很小或者没有。

（4）Ⅳ型侧弯：为长胸弯型，L_4 倾斜与胸椎长型侧弯相延续，L_5 位于骶骨正上方。

（5）Ⅴ型侧弯：为结构性双胸弯，在 X 线上，T_1 椎体倾斜与上胸弯的凹侧相延续，在侧弯位 X 线上显示为结构性的。临床检查经常显示左肩高于右肩。向前弯曲检查时，可见左侧上胸椎肋骨畸形和右侧下胸椎肋骨隆起。

16.3.2　Lenke 分型系统

Lenke 等以脊柱冠状面、矢状面、轴位三维因素为基础提出了 Lenke 分型系统。根据冠状面结构性弯的位置进行分型。根据腰弯顶椎与骶骨中线的关系，对腰弯进行修订。最后，又增加了对胸弯矢状面畸形的修订。将侧弯类型、腰弯修订和胸弯矢状位修订三者结合起来，对一个具体侧弯类型进行分析，可以清楚显示胸椎矢状位轮廓（表 16-1）。

表 16-1　**Lenke 分型系统**（引自 Lenke LG，Betz RR，Harris J 等，2001）

		侧弯类型		
类型	上胸弯	主胸弯	胸腰弯/腰弯	侧弯类型
1	非结构性	结构性（主弯）	非结构性	主胸弯（MT）
2	结构性	结构性（主弯）	非结构性	双胸弯（DT）
3	非结构性	结构性（主弯）	结构性	双主弯（DM）
4	结构性	结构性（主弯）	结构性	三主弯（TM）
5	非结构性	非结构性	结构性（主弯）	胸腰弯/腰弯（TL/L）
6	非结构性	结构性	结构性（主弯）	胸腰弯/腰弯-结构性主腰弯（腰弯＞胸弯≥10°）

	结构弯标准		顶椎位置（SRS 标准）	
			弯曲部位	顶椎
上胸弯	侧方弯曲像 Cobb≥25° T_2～T_5 后凸角≥+20°		胸椎	T_2～$T_{11,12}$椎间盘
主胸弯	侧方弯曲像 Cobb≥25°		胸腰段	T_{12}～L_1
胸腰弯/腰弯	侧方弯曲像 Cobb≥25° T_{10}～T_{12}后凸角≥+20°		腰椎	$L_{1,2}$椎间盘～L_4

	修订			
腰椎修订	骶骨中线与顶椎关系		胸椎矢状位修订	
A	骶骨中线在椎弓根之间		—	＜10°
B	骶骨中线在顶椎边缘	ABC	N（正常）	10°～40°
C	骶骨中线位于中线		＋	＞40°
弯曲类型（1～6）＋腰椎修订（A，B or C）＋胸椎矢状位修订（—，N or ＋）				

16.3.3　Suk 分型

lenke 分型系统对于结构性弯曲和非结构性弯曲的定义较模糊，融合节段选择不明确，分型相对复杂，能否适应全钉系统尚不可知，Suk 提出了全钉时代新的分型方法，分型相对简单，考虑到全钉系统强大的矫形力，用于指导青少年特发性脊柱侧凸后路手术融合节段选择。青少年特发性脊柱侧凸主要根据 Cobb 角、端椎（EV）、中立椎（NV）、顶椎旋转度(Nash-Moe 分度)来分四型：单胸弯、双胸弯、胸腰双弯、胸腰弯/腰弯,每型分 A、B 两种亚型。① 单胸弯指的是胸弯大于腰弯且胸弯大于 40°,如果腰弯大于 40°,则胸弯应该大于腰弯 5°,且腰弯的顶椎旋转度小于Ⅱ度。单胸弯患者可以进行胸弯选择性融合;一般的融合节段：近端 NV -远端 NV;远端融合节段的选择又分为 A、B 两型。A 型：EV 和 NV 相差不超过一个节段,远端融合椎：NV;EV＝NV,可以选择 EV。B 型：如果 NV 在 EV 远端 2~3 个节段,远端融合椎：比 A 型多一个椎体或 NV-1。② 双胸弯：上胸弯＞30°且双肩水平或左肩高,需融合双胸弯,远端融合节段的选择同单胸弯：A、B 两型。③ 胸腰双弯：腰弯大于胸弯。腰弯大于 40°且胸弯大于 30°;胸弯≥腰弯 5°之内;腰弯的顶椎旋转度大于Ⅱ度。双主弯患者胸弯和腰弯都需融合;远端融合节段的选择又分为 A、B 两型。A 型为当第腰 3 椎体在右侧弯时被骶骨正中线平分,同时 L_3 旋转度低于Ⅱ度,则只需融合到端椎。反之需要融合到 EV+1~2,或者 NV-1。④ 胸腰弯/腰弯：胸腰弯/腰弯大于 40°且胸弯小于 30°;只需要融合胸腰弯/腰弯;远端融合椎的选择同胸腰双弯：A 和 B 型。但是该分型否认存在三主弯的情况,同时对顶椎旋转度不好判断;未考虑矢状面因素;仍值得进一步研究和探讨。

16.4 治 疗

16.4.1 保守治疗

到目前为止,对于青少年特发性脊柱侧凸采取了许多治疗方法,包括物理治疗、手法治疗和电刺激治疗,但没有任何科学证据证明治疗的有效性。尽管一些学者怀疑支具治疗的效果,但是,对于特发性脊柱侧凸,最广泛接受的非手术治疗方法仍然是观察和矫形支具治疗。

16.4.1.1 观察

在总体人群中,尽管某种程度的脊柱侧凸是普遍存在的,但需要治疗的却是非常少。很可惜,目前,还没有一种可靠的准确预测方法,来判断初诊患者的侧弯是否会进一步发展,因此,观察就成了所有侧弯的最开始的治疗方法。目前,脊柱的 X 线是唯一可以明确记录侧弯大小和发展的方法。人们一直试图通过观测肋骨驼峰畸形,用"侧弯测量仪"测量脊柱旋转角,使用云纹图或 ISIS 扫描等方法来监测外形的变化。这些方法在一些角度较小的侧弯和低风险的患者中有用,但定期拍摄 X 线仍然很有必要。

总的来说,侧弯小于 20°的年轻患者可以每 6~12 个月检查一次。侧弯较大的青少年患者,应该每 3~4 个月检查一次。对于侧弯小于 20°的骨骼成熟的患者,通常不再需要进一步检查。骨骼尚未成熟的侧弯大于 20°的患者,检查次数应该多一些,一般每 3~4 个月检查一次站立位前后位 X 线。如果发现角度大于 25°的侧弯有发展(每 6 个月增加 5°以上），应考虑矫形支具治疗。对于骨骼未成熟的 30°～40°脊柱侧凸患者，在初诊时就应该考虑矫形支具治疗。侧弯为 30°～40°的骨骼成熟患者一般不需要治疗，但是，最近的研究结果表明，这种程度的侧弯在成年后也仍然有发展的趋势，这些患者应该每年拍摄站立前后位 X 线，直至骨骼成熟后 2～3 年，而后在一生中每 5 年检查一次。

16.4.1.2　矫形支具治疗

青少年特发性脊柱侧凸矫形支具治疗的适应证为：生长期的患者，侧弯角度 20°～30°，柔韧性好，有资料证明侧弯增加 5°或更多；侧弯角度在 30°～40°的生长期患者，在初诊时就应开始支具治疗；当生长期的患者侧弯角度达到 40°～50°时，通常适合手术治疗，但在某些情况下，一些侧弯也应考虑支具治疗，例如，外形可以接受的 40°～50°的双弯。支具治疗不能用于 50°以上的脊柱侧凸患者。

许多年以来，临床上一直使用 Milwaukee 支具全天佩戴治疗青少年特发性脊柱侧凸，但随着新型臂下支具的成功使用，Milwaukee 支具应用的越来越少。各种臂下支具包括 Boston 支具和 Wilmington 塑料背心都已经面世。支具治疗脊柱侧凸的基本原理是通过使骨盆前倾来控制腰椎前凸，通过在平直的腰椎前凸部分施加外力及通过衬垫施加外力作用于椎旁肌或者与椎体相连的肋骨，通过上述外力对脊柱施加负荷。这些负荷的实际生物学效应和其如何改变侧弯的历史进程，到目前为止仍不清楚。

臂下支具的治疗效果基本相似。Emans 等发现，顶点在 T_7 及以下的侧弯患者佩戴 Boston 支具控制特发性脊柱侧凸的有效率为 80%。Wiley 等报道了 50 例 Cobb 角为 35°～45°的青少年特发性脊柱侧凸患者，使用 Boston 支具治疗。平均随访 9.8 年，结果显示每天使用 Boston 支具 18 h 或 18 h 以上能够有效预防较大侧弯的进展。Bunnell、Bassett 与 Bunnell 和 Hanks 等发现，Wilmington 臂下支具有相似的成功率。Piazza 和 Bassett 在一个随访研究中发现，其患者停戴支具后有 21% 的侧弯加重了 5°。在佩戴支具期间有发展的结构性双弯在停戴后很有可能继续发展。

Charleston 侧弯支具是一种低腰身、前开襟、重量轻的热塑支具，只在夜间睡眠时佩戴，通常用于单弯。这种支具使脊柱弯向侧弯的凸侧，来过度矫正特发性脊柱侧凸。Katz 等研究了 319 例使用 Boston 支具或 Charleston 弯曲支具治疗的侧弯患者，发现 Boston 支具在预防侧弯进展和减少手术必要性方面比 Charleston 支具更有效，最显著的区别是在 Cobb 角为 36°～45°的患者。使用 Charleston 支具治疗 Cobb 角为 36°～45°的患者，其中 83% 的患者侧弯进展超过 5°，相比之下使用 Boston 支具治疗，只有 43% 的患者加重。学者们推论 Charleston 侧弯支具只适用于弯曲较小、单胸腰弯、单腰弯患者。

患者和家属的配合，对于支具治疗的效果是非常重要的。DiRaimondo 和 Green 报告，佩戴支具治疗的配合率为 20%。他们报告，患者一天佩戴支具的时间每天不超过 9～12 h。在是否配合的问题上，还应该考虑到其他因素，如家庭环境、父母失职、精神病家族史、患者智力低下及酗酒和吸毒等。

16.4.2　手术治疗

一般认为,Cobb角为10°~20°的患者,可不做任何处理,但必须密切随访。Cobb角为20°~40°的患者,应进行以支具为主的非手术治疗。Cobb角为40°~50°的侧凸,若患者发育未成熟,进展的可能性大,可考虑进行手术治疗;若患者发育已成熟,外观畸形不明显,可建议患者观察,无明显进展证据则不需要进行手术。而对Cobb角大于50°的侧凸,应进行手术矫形固定及融合。

但是,在临床上并不是机械地执行上述原则,总的来说,特发性脊柱侧凸的治疗取决于畸形发现时的年龄、进展速度、侧凸度数、生长发育程度、外观畸形、躯体平衡和未来的发展趋势而定。在确定侧凸患者的治疗措施时应正确评价患者的生长潜能。评估患者的生长发育情况应根据骨龄、Risser征、椎体环状骨骺、月经史和第二性征等进行综合评价。决定是否手术及手术的方式时需对患者的骨龄、生长发育状态、侧凸类型、结构特征、脊柱的旋转、累及椎体数、顶椎与中线的距离、特别是外观畸形和躯干平衡等因素加以综合考虑。

16.4.2.1　手术治疗方法

青少年特发性脊柱侧凸手术根据手术入路分为前路手术和后路手术;根据手术的性质可分为终末期手术和过渡性手术;根据是否进行矫形可分为原位融合和矫形内固定术。

(1)前路手术:目前主要用于侧屈X线显示下腰椎能良好去旋转和水平化的腰椎侧凸和胸腰椎侧凸。前路矫形术又可作为后路矫形术前的补充性手术,用于改善矫形效果或减少下腰段融合节段。主要的矫形技术为Zielke手术,用椎体螺钉和棒在凸侧脊椎上对脊柱去旋转和压缩,其他还有前路TSRH和CD等。前路矫形手术的创伤较大,而且躯干侧方的斜行切口有碍美观,因此,随着后路矫形技术的不断发展,前路矫形手术的应用越来越少。

(2)后路手术:是最常采用的手术方法。早期常用的手术方式有Harrington手术、Luque手术和Harrington-Luque手术。Harrington手术用上下椎板钩和撑开棒在额状面上的两点做单一平面凹侧撑开矫正侧凸。此术对胸椎侧凸有较好的矫形效果,缺点是纠正角度小,不能纠正甚至会加重矢状面上的畸形,术后需石膏外固定,远期易发生躯干失平衡等并发症。Luque手术通过多节段椎板下钢丝在水平面上将脊椎移向中线而矫正侧凸,可在矫正冠状面畸形的同时重建或保护矢状面的生理弧度,内固定坚强,术后无须石膏外固定。但Luque手术无纵向矫形力,矫正角度小,椎板下钢丝易产生神经并发症。Harrington-Luque手术则是利用Harrington技术纵向撑开矫形力和Luque技术的横向矫形力相结合,其矫正效果更好。

随着对脊柱侧凸畸形理解的不断深入,产生了以CD为代表的三维矫形内固定技术。该技术通过在脊椎上进行选择性多节段置钩或椎弓根螺钉,节段性使用撑开力和加压力矫正冠状面的畸形,同时通过预弯棒和旋棒使脊柱去旋转和重建矢状面上的平衡,可在三维平面上矫正畸形,重建躯体平衡,术后无须外固定,可早期康复,术后躯干失代偿少,并发症少,融合率高,矫正丢失小。该技术在全世界得到了广泛应用,除初始的 CD 系统外,还发展了 CD-Horizon、TSRH、USS、ISOLA、Mossmiami 和 Paragon 等系统(图 16-6,图 16-7)。

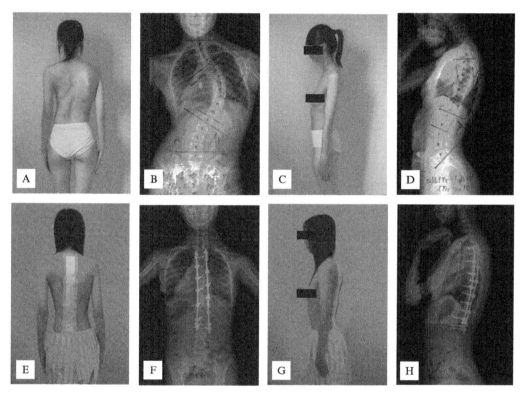

图 16-6 前路手术示例

A、B、C、D. 13 岁女孩,青少年特发性脊柱侧凸,外观明显躯干失平衡,X 线检查正侧位片提示术前胸弯 Cobb 角 72°;E、F、G、H. 术中间隔置钉矫形,术后外观明显改善,X 线检查正侧位片提示胸弯 Cobb 角矫正至 15°。

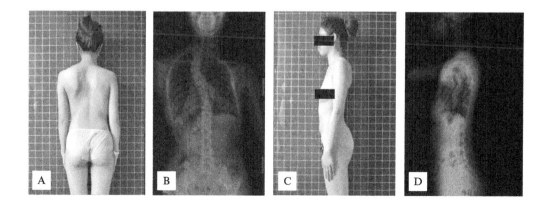

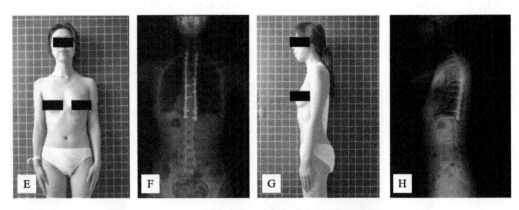

图 16-7　成人特发性脊柱侧凸矫形术示例

A、B、C、D. 28 岁女患者,成人特发性脊柱侧凸,术前外观上胸弯侧凸畸形伴双肩明显不平衡;E、F、G、H. 手术跨越颈胸段矫形,术后双肩平衡改善明显。

随着椎弓根螺钉技术的不断成熟,越来越多的学者采用全椎弓根螺钉固定技术来矫正脊柱侧凸。由于椎弓根螺钉实现了真正意义上的三柱固定,可提供强大的矫形固定力量,明显提高了侧凸的矫形效果,术后可早期起床,并发症少,融合率高。此外,随着侧凸矫形效果的不断提高,脊柱外科医生不仅关心冠状面上侧凸的矫正,而且十分重视椎体旋转的矫正,在此基础上产生了 vertebral coplanar alignment(VCA)、vertebral column manipulation(VCM)等矫形固定系统,这些系统的应用不仅可有效矫正侧凸的冠状面及矢状面畸形,而且可有效矫正椎体的旋转(图 16-8)。

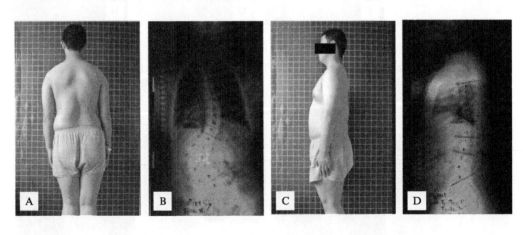

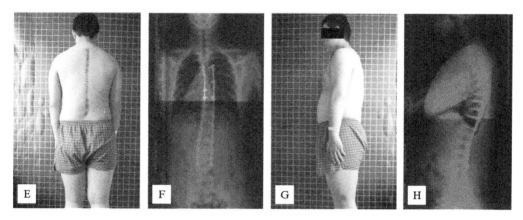

图 16 - 8 僵硬性青少年特发性脊柱侧凸手术示例

A、B、C、D. 15 岁男童,僵硬性青少年特发性脊柱侧凸,术前胸弯 Cobb 角 42°,腰弯 Cobb 角 58°,腰椎旋转明显;E、F、G、H. 术中使用椎体直接去旋转矫形,术后外观明显改善,胸弯 Cobb 角矫正至 18°,腰弯 Cobb 角矫正至 13°,矢状面也恢复了良好的生理弧度。

参 考 文 献

Aronsson D D, Stokes I A, Ronchetti P J, et al. Surgical correction of vertebral axial rotation in adolescent idiopathic scoliosis: prediction by lateral bending films. J Spinal Disord, 1996,9(3): 214 - 219.

Carragee E J, Lehman R A Jr. Spinal bracing in adolescent idiopathic scoliosis. N Engl J Med, 2013,369 (16): 1558 - 1560.

Crawford A H, Lykissas M G, Gao X, et al. All-pedicle screw versus hybrid instrumentation in adolescent idiopathic scoliosis surgery: a comparative radiographical study with a minimum 2-Year follow-up. Spine (Phila Pa 1976), 2013,38(14): 1199 - 1208.

Helenius I, Remes V, Yrjönen T, et al. Does gender affect outcome of surgery in adolescent idiopathic scoliosis? Spine (Phila Pa 1976), 2005,30(4): 462 - 467.

Hicks J M, Singla A, Shen F H, et al. Complications of pedicle screw fixation in scoliosis surgery: a systematic review. Spine (Phila Pa 1976), 2010,35(11): E465 - E470.

Hoashi J S, Cahill P J, Bennett J T, et al. Adolescent scoliosis classification and treatment. Neurosurg Clin N Am, 2013,24(2): 173 - 183.

Karol L A. Effectiveness of bracing in male patients with idiopathic scoliosis. Spine (Phila Pa 1976), 2001,26(18): 2001 - 2005.

Kepler C K, Meredith D S, Green D W, et al. Long-term outcomes after posterior spine fusion for adolescent idiopathic scoliosis. Curr Opin Pediatr, 2012,24(1): 68 - 75.

Ledonio C G, Polly D W Jr, Vitale M G, et al. Pediatric pedicle screws: comparative effectiveness and safety: a systematic literature review from the Scoliosis Research Society and the Pediatric Orthopaedic Society of North America task force. J Bone Joint Surg Am, 2011, 93 (13):

1227 - 1234.

Lenke L G, Betz R R, Clements D, et al. Curve prevalence of a new classification of operative adolescent idiopathic scoliosis: does classification correlate with treatment? Spine (Phila Pa 1976), 2002,27 (6): 604 - 611.

Lenke L G, Betz R R, Harms J, et al. Adolescent idiopathic scoliosis: a new classification to determine extent of spinal arthrodesis. J Bone Joint Surg Am, 2001,83 - A(8): 1169 - 1181.

Li J, Dumonski ML, Samartzis D, et al. Coronal deformity correction in adolescent idiopathic scoliosis patients using the fulcrum-bending radiograph: a prospective comparative analysis of the proximal thoracic, main thoracic, and thoracolumbar/lumbar curves. Eur Spine J, 2011,20(1): 105 - 111.

Luk K D, Don A S, Chong C S, et al. Selection of fusion levels in adolescent idiopathic scoliosis using fulcrum bending prediction: a prospective study. Spine (Phila Pa 1976), 2008,33(20): 2192 - 2198.

Luk K D, Lee C F, Cheung K M, et al. Clinical effectiveness of school screening for adolescent idiopathic scoliosis: a large population-based retrospective cohort study. Spine (Phila Pa 1976), 2010,35(17): 1607 - 1614.

Marks M, Petcharaporn M, Betz R R, et al. Outcomes of surgical treatment in male versus female adolescent idiopathic scoliosis patients. Spine (Phila Pa 1976), 2007,32(5): 544 - 549.

Raggio C L. Sexual dimorphism in adolescent idiopathic scoliosis. Orthop Clin North Am, 2006,37(4): 555 - 558.

Roy-Camille R, Saillant G, Mazel C. Internal fixation of the lumbar spine with pedicle screw plating. ClinOrthop, 1986,203: 7 - 17.

Rushton P R, Grevitt M P. Do vertebral derotation techniques offer better outcomes compared to traditional methods in the surgical treatment of adolescent idiopathic scoliosis? Eur Spine J, 2014,23 (6): 1166 - 1176.

Sucato D J, Hedequist D, Karol L A. Operative correction of adolescent idiopathic scoliosis in male patients. A radiographic and functional outcome comparison with female patients. J Bone Joint Surg Am, 2004,86 - A(9): 2005 - 2014.

Suk S I, Lee S M, Chung E R, et al. Selective thoracic fusion with segmental pedicle screw fixation in the treatment of thoracic idiopathic scoliosis: more than 5-year follow-up. Spine (Phila Pa 1976), 2005,30(14): 1602 - 1609.

Takahashi S, Passuti N, Delécrin J. Interpretation and utility of traction radiography in scoliosis surgery. Analysis of patients treated with Cotrel-Dubousset instrumentation. Spine (Phila Pa 1976), 1997,22 (21): 2542 - 1546.

Ueno M, Takaso M, NakazawaT, et al. A 5-year epidemiological study on the prevalence rate of idiopathic scoliosis in Tokyo: school screening of more than 250 000 children. J Orthop Sci, 2011,16 (1): 1 - 6.

Wilson P L, Newton P O, Wenger D R, et al. A multicenter study analyzing the relationship of a standardized radiographic scoring system of adolescent idiopathic scoliosis and the Scoliosis Research Society outcomes instrument. Spine (Phila Pa 1976), 2002,27(18): 2036 - 2040.

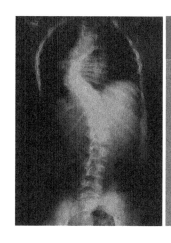

第17章
神经纤维瘤病合并脊柱侧弯

神经纤维瘤病(neuro fibromatosis, NF)是一种良性的周围和中枢神经系统疾病,属于常染色体显性遗传病(图17-1)。其组织学上起源于周围神经鞘神经内膜的结缔组织。它常累及起源于外胚层的器官,如神经系统、眼和皮肤等,是常见的神经皮肤综合征之一。根据临床表现和基因定位分为四型:① 发病率最高的是1型神经纤维瘤病(NF1),也称为雷克林霍曾病,主要累及周围神经系统及中胚层来源的细胞;② 发病率次之的是2型神经纤维瘤病(NF2),主要累及中枢神经系统,可有双侧前庭施旺细胞瘤和脊髓施万细胞关;③ 节段性神经纤维瘤病被认为是特殊类型NF1,涉及脊髓的单个节段;④ 施万细胞瘤是最新发现的一种类型,以深部疼痛性的施万细胞瘤为特征,是特殊类型NF2。其中NF1常合并脊柱畸形,由Gould在1918年首先报道,NF1合并脊柱畸形的发病率各文献报道差异较大,为2%~36%。本章仅介绍NF1合并脊柱侧弯相关内容。

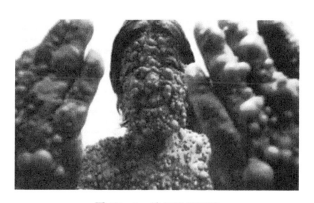

图 17-1　神经纤维瘤病

17.1 病理病因

NF1 是一种常见的常染色体显性遗传病,人群发病率为 1/4 000,无种族差别。大约 50％的患者是由散发突变导致。*NF1* 基因突变的表达情况多变,临床症状亦差别较大,有些患者无外显症状,有些患者则症状严重。但是,成年患者基因外显率接近 100％,因此,携带突变基因的成年人肯定会患病。*NF1* 基因位于 17 号染色体长臂,包含 350 000 个碱基对,这也是高突变率的原因之一。基因表达神经纤维瘤蛋白,是一种肿瘤抑制基因。现在可以对 *NF1* 基因序列直接测序,相比之前蛋白片段检测的方法,突变检出率从 65％～70％提升到 95％,也成为检测该病的金标准。

神经纤维瘤由施万细胞和成纤维细胞组成。其细胞外基质嵌入神经束膜细胞、轴突和肥大细胞。丛状神经纤维瘤病和皮肤神经纤维瘤病的细胞组成相同。但是丛状神经纤维瘤病有更为广泛的细胞外基质,而且往往含有丰富的血管网。神经纤维瘤病和累计多个神经或神经束,向周围结构延伸从而导致相应的功能障碍及软组织和骨结构的增生。丛状神经纤维瘤病偶尔会恶变成纺锤细胞瘤(周围神经鞘恶性肿瘤)。每种细胞类型在神经纤维瘤病的发生、发展过程中扮演的角色仍不清楚。

目前认为,NF1 导致脊柱侧凸的原因可能有以下几种:① 椎体的神经纤维瘤由内部导致脊椎的破坏;② 椎体周围的神经纤维瘤从外部侵蚀破坏脊椎;③ 椎管内硬膜扩张导致脊椎压迫;④ 不明原因的椎体骨质疏松;⑤ 内分泌的异常;⑥ 可能还与血管病变、成骨细胞功能异常等有关;⑦ 也有研究认为青春期性早熟也是 NF1 出现脊柱侧凸的原因之一;⑧ 也有人认为 NF1 的骨骼改变与原发性甲状旁腺功能亢进可能有关。

17.2 临床分型

根据其自然发展史及侧凸的形态,可分为非营养不良性(nondystrophic)和营养不良性(dystrophic)两类。前者的影像学表现及治疗方案类似特发性脊柱侧凸,故又称类特发性,是 NF1 最常见脊柱畸形。非营养不良性 NF1 侧凸的发生往往早于特发性脊柱侧凸,常累及 8～10 个节段,一般凸向右侧,手术预后较差,假关节形成率高。营养不良性常表现为短节段的成角形的后凸畸形,发生率较低,然而该类型发病早,进展快,容易发生神经损伤。其常表现为扇叶状椎骨,铅笔样肋骨(旋转 90°),轴向横突、严重顶点旋转、严重椎骨楔形变等,一般以胸弯为主。

Durrani 等首先报道 NF1 脊柱畸形具有调节现象(modulation),即体征上很少有营养不良表现的脊柱畸形,在长期的随访中发现其有营养不良的临床表现。在其研究中,有 20％患者随访 7 年后出现调节现象,畸形进一步加重,并发现"铅笔"样肋骨是预示畸形发展的最重要体征,且具有三个以上铅笔样肋骨的畸形患者,其进展的可能性为 87%。调节现象提示神经纤维瘤病脊柱畸形容易进展,畸形持续加重。Durrani 等认为根据调节现象不应将畸形分为营养不良性或非营养不良性,而应将 NF1 脊柱畸形看作是进展性畸形。

17.3　临　床　表　现

神经纤维瘤病主要的致病机制为肿瘤生长对周围组织破坏产生症状,如消化道出血等;肿瘤增长本身对相应的周围神经产生压迫出现相应的神经功能障碍如麻木、肌无力等;肿瘤生长于颅内,产生占位效应导致颅内压增高产生头痛、呕吐等症状;或肿瘤刺激脑组织产生异常放电形成癫痫等。

NF1 的临床表现有以下几种。

17.3.1　骨骼损害

少数患者出生时即出现骨骼发育异常,或肿瘤生长过程中压迫骨骼引起异常,包括脊柱侧凸、前凸和后凸畸形,颅骨不对称、缺损和凹陷等。肿瘤直接压迫可导致骨骼改变,如听神经瘤引起内听道扩大、脊神经瘤引起椎间扩大、骨质破坏;长骨、面骨和胸骨过度生长、长骨骨质增生、骨干弯曲和假关节形成也较常见。

17.3.2　牛奶咖啡斑

几乎所有病例出生时可见皮肤牛奶咖啡斑,形状大小不一,边缘不整,不凸出皮面,好发于躯干非暴露部位(图 17 - 2);青春期前 6 个以上＞5 mm 皮肤牛奶咖啡斑(青春期后＞15 mm)具有高度诊断价值,全身和腋窝雀斑也是特征之一。

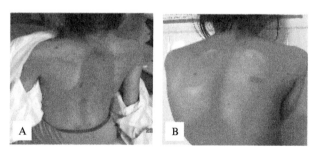

图 17 - 2　神经纤维瘤病患者的牛奶咖啡斑和剃刀背畸形

17.3.3　多发性神经纤维瘤

患者常诉全身出现无痛性皮下肿物,并逐渐增加和扩大,青春期和妊娠期进展明显。

其主要分布于躯干和面部皮肤,也见于四肢,多呈粉红色,数目不定,可多达数千、大小不等,多为芝麻、绿豆至柑橘大小,质软;软瘤固定或有蒂,触之柔软而有弹性;浅表皮神经的神经纤维瘤似珠样结节,可移动,可引起疼痛、压痛、放射痛或感觉异常;丛状神经纤维瘤是神经干及其分支弥漫性神经纤维瘤,常伴皮肤和皮下组织大量增生,引起该区域或肢体弥漫性肥大,称神经纤维瘤性象皮病。

17.3.4 神经症状

多数患者无不适主诉,仅少数患者出现智力下降、记忆力障碍、癫痫发作、肢体无力、麻木等。上睑可见纤维软瘤或丛状神经纤维瘤,眼眶可扪及肿块和突眼搏动,裂隙灯光可见虹膜粟粒橙黄色圆形小结节,为虹膜错构瘤,也称 Lisch 结节,可随年龄增大而增多,是 NF1 特有的表现。眼底可见灰白色肿瘤,视盘前凸;视神经胶质瘤可致突眼和视力丧失。脊髓任何平面均可发生单个或多个神经纤维瘤、脊膜瘤,可合并脊柱畸形、脊髓膨胀出和脊髓空洞症;周围神经均可累及,马尾好发,肿瘤呈串珠状沿神经干分布,如突然长大或剧烈疼痛可能为恶变。

17.3.5 内脏损害

生长于胸腔、纵隔、腹腔或盆腔的神经纤维瘤可引起内脏症状,其中消化道受累可引起胃肠出血或梗阻,还可引起内分泌异常。

17.4 影像学检查

影像学检查是诊断神经纤维瘤病合并脊柱侧弯的重要手段,主要包括以下几项。

17.4.1 X 线、CT 和 MRI 检查

X 线平片可见脊柱侧弯等骨骼畸形;对于脊柱内或颅内的肿瘤可通过 CT 或 MRI 检查发现(图 17-3)。肿瘤在 CT 密度通常较脊髓和脑组织略高,呈圆形或类圆形。在 MRI 上神经纤维瘤表现为 T_1 上低或等信号,T_2 上高信号。部分肿瘤伴有囊变。增强扫描后肿瘤多明显强化。

脊柱侧弯影像学表现:① 侧凸形态,首先见于胸段,其次为胸腰段和颈段,腰段侧凸并不常见。胸段侧凸可以合并后凸,而颈段则以后凸为主。侧凸呈非均匀性改变,累及节段少,通常仅涉及 4~6 个椎体,常呈锐角。而且脊柱侧凸的方向左右发生率相等。但脊柱的柔韧性较差,在侧屈位片上侧凸的纠正度通常<30%。② 椎体结构改变:椎体呈扇形,边缘变尖、成角,有时楔形变严重;椎体的椎弓根变长、变薄,神经孔扩大。横突呈"纺锤"样改变;肋骨变尖呈"铅笔"样,或有肋骨脱位进入椎间孔甚至进入椎管;椎体严重旋

转,可造成小关节甚至椎体半脱位或脱位;也可见椎旁软组织块等。脊髓造影可见硬膜囊的扩张;CT可见椎管增大变形、椎体变薄,故脊髓受压或神经功能障碍少见。

17.4.2　其他

(1) 眼科检查:通过裂隙灯可见虹膜粟粒状、棕黄色圆形小结节,也称为 Lisch 结节或虹膜错构瘤。眼底镜可能发现颅内压增高导致的视盘水肿或视神经萎缩。

(2) 超声检查:可见多发实质性肿块,可位于皮下、腹腔、盆腔等。

(3) 神经电生理检查:表现为神经源性损害,电信号传导减慢等。

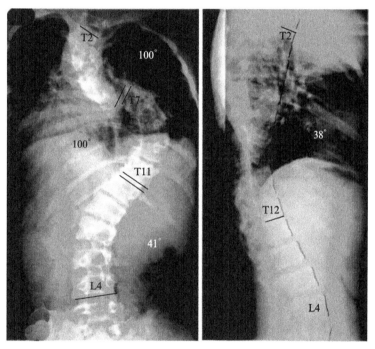

图 17-3　脊柱畸形的 X 线(引自 Yamin S, Li L, Xing W 等,2008)

17.5　诊断与鉴别诊断

17.5.1　诊断

根据 1987 年美国国立卫生研究院制订的 NF1 诊断标准:

(1) 六个或六个以上的牛奶咖啡斑,青春期前最大直径 5 mm 以上,青春期后 15 mm 以上。

(2) 两个或两个以上任意类型神经纤维瘤或一个丛状神经纤维瘤。

(3) 腋窝或腹股沟褐色雀斑。

（4）视神经胶质瘤。

（5）两个或两个以上 Lisch 结节，即虹膜错构瘤。

（6）明显的骨骼病变：如蝶骨发育不良，长管状骨皮质菲薄，伴有假关节形成。

（7）一级亲属中有确诊 NF1 的患者。

上述标准符合两条或两条以上者可诊断 NF1。

17.5.2 鉴别诊断

NF1 合并脊柱侧弯需要和以下疾病鉴别。

17.5.2.1 特发性脊柱侧弯

生长发育期间原因不清的脊柱侧凸称为特发性脊柱侧凸。其不具备上述 NF1 相关表现。

17.5.2.2 结节性硬化

结节性硬化也是常染色体先天遗传病的神经皮肤综合征，累计皮肤和神经系统。皮肤表现包括口鼻三角区对称性蝶形分布的皮脂腺瘤、叶状白斑、鲨鱼皮斑，也可见牛奶咖啡斑；神经系统损害以颅内结节性钙化灶为特征性表现，临床上常见难治性癫痫和智能减退；眼科检查可见视盘附近虫卵样钙化节点或视网膜周边黄色环状损害。

17.5.2.3 McCune-Abright 综合征

McCune-Abright 综合征为罕见的先天性疾病，以骨纤维发育异常为主，可见骨皮质变薄、容易发生病理性骨折，碱性磷酸酶增高；伴皮肤大片的咖啡样色素沉着及内分泌疾病，如甲亢、甲状旁腺功能亢进、性早熟、Cushing 综合征等。一般不累及神经系统，智力正常。

17.5.2.4 Proteus 综合征

Proteus 综合征为多种组织非对称性过度生长造成的畸形。特征性的表现是组织痣，呈黄褐色或黑褐色，边界清楚，隆起呈鹅卵石质地，常有条纹状外观，位于足趾、手掌、手指、鼻部和躯干，病例活检示角化过度、棘层肥厚及乳头瘤样增生。神经系统损害主要表现为智力障碍，眼科表现包括眼球外层皮痒囊肿和眼球上囊肿。

17.6 治疗与预后

NF1 脊柱畸形发病早，常合并侧凸和后凸三维旋转畸形。NF1 伴有脊柱畸形患者，如不接受治疗，Calvert 发现 75% 患者会出现凸性畸形。侧位片上患者椎体呈扇形改变，则每年后凸平均加重 23°；而其他患者平均每年后凸加重 7°左右。Durrani 发现，65% 患者出现非营养不良性侧凸向营养不良性侧凸发展。7 岁之前患者的发生率为 81%，7 岁患者发生率为 25%。铅笔样肋骨可以预测畸形呈进展性加重。"转化型"侧凸和后凸平均每年平均进展 12°和 8°,普通型侧凸和后凸进展 5°和 3°。上述研究是基于 X 线平片检查所发现。近来通过 MRI 检查发现,在平片显示异常之前患者就有脊柱营养不良性异常存在,这提示部分"转化型"可能是营养不良性患者,只是因为未到 X 线出现异常的年龄。

多数学者认为仔细询问病史、进行严格地体格检查及完备的影像学检查,可以区分营养不良性及非营养不良性。本病治疗方案的制订十分重要,尤其是要认真寻找营养不良性脊柱侧凸的证据,因为对于 NF1 的治疗及预后很大程度要取决于这些营养不良性改变。

对于非营养不良性 NF1 脊柱侧凸患者,其治疗原则同特发性脊柱侧凸畸形相同。Cobb 角<20°的患者应进行密切的临床观察;当 Cobb 角在 20°~40°时,明显进展则应采取支具治疗,但是,支具治疗的效果存在争议,且患者的依从性较差;Cobb 角>40°时,则应行后路植骨融合、节段性内固定术。如果患者骨不连风险较高,推荐取自体髂嵴骨行植骨融合。对于 Cobb 角>60°的侧凸,脊柱更加僵硬,所以为重建脊柱的稳定性,需行前路松解、植骨融合后应再行后路植骨融合加有效的内固定。

对于该类患者应密切临床观察及随访,由于 NF1 脊柱畸形患者存在由非营养不良性向营养不良性发展的转化的现象及椎管内神经纤维瘤不断长大,可引起椎管扩张和继发的椎体发育性不良性改变。在这些患者中,营养不良性表现作为调节现象的某一部分随着患者的生长过程逐渐显现出来,但并非所有 NF1 患者都以同一形式表现出此现象。这种现象可能是由于那些有类似特发性侧凸表现的骨骼未成熟患者,尚未将椎体的营养不良性特征表现出来。

对于营养不良性神经纤维瘤病性脊柱侧凸治疗策略一直存在争论。总的来说,短节段、成角明显的营养不良性侧弯患者,早期积极的外科治疗是很有必要的。前后路联合手术创伤较大,手术时间较单纯后路手术要长,是否所有营养不良性 NF1 侧凸患者均需行前后路融合存在争议。Betz 等认为单纯的后路融合对于侧凸不伴有严重后凸时同样效果肯定,在其文献中报道了 23 例 NF1 脊柱侧凸行后路融合术,结果 20 例融合成功,有 3 例因畸形进展或假关节形成,再次行后路扩大融合术。Patrizio 等研究认为,若想制订充分合理的手术方案,须将营养不良性侧凸分为两种类型,第一型的特征是侧凸角度为 20°~40°,且矢状面后凸畸形<50°,此型患者可以只行单纯后路融合固定手术;第二型为受累节段短、成角畸形明显的侧凸,且后凸畸形>50°,应行前后联合融合内固定手术。少数 NF1 患者胸弯高达颈胸交界处,需要行下颈椎环周融合矫形内固定术。为了行前路松解植骨融合,需要劈开胸骨,从前方暴露下位颈椎和上位胸椎。术后需行颈胸腰支具进一步治疗。颈部支具和 halo 牵引可以防止螺钉突出。尤其是对于那些营养不良性侧凸患者,常伴有骨密度下降,术后容易发生内固定失败。

"生长棒"技术已用来治疗早发性脊柱侧凸,效果切实,在保留脊柱纵向生长的基础上防止畸形加重,尤其是双生长棒技术的应用取得了良好的临床效果。对于侧弯柔韧性较好,角度<60°的患者,我们通常将头尾两端锚定椎予以融合,术后继续支具治疗,每隔 6

个月将棒延长一次。对于更大更硬的侧弯,我们推荐行前路松解(可以运用胸腔镜),但不予融合以保留脊柱生长。注意不要直接切开突出的终板,而是用咬骨钳轻轻切除纤维环,防止椎体出血过多。注意尽可能保留椎间血管。然后置入生长棒,每隔半年调整长度。对于一些患者,锚定椎不宜植入椎弓根螺钉,此时可以应用钩子或椎板下钢丝固定。尽管生长棒技术并发症较高,但对于早发性脊柱畸形治疗效果较好,仍然是一项需要不断改进和完善的技术。

17.7　并发症预防与处理

目前,尚无有效的措施能阻止或逆转 NF1 脊柱畸形进展。由于本病是常染色体显性疾病,其子女患病率为 50%,故应积极产前检测与产前筛查。同时患者应注意进行自我监测。如发现肿物短期迅速增大,可能有恶变。当出现严重并发症如颅内肿瘤、胃肠受累引起出血和肠梗阻或腹膜后巨大神经纤维瘤引起内脏受重压时需要手术治疗。

由于 NF1 本身的特殊性,NF1 脊柱畸形的手术治疗,尤其是营养不良性脊柱侧凸手术治疗有较高的风险。NF1 侧凸常伴有椎管内外神经纤维瘤、高度扭曲变形的解剖结构(如椎板和椎弓根变薄导致难以有效固定)、骨骼质量下降及局部可能存在的血管异常(如动静脉瘘和丛状静脉增生)等。

生长棒矫形术后容易发生近端交界性后凸,特别是在高位胸椎和颈胸段畸形患者中更加常见。在生长棒延长过程中,使得近端锚定椎承受过多的应力,使得近端椎椎板压力增加,向椎体呈铰链样扭转,从而形成后凸畸形。所有节段均采用椎弓根螺钉则可减少该类并发症。对于高危患者,一般不予以常规延长生长棒。

矫形融合术后假关节发生率较高,为 7.5%～38%,其中行单纯后路融合的患者发生率更高。近年来,随着三维矫形节段内固定方法的应用和术中充分植骨,不仅使矫形更加满意,而且使术后断棒及假关节的发生率明显减少。因而 NF1 脊柱侧凸手术时充分植骨并采用坚固的内固定,术后重视其渐进性特点可降低并发症的发生。

复杂脊柱畸形矫形容易导致脊髓损伤,其原因有:① 严重后凸导致后凸顶椎区的脊髓受压;② 在萎缩性改变最明显处发生脊椎脱位;③ 肋骨头脱位经椎间孔进入椎管;④ 椎管内肿瘤。因为神经纤维瘤性软组织(如丛状神经纤维瘤)的血管分布范围增加,所以会导致矫形术中的失血量增加,也会增加术后出血及血肿形成的发生率。因此,术前完善检查,仔细评估畸形情况,术中认真操作,避免误伤。

综上所述,NF1 型脊柱畸形,因特殊的发病机制和临床特点,对其施治所获效果常不及其他类型脊柱畸形,对其致病机制也应进行更深入研究。通过科学的宣传教育,从而实现早发现、早治疗,应是发展 NF1 型脊柱畸形研究及提高临床疗效的发展方向。

参 考 文 献

Betz R R, Iorio R, Lombardi A V, et al. Scoliosis surgery in neurofibromatosis. Clinical orthopaedics and related research, 1989,(245): 53 - 56.

Brenaut E, Nizery G C, Audebert B S, et al. Clinical Characteristics of Pruritus in Neurofibromatosis 1. Acta dermato-venereologica, 2016,96(3): 398 - 399.

Durrani A A, Crawford A H, Chouhdry S N, et al. Modulation of spinal deformities in patients with neurofibromatosis type 1. Spine (Phila Pa 1976), 2000,25(1): 69 - 75.

Ferner R E, Shaw A, Evans D G, McAleer D, et al. Longitudinal evaluation of quality of life in 288 patients with neurofibromatosis 2. Journal of neurology, 2014,261(5): 963 - 969.

Guillamo J S, Creange A, Kalifa C, et al. Prognostic factors of CNS tumours in Neurofibromatosis 1 (NF1): a retrospective study of 104 patients. Brain: a journal of neurology, 2003,126(Pt 1): 152 - 160.

Latham K, Buchanan E P, Suver D, et al. Neurofibromatosis of the head and neck: classification and surgical management. Plastic and reconstructive surgery, 2015,135(3): 845 - 855.

Mao S, Shi B, Wang S, et al. Migration of the penetrated rib head following deformity correction surgery without rib head excision in dystrophic scoliosis secondary to type 1 Neurofibromatosis. European spine journal: official publication of the European Spine Society, the European Spinal Deformity Society, and the European Section of the Cervical Spine Research Society, 2015,24(7): 1502 - 1509.

Ruggieri M, Polizzi A, Spalice A, et al. The natural history of spinal neurofibromatosis: a critical review of clinical and genetic features. Clinical genetics, 2015,87(5): 401 - 410.

Slattery W H, Lev M H, Fisher L M, et al. MRI evaluation of neurofibromatosis 2 patients: a standardized approach for accuracy in interpretation. Otology & neurotology: official publication of the American Otological Society, American Neurotology Society [and] European Academy of Otology and Neurotology, 2005,26(4): 733 - 740.

Widemann B C, Babovic-Vuksanovic D, Dombi E, et al. Phase II trial of pirfenidone in children and young adults with neurofibromatosis type 1 and progressive plexiform neurofibromas. Pediatric blood & cancer, 2014,61(9): 1598 - 1602.

Zacharia T T, Jaramillo D, Poussaint T Y, et al. MR imaging of abdominopelvic involvement in neurofibromatosis type 1: a review of 43 patients. Pediatric radiology, 2005,35(3): 317 - 322.

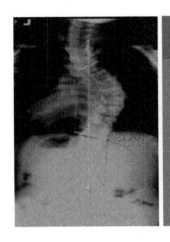

第18章
马方综合征合并脊柱畸形

马方综合征是一种累及全身结缔组织的显性遗传性疾病。自1896年首例马方综合征患者被报道以来,120年来人们对该疾病的诊断和治疗的研究从未间断。最初由法国医生AntonieMarfan报道的患者为一个5岁的女孩,她出现了严重的骨骼症状,并在很年轻的时候就去世了,但真正的死亡原因没有结论。此后,人们逐渐认识到一部分人群中有类似的症候群,并且有遗传倾向。马方综合征的人群发病率是1/5 000～1/3 000。有研究发现,在诊断为马方综合征的患者中约3/4是有家族病史的。马方综合征主要引起视力、骨骼及心血管系统的病变,也累及肺、皮肤和神经系统。几乎每个被诊断为马方综合征的患者都会有一定的心血管系统受累症状,尤其合并主动脉瘤或主动脉夹层,但目前尚无根治方法。及早诊断、药物控制和外科手术治疗被认为可以积极改善患者的预后。

18.1 病理病因

马方综合征是一种累及全身多系统的常染色体显性遗传病,多数患者双亲中至少一个为该病患者,但25%的患者由于新发突变所致。目前,公认的马方综合征致病基因为编码原纤蛋白1(fibrillin-1)的基因FBN1。FBN1突变也可以导致类似马方综合征样临床表现,但是症状较轻。约10%典型症状患者中未发现FBN1突变,可能由于等位基因缺失、基因重排列或者调控序列变异所致。该基因位于15号染色体编码蛋白拥有2 871个氨基酸残基的大型糖蛋白,广泛存在于全身各个器官,参与微纤维的组装。微纤维对细胞外基质的稳定性有重要作用,同时也是参与构成弹力纤维的重要结构。马方综合征有较高的外显率和表型变异特征,也就是患者即使来自同一家族其表型也可能不一致。近来人们发现,马方综合征患者体内TGF-β水平增高。而TGF-β是转化生长因子信号通路的启动因子。细胞膜上的 TGF-β 受体负责接受信号分子,通过磷酸化激活下游一系列信号分子,将活化的 pSmad3 信号分子导入细胞核,调控 DNA 转录,参与体内肿瘤分化、炎症、凋亡等多种生理病理过程。由于原纤蛋白 1 的结构上 LTBP(latent TGF-p binding protein)结合区域,后者可与调控 TGF-β 的折叠分泌和定位,可以调控细胞外 TGF-β 信号分子的释放,这对于维持正常细胞外基质的功能有重要作用。当 FBN1 出现病理性突变,将导致 TGF-β 信号通路异常激活,促进蛋白合成,加速病理性进程。TGF-β 信号通路与马方综合征关系密切,这可能也可以解释一部分同一家族中马方综合征患者之间表型的差异。FBN1 致病突变还会导致其他结缔组织疾病,包括晶状体异位综合征、皮肤僵硬综合征。

目前该病亦已以产前检测。然而,难以预测 FBN1 突变的携带者以后发病时严重程度。羊水或绒毛膜组织行基因测序或者连锁分析可以进行诊断。尽管马方综合征依赖临床诊断,但是产前检测可以发现基因突变携带者,可以及时随访观察,调整治疗方案,并进一步检查家属患病情况。

从病理上分析,该病主要局限于含胶原纤维较丰富的骨骼、肌肉、韧带、脂肪、虹膜、心脏和大血管壁的组织和器官。病理变化主要为先天性蛋白质的代谢异常,特别是与胶原蛋白和弹力性硬蛋白的代谢异常有关。心血管系统的病理改变为弹力纤维的破坏、断裂和黏液变性,平滑肌细胞减少,加之血流动力学作用,最后可出现主动脉扩张、主动脉瘤、夹层动脉瘤。Willner 指出,本病各种异常的出现随患者年龄的增长而增加,并变得明显严重,本病儿童在心脏大血管方面的变化多数表现不明显或缺乏,而到成年时则表现明显且较严重。

18.2　临床表现

马方综合征患者的临床表现复杂且多样,除累及骨骼、心血管和视觉系统,也可累及肺、皮肤及中枢神经系统等。马方综合征患者骨骼系统的表现多种多样,包括瘦长体型、细长脸、瘦长四肢、上下身比例失调、典型的蜘蛛指(趾)、扁平足、胸骨畸形(漏斗胸或鸡胸)、关节韧带松弛、高腭弓、脊柱畸形等。心血管系统主要表现为升主动脉根部扩张或升主动脉夹层动脉瘤,还可有二尖瓣脱垂、主动脉瓣关闭不全等。视觉系统最常见的表现为晶状体脱位,还包括近视、视网膜剥离等。马方综合征的诊断标准为:典型的家族史;心血管系统异常[主动脉根部扩张和(或)二尖瓣脱垂];晶状体脱位;骨骼异常(四肢过长、上下身比例失调、脊柱侧凸)等。以上四项中具备两项就可确诊。马方综合征脊柱畸形包括:具有高发病率的严重进行性脊柱侧凸、脊柱矢状面上失平衡(如脊柱后凸、平背畸形等)、脊柱滑脱、硬膜扩张等,其中以脊柱侧凸最为常见。文献报道,马方综合征患者脊柱侧凸的发生率为 30%~100%,侧凸发生率与性别无关。研究报道,马方综合征患者的骨矿物质密度降低,并有黏多糖代谢失常,可能有高胱氨酸尿症。

马方综合征脊柱侧凸与特发性脊柱侧凸明显不同,主要表现在以下方面。① 约 44% 的马方综合征脊柱侧凸患者在婴幼儿期和青少年期即开始发作,发生的年龄小,发病率与性别无关,且初发时侧凸较重。② 马方综合征脊柱侧凸患者的症状主要有活动后气促气短及腰痛。Mario 等报道一组患者,共 23 例,其平均肺活量为 2 144 mL(690~4 400 mL),仅为理论值的 43%。Yetman 等发现,45%~70% 的患者可以出现呼吸功能不全。其疼痛症状较特发性脊柱侧凸常见,可以达到 74%,而且疼痛部位多位于脊柱侧凸的弯曲处,而特发性脊柱侧凸的疼痛多在腰骶部。③ 马方综合征脊柱侧凸中,三弯所占比例可以高达 57%。大多数胸弯凸向右侧,多合并胸段或胸腰段后凸。马方综合征侧凸还可以合并脊柱滑脱,且滑移的程度可以很大,达到Ⅳ度。④ 与特发性脊柱侧凸最显著的差别是青春期前和青春期间马方综合征侧凸容易进展,前者的进展速度是后者的 3 倍左右,并逐渐变得僵硬成为严重僵硬型的脊柱侧凸(图 18-1),其僵硬程度与神经肌肉型脊柱侧凸相似,比特发性脊柱侧凸更为严重,故而在 Bending 像上,马方综合征侧凸的矫正率比特发性侧凸差得多。

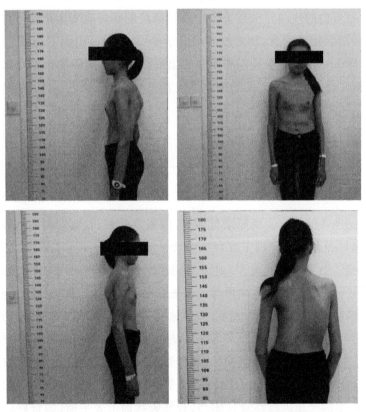

图 18-1 一例 14 岁女性马方综合征脊柱侧凸患者

18.3　影像学检查

脊柱侧凸是马方综合征常见和潜在的严重表现。那些受累患者大约有 62％出现脊柱侧凸(图 18-2)。不像特发性脊柱侧凸,脊柱侧凸在马方综合征中常见于年轻患者,没有性别差异。马方综合征脊柱侧凸更为严重、坚硬,其具有进展性,因此,常要求外科矫正。当脊柱侧凸合并直背综合征、脊柱后凸或胸壁畸形时,可以导致心肺损害和使肺容积受限。脊柱侧凸的放射检查包括标准前后位和侧位胸片,整个脊柱定位中心越过脊柱侧凸的曲线。侧凸曲线的严格测量有实际运用,不仅为了外科治疗,而且也为监测矫正的效果。Lippman-Cobb 方法广泛用于侧凸曲率度数的测量。CT 和 MR 影像有助于治疗计划前评价骨构造,伴随脊索和神经根的异常。

在 8 岁之前出现的脊柱侧凸称为婴儿型脊柱侧凸,在 Sponseller 等收集并统计的 600 例马方综合征患者中,15 例患者在 3 岁前发病,约占总数的 2％,绝大多数患者的侧凸表现为胸腰双主弯,其次为胸腰弯和双胸弯。与婴儿型特发性脊柱侧凸不同的是马方综合征所伴侧凸几乎没有左胸弯,文献中也没有侧凸自发性纠正的报道。马方综合征患者所伴脊柱侧凸在婴儿期进展迅速,其 Cobb 角平均每年可增加 19°。与特发性脊柱侧凸相比其侧凸明显僵硬。Sponseller 等报道的 15 例婴儿型马方综合征患者平均 Cobb 角达到 38°即便行支具治疗,侧凸仍然不断进展,到随访结束时侧凸平均达到 58°。

儿童期马方综合征最普遍的特征就是骨骼系统的变化。在此年龄段马方综合征患者的生长相对较慢,而脊柱侧凸也相对稳定,大多数患者 Cobb 角仍较小,且每年进展 3°左右。Knirsch 等采用 MRI 对 20 例确诊或可疑马方综合征患者和 38 例正常儿童的椎体及硬脊膜直径进行测量,通过与自身身高校正而除去身高因素影响后发现,确诊或可疑马方综合征组硬膜囊的直径大于正常组,以 L_1、L_5 和 S_1 节段差异最为明显,而两组椎体直径无明显差异。

到青春发育期马方综合征患者迎来又一个生长高峰,而脊柱侧凸的进展被认为与脊柱的快速生长有关。Escalada 等研究发现特发性脊柱侧凸患者青春期快速生长阶段其身高与 Cobb 角同时增加,且两者增长率十分吻合。63％的马方综合征患者都合并有脊柱侧凸,且男女性发病率基本一致,其常见弯型与特发性脊柱侧凸类似,以胸弯和胸腰弯为主,但是三弯和长胸弯的比例明显比特发性脊柱侧凸高,分别占 11％和 1％。马方综合征患者在青春期侧凸进展迎来第二个高峰,平均每年增长 6°,在青春期骨骼发育成熟前侧凸已经超过 30°的患者至骨骼发育成熟后均进展到 40°以上。马方综合征伴发脊柱侧凸常伴有矢状面形态改变,常见的改变包括胸椎后凸减少、胸椎后凸增加及胸腰段的后凸畸形。40％的马方综合征患者胸椎后凸超过 50°,并且胸椎过度的后凸常常延伸到胸腰椎的移行区。马方综合征患者椎体的典型表现包括:纵向高度增加,后侧面过度凹陷,呈扇贝样改变(骶尾部多见),椎体横突变长,椎弓根变窄、变薄。

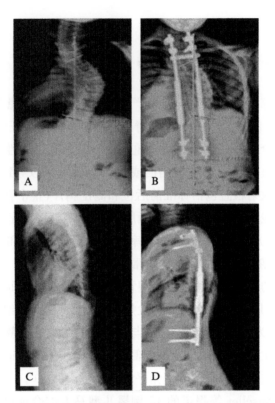

图 18-2 一位 7 岁马方综合征合并脊柱侧凸患者(引自 Harshavardhana NS,Noordeen MHH,2016)
A. 正位 X 线;C. 侧位 X 线;B. 采用磁驱动生长棒插入治疗,术后正位 X 线;
D. 采用磁驱动生长棒插入治疗,术后侧位 X 线

进入成年期以后,侧凸超过 40°的特发性脊柱侧凸患者每年进展约 1°,与之相比马方综合征患者侧凸进展速度略快。侧凸大于 50°的成年马方综合征患者平均每年可进展 3°左右。Sponseller 等对合并脊柱侧凸的成年期马方综合征患者按年龄段进行划分,结果发现在 17~50 岁的年龄段每年进展略大于 1°,但是进入 50 岁以后,侧凸平均加重约 3.2°。在 Sponseller 的报道中约 6% 的马方综合征患者合并有 L_5 或 S_1 滑脱,平均滑移率约为 30%;编者进一步对 56 例合并脊柱侧凸的成年马方综合征患者进行至少 2 年的随访研究,发现虽然椎体滑脱的发生率仅有 5%,但作者认为由于韧带、椎间盘组织结构的改变,滑脱一旦发生很容易加重,末次随访时平均滑移率可达 60%。

18.4 诊断与鉴别诊断

18.4.1 诊断

马方综合征是一种遗传异常的结缔组织疾病。结缔组织在人体的各个阶段起着重要的作用。例如,在出生前的发育、出生后的生长、关节的缓冲垫和眼睛中的导光体。所有器官内都有结缔组织。马方综合征在人体的许多部位都有表现,尤其是在骨骼、韧带、眼睛、心血管、肺和神经系统(大脑和脊髓的覆膜)。

根据 1979 年 Pyeritz 和 Mckusick 修订的四项标准,即骨骼、眼、心血管病变及家族史,四项中的任何两项符合即可诊断本病。诊断此病的最有效、简单的手段是查体和超声心动图,超声检查中,升主动脉扩张是本病最主要的特征。

在 2010 年,修订版 Ghent 诊断标准提出,更加强调主动脉根部扩张或夹层、晶状体异位及 FBN1 基因突变。在无家族史患者中,有如下之一即可诊断马方综合征:① 主动脉相关诊断标准(主动脉直径 $Z \geqslant 2$ 或者主动脉根部夹层)和晶状体异位;② 主动脉相关诊断标准(主动脉直径 $Z \geqslant 2$ 或者主动脉根部夹层)和 FBN1 突变*;③ 主动脉相关诊断标准(主动脉直径 $Z \geqslant 2$ 或者主动脉根部夹层)和系统评分 $\geqslant 7$ 分;④ 晶状体异位,FBN1 基因突变,且有主动脉瘤。

如患者有家族史,则有如下之一可诊断为马方综合征:① 晶状体异位;② 系统评分 $\geqslant 7$ 分*;③ 主动脉相关诊断标准(患者年龄大于 20 岁,主动脉直径 $Z \geqslant 2$;或患者年龄小于 20 岁,主动脉直径 $Z \geqslant 3$;或者主动脉根部夹层)*。

其中,带有 * 诊断标准进行诊断的时候应当排除 Shprintzen-Goldberg 综合征、Loeys-Dietz 综合征、血管性 Ehlers-Danlos 综合征,同时排除 SMAD3、TGFB2 和 SKI 基因突变。

系统评分如下:① 手腕和拇指畸形:3 分(只有一种畸形则为 1 分);② 鸡胸:2 分(漏斗胸或胸部不对称为 1 分);③ 足跟畸形:2 分(平足得 1 分);④ 气胸:2 分;⑤ 硬脊膜膨出:2 分;⑥ 髋臼突出:2 分;⑦ 上部量/下部量减小、臂长/身高增加且无脊柱侧凸:1 分;⑧ 脊柱侧凸或后凸:1 分;⑨ 臂展减小(展开小于 170°):1 分;⑩ 面征:1 分;⑪ 异常皮纹:1 分;⑫ 近视大于 300 度:1 分;⑬ 二尖瓣脱垂:1 分;⑭ 系统评分 $\geqslant 7$ 分提示全身多系统累及。

对于 20 岁以下患者,特别是散发患者,需特别注意,因为患者症状可能没有显现。如果患者没有达到 Ghent 诊断标准,则推荐如下诊断:① 如果患者系统评分小于 7 分或 FBN1 突变阴性患者主动脉弓测量 $Z < 3$,则诊断为非特异性结缔组织病;② 如果患者 FBN1 突变,但是主动脉弓测量 $Z < 3$,则诊断为可疑马方综合征。患者每年需行心脏超声检查,以防主动脉疾病进展。

一旦有患者确诊为马方综合征,患者一级亲属应行遗传咨询,检查主动脉瘤/动脉夹层相关基因突变(FBN1、TGFBR1、TGFBR2、COL3A1、ACTA2、MYH11),如存在基因突变,应行主动脉影像学检查。如果父母亲一方患病,则子女患病率为 50%;如果父母均不患病,患者的兄弟姐妹患病风险较常人显著增加。

18.4.2 鉴别诊断

马方综合征在外观上与同型半胱氨酸尿症十分相似,后者是在 1962 年 Carsonwaismen 等所发现,1964 年为 Mudd 所确定,系由于胱硫醚合成酶的缺陷所致,临床表现有晶状体脱位、惊厥、智力障碍、动脉栓塞及与马方综合征相似的骨骼异常(蜘蛛足)、胸廓、脊柱变形,骨质疏松等多种症状。两者所不同的是:① 同型半胱氨酸尿症,患者智力迟缓,本综合征智力正常;② 同型半胱氨酸尿症,患者尿中含类胱氨酸,本综合征 4 h 尿中羟脯氨酸定量增高;③ 同型半胱氨酸尿症为常染色体隐性遗传,本综合征为常染色体显性遗传。

脊柱侧凸是马方综合征患者常见的脊柱畸形,发病率为 52%～100%,无性别与种族差异,其侧凸类型与特发性脊柱侧凸相似,可分为单弯、双弯、三弯和长 C 形胸腰弯,以双胸弯和三弯为主。大多数患者胸弯凸向右侧,30°以上的侧凸常常进展,50°以上的侧凸进展迅速。与特发性脊柱侧凸最显著的差别是:青春期前和青春期间侧凸容易进展,逐渐变得僵硬,并常伴疼痛,可在婴幼儿、青少年、青春期等任何时间发病,没有女性多发的特点。其僵硬程度与进展的特性与神经肌肉型脊柱侧凸相似。

18.5 治疗与预后

马方综合征脊柱侧凸患者保守治疗的方法包括:佩戴支具、牵引、电刺激、体操等。Mario 等报道的一组 23 例患者采用支具或石膏等保守治疗,结果均告失败。Sponseller 等对 24 例马方综合征脊柱侧凸患者进行支具保守治疗,最终仅有 4 例获得成功,余 20 例均告失败。最终侧凸的平均角度为 49°,有 16 例患者接受或被建议接受手术治疗。他们认为,采用支具治疗马方综合征脊柱侧凸的成功率仅为 17%,明显低于特发性脊柱侧凸使用支具治疗的成功率 45.7%。对于马方综合征脊柱侧凸患者,支具对肋骨的作用力并不能通过肋骨椎体角传导,反而加重胸廓畸形。而且由于此类患者皮下组织薄弱、侧凸畸形僵硬及心肺功能差,有些患者难以耐受支具。考虑到马方综合征脊柱侧凸比特发性脊柱侧凸更为僵硬,所以建议侧凸角度为 15°～25°的患者应开始使用支具治疗,25°～45°的患者可以试用支具,但失败率较高。有一个预防脊柱侧凸进展的方法:支具支撑推荐用于曲率小于 25°的患者,可成功率大约只有 20%,其曲率大于 40°就要求外科矫正。马方综合征脊柱侧凸患者外科矫正术后并发症高。这些并发症可能包括出血、感染、假关节和校正失败(如牵引钩移动引起小片骨折),还可能包括腰骶部解剖的改变、骨密度降低、结缔组织变化、韧带松弛。

尽管 Amis 等认为,早期保守治疗应以佩戴支具为主,并可以辅以电刺激、体操、牵引等方法,以控制弯度的加重。但张学军等对 20 例患者采用包括支具、体操、电刺激、牵引等治疗,其中 15 例坚持 1 年以上,结果发现,停止治疗后畸形继续加重。所以他们认为,保守疗

　　法效果欠佳。故而目前的结论是,早期保守治疗除佩带支具外,牵引、体操、电刺激都可以考虑施行。但应密切观察弯度的进展情况,一旦保守治疗无效,应尽早手术治疗(图 18-3)。

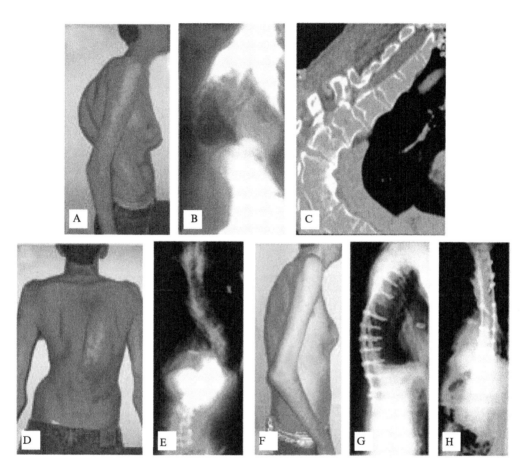

图 18-3　一个 16 岁的马方综合征合并重度脊柱侧后凸的患者
(引自 Demetracopoulos CA, Sponseller PD,2007)

A. 术前躯体侧面观;B. 侧位 X 线示 95°后凸;C. 脊柱 CT 提示椎体骨桥形成;D. 术前躯体后面观;E. 冠状位 X 线示脊柱 95°侧凸;F. 患者后路椎体楔形截骨融合术后躯体侧面观;G. 术后患者 X 线侧位;H. 术后患者 X 线前后位

　　马方综合征累及全身多个系统,并发症较多,故早期认为,侧凸严重的马方综合征患者可以不做治疗,原因是这类患者 90% 在早年即死于心血管并发症(当时统计马方综合征脊柱侧凸患者的平均寿命只有 32 岁)。随着医学科学技术的发展,马方综合征患者经相应治疗以后,生存期明显延长甚至接近正常人群,故目前大多数患者可以接受矫形手术治疗。通常认为,Cobb 角超过 40°~50°的马方综合征脊柱侧凸患者应考虑手术治疗,以避免产生呼吸功能不全、背痛和畸形加重。也有观点认为,有时尽管侧凸角度较小,但保守治疗后侧凸进展迅速(每年大于 10°),特别是伴有明显后凸畸形的患者,不论年龄大小,应首先考虑手术治疗。目前认为,4 岁以前的患者不应实施手术治疗,原因是此年龄之前,患者侧凸角度大,并且常常死于心血管并发症。对于年龄大于 5 岁的患者,建议行固定融合手术。另外,对胸段存在平背畸形或者疼痛症状较重的患者,也应考虑手术治疗。统计结果显示,大约 12% 的马方综合征脊柱侧凸患者最终需要手术来矫正畸形。

对于马方综合征脊柱侧凸患者,早期建议应尽早行坚固的后路矫形融合术(图 18-4),以防止畸形加重。也有研究认为,早期即可以行前后路融合术,以期改善预后。Birch 等认为,马方综合征脊柱侧凸患者通过手术可以获得坚固的融合,手术时应大量植骨、使用节段内固定及仔细观察以发现假关节。若患者合并后凸畸形,则需要前路融合。但在最近,Mario 等报道一组仅行后路手术的马方综合征脊柱侧凸患者 23 例,其中男性 8 例,女性 15 例。患者平均年龄为 17 岁(11~31 岁)。随访 7~18 年,平均 9.8 年。术前患者侧凸平均角度为 69.91°(30°~110°),术后平均为 38.17°(15°~80°),术后 1 年平均为 40.89°(15°~82°),最后随访时为 44.09°(17°~95°),术后平均矫正率为 45.88%(20%~78.57%),术后 1 年降至 41.9%(20%~71.43%),最终矫正率为 37.69%(11.58%~66.15%)。他们认为,尽管前路松解及椎间盘切除术可以使马方综合征严重脊柱侧凸得以更好地矫正,但单纯后路手术足以达到相同效果,而且可以避免前路手术所带来的诸多风险。

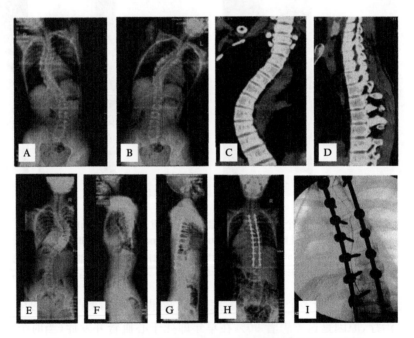

图 18-4　一位 14 岁女性马方综合征合并脊柱侧凸患者术前及术后 X 线示脊柱侧凸得到了满意的矫正

Lipton 等回顾性分析了 23 例行脊柱后路植骨融合术的马方综合征脊柱侧凸患者的临床资料,其中男性 7 例,女性 16 例,平均年龄 14.5 岁(11~20 岁),术前平均 Cobb 角 62°(30°~100°)。这些患者被分为两组,第一组共 7 例患者,行原始弯及继发弯同时融合,第二组共 16 例患者,行选择性融合术,具体方法是原始弯全部融合,而继发弯仅部分融合。术后平均随访 4.9 年(2.1~13.5 年)。随访发现,第一组所有患者畸形未进展或仅有轻度进展,平均进展 10°(5°~9°),而第二组中只有 5 例患者畸形未进展或仅有轻度进展,其余 11 例都至少有一个弯曲出现了明显进展,平均进展 20°(12°~30°)。他们建议,对于马方综合征脊柱侧凸患者,为防止术后假关节形成,治疗时必须将原始弯及继发弯都做融合固定。

综上所述,尽管有文献认为,前后路联合手术是治疗马方综合征脊柱侧凸的有效办法,但更多的研究者则更倾向于采用单纯后路手术。固定融合时应当适当延长节段,需包括冠、矢状面上的中立椎和稳定椎在内甚至可以融合侧凸曲线上的所有脊椎,并加大植骨量,以期获得长期稳定的矫形,同时防止出现失代偿。然而,马方综合征脊柱侧凸患者并发症多,有的可能具有致命性,手术治疗可能会出现诸多并发症,包括失血多、感染、硬膜撕裂、内固定失败、冠状面或矢状面失平衡、假关节形成、神经损害等。所以要求术前准备充分,不但要评价患者的心血管功能、肺功能,而且麻醉技术同样要求极高。术中术后的监护、护理等尤为重要。术后严密随访,必要时可以缩短随访间期,延长随访时间。

总之,相对于特发性脊柱侧凸,马方综合征脊柱侧凸在发病机制、治疗方法等方面差别较大,治疗效果也相对较差,但随着医学科学的发展,尤其是基因治疗技术的发展,相信马方综合征脊柱侧凸的诊治会越来越完善。

参 考 文 献

李海峰,阮狄克. 马凡氏综合征脊柱侧凸的研究进展. 实用骨科杂志,2007,13(2): 89-93.

张学军,于凤章,孙琳,等. Marfan's 综合征合并小儿脊柱侧凸的外科治疗探讨. 中华小儿外科杂志,2003,24(1): 26-28.

Ahn N U, Sponseller P D, Ahn U M, et al. Dural ectasia is associated with back pain in Marfansyndrome. Spine, 2000,25(12): 1562-1568.

Amis J, Herring J A. Iatrogenic kyphosis: a complication of Harrington instrumentation in Marfansyndrome. J Bone Joint surg(Am), 1984,66(3): 460-463.

Birch J G, Herring J A. spinal deformity in Marfansyndrome. J Pediatr Orthop, 1987,7(5): 546-552.

Borghi B, Oven H V. Reducing of the risk of aliogenicbloodtransfusion. Can Med Assoc J, 2002,166(2): 332-334.

Jones K B, Erkula G, Sponseller P D, et al. Spine deformity correction in Marfansyndrome. Spine, 2002,27(18): 2003-2012.

Kuehn B M. Genes Help Unravel Marfan Pathology, Point way to Potential New Therapies. JAMA, 2005,294(14): 1745-1746.

Kumar S J, Guiile J T. Marfansyndrome. // weinstein S. The Pediatric Spine: Principles and Practice. Philadelphia: Lippincott Wiliiams & Wilkins, 2001,505-516.

Lipton G E, Guiile J T, Kumar S J. Surgical treatment of scoliosis in Marfan syndrome: guidelines for a successful outcome. J Pediatr Orthop, 2002,22(3): 302-307.

Mario D S, Greggi T, Giacomini S, et al. Surgicaltreatment for scoliosis in MarfansyndromeJ. Spine, 2005,30(20): E597 - E604.

Montgomery R A, Geraghty M T, Bull E, et al. Multiple molecular mechanisms underlying subdiagnosticvariants of Marfansyndrome. Am J Hum Genet, 1998,63(6): 1703 - 1711.

Sponseller P D, Bhimani M, Solacoff D, et al. Resultsof brace treatment of scoliosis in Marfansyndrome. Spine, 2000,25(18): 2350 - 2354.

Sponseller P D, Hobbs W, Riley L H, et al. The thoracic lumbar spine in Marfansyndrome. J Bone JointSurg(Am), 1995,77(6): 867 - 876.

Sponseller P D, Sethi N, Cameron D E, et al. Infantilescoliosis in Marfansyndrome. Spine, 1997,22(5): 509 - 516.

Yetman A T, Huang P, Bornemeier R A, et al. Comparison of outcome of the Marfansyndrone in patients diagnosed at age<or=6 years versus those diagnosed at>6 years of age. Am J cardiol, 2003,91(1): 102 - 103.

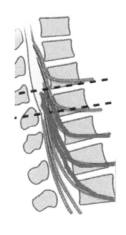

第19章
腰骶神经弓弦病

在临床中,骨科医生经常遇到如下三类患者:一些中青年患者,腰椎管影像学检查未见明显的异常,表现为双下肢感觉和运动异常,多次到门诊就诊,药物保守治疗效果不佳;另一些中青年患者腰椎管影像学检查提示轻微退变或压迫征象,但双下肢表现为较为严重的感觉和运动异常,保守治疗效果不佳,外科治疗的效果同样不够理想;还有一些腰椎管狭窄或者腰椎滑脱的患者,经过常规手术治疗后,出现对侧肢体症状,更甚者出现严重神经并发症,如足下垂,然而,影像学检查并未发现神经损伤或者异常压迫。绝大部分骨科医生对上述情形并不陌生,但是,却难以给予解释,更不知如何处置。

近年来,上海长征医院史建刚教授对脊髓栓系综合征做了一系列临床和基础研究,发现青少年腰骶管骨组织和神经组织发育速度存在差异性,致使生长缓慢的神经组织受到轴向牵拉而产生神经症状。同时,史建刚教授团队在临床中发现,以下肢症状或者大小便功能障碍就诊患者,影像学提示脊髓圆锥位置正常,术中操作可发现硬膜囊和神经根存在轴性牵拉、张力较高,行脊柱轴向缩短手术可以取得满意的临床预后。史建刚教授认为,由于患者存在硬膜囊和神经根轴向牵拉导致神经高张力,同时合并其他形式神经压迫或损害,从而引起上述三种异常临床现象。史建刚教授将这一类临床疾病命名为腰骶神经弓弦病(lumbosacral nerve bowstring disease)。

先天发育性因素致使腰骶神经轴性高张力,可伴有其他腰骶疾病(如椎间盘突出症、椎管狭窄症、腰椎滑脱等)或医源性因素损伤,从而导致一系列神经损伤相关症状,称为腰骶神经弓弦病。史建刚教授指出,术中发现该类患者硬膜囊和神经根张力增大,并且患者症状随张力增加而加重,就如绷紧的琴弦,两端牵拉力越大,拨动发出的声音越洪亮,而脊柱腰骶部形态恰似一张弓,因此将这类疾病命名为腰骶神经弓弦病(图19-1)。

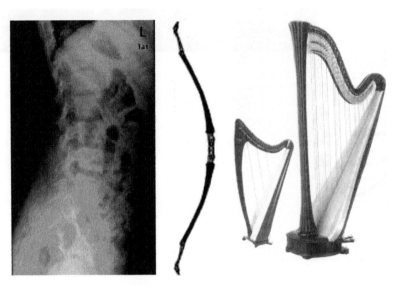

图 19 - 1　腰骶神经弓弦病患者的腰椎形似一张弓

19.1　病 理 病 因

　　腰骶神经弓弦病的发病机制为先天性发育异常,导致神经根出现轴向高张力。史建刚教授认为,在青少年发育过程中,脊柱骨组织和脊髓组织发育速度不同,导致生长较慢的神经组织受到轴向牵引,使马尾和神经根存在高张力损伤,从而产生神经损伤的相关症状。一些患者轴向张力超过神经耐受范围,所以出现下肢肌力改变和马尾损害临床表现,这部分患者一般发病年龄较小,青壮年时期不明原因的下肢感觉和运动异常。大部分患者轴向张力尚在脊髓和神经根代偿范围内,当脊柱出现退变的时候,如椎间盘突出或者腰椎管狭窄,神经根横断面压迫损伤联合基础存在的轴向高张力,会导致脊髓和神经根出现传导功能损伤,产生相应节段神经损伤的临床表现,多数时候会表现出多节段神经损伤的临床症状。这部分患者临床症状一般会明显重于影像学表现。但是,脊髓和脊柱骨组织为何出现发育不协调导致相对高张力的发育机制,目前尚不清楚(图 19 - 2)。

　　医源性损害也是腰骶神经弓弦病的重要病因。许多患者存在腰骶神经轴向高张力,但是没有达到出现临床症状的程度,此时如有医源性损害,过度撑开减压容易牵拉硬膜囊和神经根,造成医源性轴向应力紧张,导致患者术后神经症状加重或者新发神经损伤。常见的临床情形有:

　　(1)腰椎退变后方或前方椎间融合手术。纽约特种外科医院报道一例 16 岁患者,$L_{4/5}$椎管中重度狭窄,L_5/S_1椎间盘突出伴重度狭窄,Ⅱ度腰椎滑脱,行 $L_4 \sim S_1$ 减压、$L_5 \sim S_1$ 滑脱复位融合(椎间融合器高度 12 mm)内固定术,融合节段为 $L_4 \sim$ 骨盆。术中脊髓监

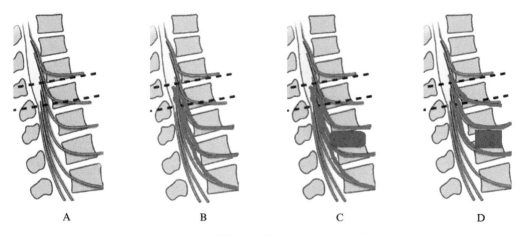

图 19 - 2　腰骶神经弓弦病发病机制模式图

A. 正常神经根沉降正常；B. 神经根牵拉神经症状；C. 神经根紧张横向压迫；D. 神经根紧张过度撑开

测(体感诱发电位、运动诱发电位、括约肌监测和肌电图监测)无异常表现，神经根周围松解彻底，活动度良好。然而，患者术后即出现左腿长伸肌和胫前肌力 0 级、足下垂，复查 MRI 和 CT 未发现神经压迫，螺钉和椎间融合器位置良好。编者推测，可能是滑脱复位过程中 L_5 神经根过度牵拉，导致神经根损伤；也可能是增加 L_5 椎体后凸，可以使轻度滑脱患者 L_5 神经根张力增加，从而造成损伤。文献报道，腰椎退变患者行后方椎间融合术后神经并发症发生率为 2%～8%，其中，永久性神经损伤发生率为 1.7%～6.5%。来自日本的 OKUDA 教授总结了 251 例因腰椎退变而行后方椎间融合的患者，发现有 17 例患者术后出现神经障碍，其中有 6 例出现轻中度运动障碍，9 例出现严重运动障碍如足下垂，其中 4 例患者 MRI 检查未发现神经压迫，未行翻修手术，患者永久性下肢活动障碍。英国格拉斯哥医学中心总结 6 年间行后路椎间融合的患者，发现术后 6/60 例出现持续背部疼痛，2/30 例持续腿部疼痛，1/75 例出现足下垂伴不全瘫。纽约特种外科医院总结 244 例行侧方椎间融合术和前方椎间融合术患者，发现 7 例患者术后出现对侧下肢运动障碍；术后 1 年，3 例患者症状缓解，1 例失访，1 例足下垂，2 例仍然肌力下降伴运动障碍。作者推测前方椎体撑开、轴向压力增加可能是造成足下垂的主要原因。

(2) 脊柱畸形矫形手术。由于矫形过程中需要撑开复位矫形，凹侧神经根和硬膜囊牵拉延长，容易导致神经轴向牵拉和应力增加，产生神经损伤并发症。Reames 总结了 19 630 例儿童脊柱侧凸患者术后新发神经损伤并发症，发生率为 0.8%～2.0%。其中，马尾综合征发生率为 0.02%，根性损伤发生率为 0.4%。Sharmas 对神经肌肉型畸形患者术后并发症进行系统回顾，统计 7 369 例患者，其中，有 199 例患者出现神经损伤(发生率为 3.01%)，Reames 统计了 4 657 例神经肌肉型侧凸患者，术后 1.1% 患者新发神经损伤。Sansur 等总结脊柱侧凸研究协会并发症数据库，分析 2004～2007 年 4 980 例成人侧凸患者(2 555 例退变侧凸，2 425 例成人特发侧凸)，术后有 90 例(1.8%)患者出现新发神经损伤症状,其中,有 15 例患者术中脊髓监测或者唤醒实验发现神经异常而移除植入物,5 例新发马尾综合征的患者术中脊髓监测均未发现异常,其余神经损伤患者术中或术后检查亦未发现神经损伤或压迫表现。Charosky 总结了法国 6 个医疗中心 306 例成人腰椎先天性或退变性畸形的患者,术后神经损伤并发症为 7.5%,11 例患者术后肌力下降运动障碍,7 例感觉障碍,1 例马尾综合征,其中,绝大多数患者(5.6%)术中未发现异常,并且术后影像学检查未发现神经压迫或者损伤。

(3) 不当保守治疗加重腰骶神经弓弦病症状。一些中青年患者存在腰骶神经轴向紧张,但是影像学检查未提示压迫征象,因此,常常被诊断为非特异性下腰痛,推荐患者牵引或者推拿等保守治疗。根据史建刚教授提出的疾病概念和发病机制,由于该类患者自身存在硬膜囊和神经根紧张,若行牵引或推拿会进一步加重神经牵拉,从而加重相关症状。多中心临床试验结果佐证了这一理论。一项纳入 24 项临床试验(3 096 例患者)评估保守治疗对下腰痛影响的 meta 分析发现,经手法按摩推拿后,患者最常见的并发症是疼痛加重,可伴有下肢活动障碍。Wegnet 等通过分析 32 项临床随机对照试验,包括 2 762 例下腰痛患者(包括坐骨神经痛),发现牵引治疗并不能改善患者疼痛或者下肢活动功能。其中,有 7 项临床试验报道了牵引并发症,有 15%~31% 患者出现牵引后症状加重,有部分患者神经症状恶化,需要行手术治疗。

19.2　临 床 表 现

腰骶神经弓弦病患者一般以马尾神经或腰骶神经损伤症状为主。在疾病早期,仅有硬膜囊或神经根紧张,患者可有腰背部酸痛感。如进一步加重导致马尾或神经根功能异常,则导致下肢感觉障碍、肌力改变甚至出现括约肌功能异常。下肢症状一般以双侧为主,也有患者单侧感觉或运动异常为多个神经损伤表现,轻重程度和分布位置不一。

体格检查会发现上运动神经元损伤表现。多数患者出现膝跳反射和跟腱反射活跃,但是如果合并严重椎间盘突出或椎管狭窄,则可出现腱反射减弱。下肢感觉异常分布呈多条神经异常的表现。如果神经损伤较重,可以出现肛门括约肌力下降,会阴部感觉减退。多数患者可有直腿抬高试验或股神经牵拉试验阳性体征。

19.3　影 像 学 检 查

由于腰骶神经弓弦病是一种先天发育异常导致轴向高张力,目前,尚没有针对性描述神经根或马尾张力异常的影像学指标。多数患者因为腰椎退变疾病就诊,因此,就忽视了腰骶弓弦病的存在。然而,在 MRI 检查中,一些影像学异常仍然可以反映出马尾和神经根存在高张力。在 MRI 冠状面 T_1 加权像中,可以大致观察到马尾神经走向变直。在 MRI 横断面 T_1 加权像中,可以观察到马尾神经沉降证阳性(图 19 - 3)。马尾神经沉降证阳性是指在患者平躺行 MRI 检查时,马尾神经由于存在张力,不能随重力下降到椎管背侧。一部分学者建议,对怀疑为腰骶神经弓弦病的患者,可以行俯卧位 MRI 和平躺 MRI 检查,对比马尾神经沉降变化,以此判断马尾神经是否存在高张力。

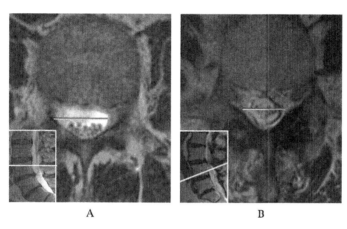

图 19 - 3　马尾神经沉降征

A. 马尾神经沉降正常;B. 马尾神经沉降异常

　　根据编者临床经验,部分患者背根神经节位置异常,出现在椎管内。史建刚教授指出,一部分患者可能存在先天性神经根短缩异常,但是,目前腰骶神经根畸形的分型里没有提出关于神经根长度的畸形,因此,在临床实践中常常忽视这个问题。MRI 横断面片被根神经节的位置可以反映神经根的长度,但是需要进一步临床实践验证。

19. 4　诊断与鉴别诊断

　　根据腰骶神经弓弦病的定义、临床表现、体格检查和影像学特点,腰骶神经弓弦病的诊断标准为:① 症状:出现一侧或双侧下肢肢体感觉、运动异常;严重者可出现会阴部感觉异常、大小便括约肌功能异常。② 体征:下肢肌腱反射出现活跃或亢进;严重患者可出现双下肢的感觉、运动和肛门尿道括约肌功能异常。③ 影像学依据:腰骶水平位 MRI 影像显示存在马尾神经沉降征,硬膜囊受压。④ 术中所见特点:硬膜囊及神经根轴性紧张,神经剥离器向内侧推拨神经根或硬膜存在较大阻力,神经根活动度显著下降。

　　腰骶神经弓弦病主要以下肢症状为主,因此,应与腰椎间盘突出症、腰椎管狭窄症和腰椎滑脱进行鉴别。虽然,临床上一些患者可同时合并腰骶神经弓弦病和其他退变疾病,但仍存在许多不同,鉴别要点如下:① 病理损害不同,腰骶神经弓弦病发病基础是神经根或脊髓轴向牵拉损害,导致临床症状,椎管内无压迫或占位组织;而腰椎间盘突出症、腰椎管狭窄症和腰椎滑脱是以神经外侧组织在横截面方向压迫神经根或脊髓。② 易患人群不同,腰骶神经弓弦病发病早,多以青年时期起病,而腰椎退变疾病一般以中老年人为主。③ 临床表现不同,腰骶神经弓弦病一般以双侧下肢麻木和肌肉无力为主,严重者可出现会阴部麻木、大小便功能障碍;腰椎间盘突出症一般以腰腿痛为主,特点为单侧肢体放射性疼痛,中央型腰腿间盘突出可以产生马尾神经症状;腰椎管狭窄症以间歇性跛行为主,腰背痛较轻,咳嗽、喷嚏疼痛不加重;腰椎滑脱患者以腰背痛为主,腰部过伸可加重疼痛。④ 体格检查结果不同,腰骶神经弓弦病一般双侧膝关节肌腱反射多为活跃或亢进,直腿抬高试验阴性;腰椎间盘突出症、腰椎管狭窄膝跳反射一般为减弱或消失,腰椎间盘突出症直腿抬高试验阳性。⑤ 影像学表现不同,腰骶神经弓弦病无神经外组织占位或压迫,MRI 提示可有突出椎间盘组织压迫脊髓或神经根;腰椎管狭窄症在 MRI 横截面提示椎管内体积或侧隐窝显著缩小;腰椎滑脱可在 X 线、CT 三维重建、MRI 影片中观察到滑脱椎体(峡部裂)。以往腰骶神经弓弦病常常被误诊为腰椎间盘突出症或者腰椎管狭窄症;也有很多患者被临床忽视,致使该类患者常常得不到准确的诊断和有效的治疗。该病主要以下肢症状或大小便功能障碍为主要临床表现,且患者常合并椎间盘突出或腰椎管狭窄症,因此,更容易将该类患者混淆(表 19-1)。

表 19-1 腰骶弓弦病、腰椎间盘突出症和腰椎管狭窄症鉴别要点

	发病时间	下肢感觉异常	间歇性发病特点	下肢运动异常	放射性疼痛	膝反射、跟腱反射	马尾神经沉降征	外科治疗方法
腰骶神经弓弦病	大多从青少年开始	单侧或双侧肢体异常,多为双侧	不明显	单侧或双侧肢体异常,多为双侧	不明显	活跃或亢进	异常	Capsule 手术术式
腰椎间盘突出症	青少年、中老年均有发病	单侧或双侧肢体异常,多为单侧	不明显	单侧或双侧肢体异常,多为单侧	明显	下降	正常(排除压迫因素)	常规手术术式
腰椎管狭窄症	中老年为主	单侧或双侧肢体异常,多为单侧	不明显	单侧或双侧肢体异常,多为双侧	不明显	下降	正常(排除压迫因素)	常规手术术式

19.5 治疗与预后

腰骶神经弓弦病的病理基础是神经根或马尾轴向牵引损害,因此,常规的保守治疗和手术治疗方式不合适用于该病治疗。绝大多数患者存在神经根紧张,有轻微腰背不适或

下肢症状可予保守治疗。推荐的保守治疗方式有腰背肌功能锻炼和药物治疗（营养神经和非甾体抗炎药等）。不推荐患者行牵引和推拿治疗，多项 RCT 研究发现非特异性下腰痛患者容易出现症状加重和神经损伤，编者推测其中一些患者应该诊断为腰骶神经弓弦病。

　　如患者出现明显神经损伤症状，经过保守治疗逐渐加重，则需要手术治疗。史建刚教授根据在脊髓栓系综合征积累的大量临床经验，提出的 Capsule 手术是治疗腰骶神经弓弦病的有效术式，可以缓解硬膜囊和神经根轴向紧张应力，同时达到神经松解、维持生物力学稳定的效果（图 19 - 4）。基本操作步骤如下：① 后方入路显露腰椎后结构；② 切除黄韧带、探测神经根，术中进一步确定诊断；③ 植入椎弓根钉；④ 切除脊间韧带、部分上位椎体的椎板、上下部分关节突、椎间盘后 2/3；⑤ 上下椎体间相应骨质结构建立植骨床；⑥ 通过椎弓根钉压缩椎间距离，减少神经组织的张力；⑦ 相应植骨床植骨并植入融合器；⑧ 彻底止血和逐层缝合。

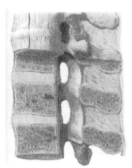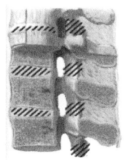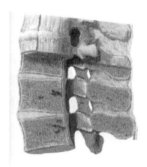

图 19 - 4　Capsule 手术模式图

　　手术过程中注意事项：① 手术中首先通过内固定一侧椎体，防止术中在切除椎间盘时进一步产生医源性神经轴性损害；② 手术全程要求脊髓监测，防止出现神经损伤。

　　基于临床观察和文献报道，编者抛砖引玉，率先提出腰骶神经弓弦病这一概念。希望能够引起更多骨科医生重视该类疾病，减少误诊误治；同时启发国内外学者探究该类疾病发生原因，完善诊断依据，优化治疗策略，使我们对神经轴性损伤的认识和治疗更上一个台阶。

病例介绍：

病例 1

　　患者付某，男，68 岁。因"腰椎融合术后 12 年，双下肢疼痛麻木伴肌肉萎缩 5 个月"收入我科。患者 12 年前因"腰椎不稳"行"腰椎后路减压融合内固定术"，术后出现双下肢发凉，未予特殊治疗，后逐渐缓解。5 个月前骑电动车不慎扭伤，4 个半月前出现右小腿外侧及左膝关节疼痛。自述服弥可保并加强腰背肌锻炼3个月,症状进行性加重,并出现双下肢肌肉萎缩,双下肢及膝关节发凉。足背麻木,感觉减退,行走100 m下肢疼痛难忍。半个月前出现排尿无力,自感睾丸缩小,站立时阴茎青紫,便秘。患者20年前因"腰椎间盘突出"行"椎间盘射频消融术"。19年前行"腰椎髓核摘除术"。12年前因"腰椎不稳"行"腰椎后路减压融合内固定术"。高血压病史10年,血压控制可。查体:棘突无压痛。双侧Eaten征阴性。会阴区及双下肢触觉、痛温觉减退。右下肢肌张力增高,双下肢肌肉明显萎缩。双上肢肌力5级。双下肢髂腰肌、股四头肌、股二头肌、拇趾背伸肌、跖屈肌肌力4级。双侧腹壁反射、提睾反射、肛门反射正常,双侧膝跳反射、跟腱反射减弱。双侧直腿抬高试验隐性,双侧Hoffmann征和Babinski征阴性。MRI提示 $L_4 \sim S_1$ 马尾神经沉降异常。患者接受Capsule手术治疗,术后第二天患者感觉下肢疼痛和发冷感觉缓解。

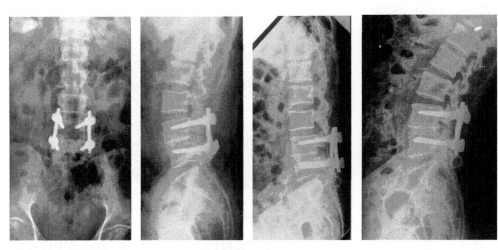

图 19-5　术前腰椎正侧位和动力位平片

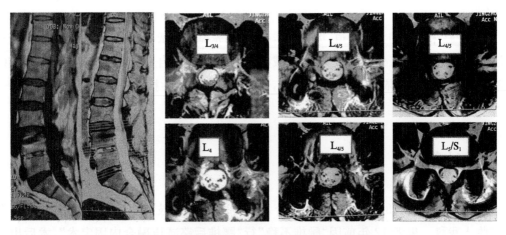

图 19-6　术前腰椎 MRI 提示马尾神经沉降异常

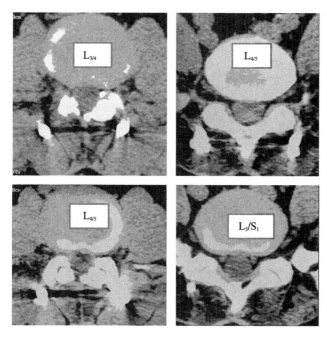

图 19-7　术前 CT 提示未见神经根明显受到压迫

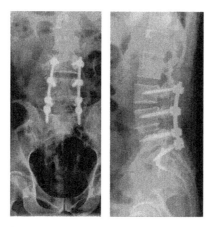

图 19-8　术后 X 线提示内固定位置良好

病例 2

患者王某,男,55 岁。因"腰痛 10 年,双下肢疼痛、无力 4 个月"于 2016 年 10 月入住上海长征医院第二脊柱外科。患者于 10 年前无明显诱因出现腰部酸胀、疼痛,无双下肢麻木、疼痛,行中药、推拿等保守治疗后症状稍改善。后症状反复发作,4 个月前腰痛加重,出现双侧腹股沟区疼痛及大腿后外侧、小腿后外侧疼痛、僵硬,左下肢较右下肢症状明显,伴有双下肢无力、间歇性跛行,行走 10 m 后症状即加重。既往体健,个人史、家族史无特殊。专科检查:跛行步入病房,脊柱活动明显受限,脊柱各棘突无压痛、叩击痛。双上肢感觉、运动、肌力、反射未见异常。左下肢髂腰肌、股四头肌、股二头肌、半腱肌、半膜肌、胫前肌、半膜肌、左拇趾背伸肌、跖屈肌肌力 4 级。左侧直腿抬高试验阳性（70°），其余反射正常，未见异常病理反射。腰椎 MRI 提示：腰椎退变，曲度变直，各椎间盘信号减低，$L_2 \sim S_1$ 椎管内马尾神经沉降征阳性（图 19-9）。患者诊断为腰骶神经弓弦病，住院后行 Capsule 手术，术后腰腿痛缓解，肌张力恢复，腹股沟症状消失。

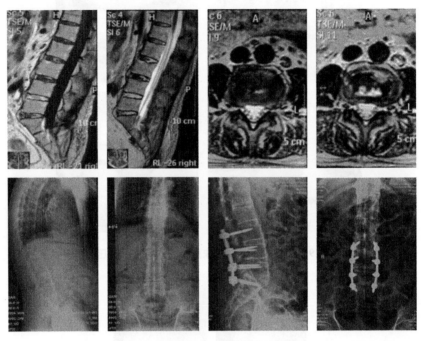

图 19-9 术前 MRI 示 $L_2 \sim S_1$ 马尾神经沉降征阳性；Capsule 术后内固定位置正常

病例 3

患者沈某，男，59 岁。因"腰痛 2 年，加重伴左下肢疼痛 4 个月"于 2016 年 8 月入住上海长征医院第二脊柱外科。患者于 2 年前无明显诱因出现左侧腰部胀痛，无下肢症状，未予治疗。4 个月前腰痛加重伴左下肢疼痛，以大腿和小腿后侧明显。既往体健，个人史、家族史无特殊。专科检查：步入病房，步态不稳，腰椎活动轻度受限，脊柱各棘突无压痛、叩击痛。双上肢感觉、运动、肌力、反射未见异常。左下肢髂腰肌、股四头肌、股二头肌、半腱肌、半膜肌、胫前肌、左足蹬趾背伸、跖屈肌力 4 级。右下肢肌力 5 级。左侧直腿抬高试验阳性（70°），加强试验阴性。余反射正常，未见异常病理反射。腰椎 MRI 提示：$L_{3/4}$、L_5/S_1 椎间盘膨出，$L_{4/5}$ 椎间盘向后偏右突出，椎间隙狭窄。腰椎多节段神经根沉降征阳性。患者诊断为：腰骶神经弓弦病，腰椎间盘突出症。患者入院后行 Capsule 手术，术后腰腿痛缓解，肌张力恢复（图 19-10）。

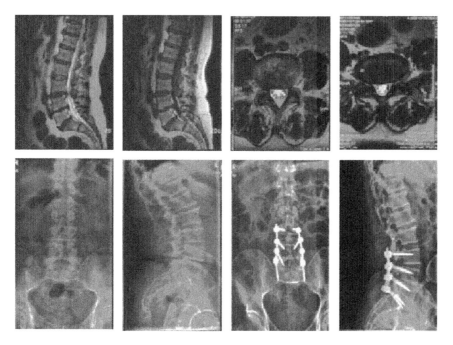

图 19 - 10　术前 MRI 示 L4/5 椎间盘突出,椎间隙狭窄,多个节段马尾神经沉降征阳性;
Capsule 术后内固定位置正常

参 考 文 献

史建刚. 脊柱裂脊髓栓系综合征诊治新概念. 上海:科学技术出版社,2015.

王海波,孙璟川,王元,等. 脊柱均匀短缩脊髓轴性减压术治疗脊髓栓系综合征的疗效分析. 中华医学杂志,2015,95(23).

Ajimsha M S, Daniel B, Chithra S. Effectiveness of myofascial release in the management of chronic low back pain in nursing professionals. J Bodyw Mov Ther, 2014,18(2): 273 - 281.

Bach K, Ahmadian A, Deukmedjian A, et al. Minimally invasive surgical techniques in adult degenerative spinal deformity: a systematic review. ClinOrthopRelat Res, 2014,472(6): 1749 - 1761.

Barz T, Melloh M, Staub L P, et al. Increased intraoperative epidural pressure in lumbar spinal stenosis patients with a positive nerve root sedimentation sign. Eur Spine J, 2014,23(5): 985 - 990.

Barz T, Melloh M, Staub L P, et al. Nerve root sedimentation sign: evaluation of a new radiological sign in lumbar spinal stenosis. Spine (Phila Pa 1976), 2010,35(8): 892 - 897.

Barz T, Staub L P, Melloh M, et al. Clinical validity of the nerve root sedimentation sign in patients with suspected lumbar spinal stenosis. Spine J, 2014,14(4): 667 - 674.

Charosky S, Guigui P, Blamoutier A, et al. Complications and risk factors of primary adult scoliosis surgery: a multicenter study of 306 patients. Spine (Phila Pa 1976), 2012,37(8): 693 - 700.

Cherkin D C, Eisenberg D, Sherman K J, et al. Randomized trial comparing traditional Chinese medical acupuncture, therapeutic massage, and self-care education for chronic low back pain. Arch Intern Med, 2001,161(8): 1081 - 1088.

Cherkin D C, Sherman K J, Kahn J, et al. A comparison of the effects of 2 types of massage and usual care on chronic low back pain: a randomized, controlled trial. Ann Intern Med, 2011,155(1): 1 - 9.

Fazal A, Yoo A, Bendo J A. Does the presence of the nerve root sedimentation sign on MRI correlate with the operative level in patients undergoing posterior lumbar decompression for lumbar stenosis? Spine J, 2013,13(8): 837 - 842.

Fu K M, Smith J S, Polly D W, et al. Morbidity and mortality associated with spinal surgery in children: a review of the Scoliosis Research Society morbidity and mortality database. J Neurosurg Pediatr, 2011,7(1): 37 - 41.

Furlan A D, Giraldo M, Baskwill A, et al. Massage for low-back pain. Cochrane Database Syst Rev, 2015,(9): Cd001929.

Güevenol K, Tüzün Ç, Peker Ö, et al. A comparison of inverted spinal traction and conventional traction in the treatment of lumbar disc herniations. Physiotherapy Theory and Practice, 2000,16(3): 151 - 160.

Letchuman R, Deusinger R H. Comparison of sacrospinalis myoelectric activity and pain levels in patients undergoing static and intermittent lumbar traction. Spine (Phila Pa 1976), 1993,18(10): 1361 - 1365.

Lykissas M G, Aichmair A, Widmann R, et al. Paresis of the L5 nerve root after reduction of low-grade lumbosacral dysplastic spondylolisthesis: a case report. J Pediatr Orthop B, 2014,23(5): 461 - 466.

Mathews J A, Mills S B, Jenkins V M, et al. Back pain and sciatica: controlled trials of manipulation, traction, sclerosant and epidural injections. Br J Rheumatol, 1987,26(6): 416 - 423.

Okuda S, Miyauchi A, Oda T, et al. Surgical complications of posterior lumbar interbody fusion with total facetectomy in 251 patients. J Neurosurg Spine, 2006,4(4): 304 - 309.

Periasamy K, Shah K, Wheelwright E F. Posterior lumbar interbody fusion using cages, combined with instrumented posterolateral fusion: a study of 75 cases. Acta Orthop Belg, 2008,74(2): 240 - 248.

Reames D L, Smith J S, Fu K M, et al. Complications in the surgical treatment of 19, 360 cases of pediatric scoliosis: a review of the Scoliosis Research Society Morbidity and Mortality database. Spine (Phila Pa 1976), 2011,36(18): 1484 - 1491.

Reust P, Chantraine A, Vischer T. Treatment of lumbar sciatica with or without neurological deficit using mechanical traction. A double-blind study. Schweizerischemedizinische Wochenschrift, 1988, 118(8): 271.

Sansur C A, Smith J S, Coe J D, et al. Scoliosis research society morbidity and mortality of adult scoliosis surgery. Spine (Phila Pa 1976), 2011,36(9): E593 - E597.

Sciubba D M, Yurter A, Smith J S, et al. A Comprehensive Review of Complication Rates After Surgery for Adult Deformity: A Reference for Informed Consent. Spine Deform, 2015,3(6): 575 - 594.

Sharma S, Wu C, Andersen T, et al. Prevalence of complications in neuromuscular scoliosis surgery: a literature meta-analysis from the past 15 years. Eur Spine J, 2013,22(6): 1230 - 1249.

Singh A, Kallakuri S, Chen C, et al. Structural and functional changes in nerve roots due to tension at various strains and strain rates: an in-vivo study. J Neurotrauma, 2009,26(4): 627 - 640.

Singh A，Lu Y，Chen C，et al. Mechanical properties of spinal nerve roots subjected to tension at different strain rates. J Biomech，2006,39(9)：1669 – 1676.

Taher F，Hughes A P，Lebl D R，et al. Contralateral motor deficits after lateral lumbar interbodyfusion. Spine (Phila Pa 1976)，2013,38(22)：1959 – 1963.

Tomkins-Lane C C，Quint D J，Gabriel S，et al. Nerve root sedimentation sign for the diagnosis of lumbar spinal stenosis：reliability，sensitivity，and specificity. Spine (Phila Pa 1976)，2013,38(24)：E1554 – E1560.

Tu A，Steinbok P. Occult tethered cord syndrome：a review. Childs NervSyst，2013,29(9)：1635 – 1640.

Warder D E，Oakes W J. Tethered cord syndrome and the conus in a normal position. Neurosurgery，1993,33(3)：374 – 378.

Weber H，Ljunggren A E，Walker L. Traction therapy in patients with herniated lumbar intervertebral discs. J Oslo City Hosp，1984,34(7 – 8)：61 – 70.

Wegner I，Widyahening I S，van Tulder M W，et al. Traction for low-back pain with or without sciatica. Cochrane Database Syst Rev，2013,(8)：Cd003010.

Zhang L，Chen R，Xie P，et al. Diagnostic value of the nerve root sedimentation sign，a radiological sign using magnetic resonance imaging，for detecting lumbar spinal stenosis：a meta-analysis. Skeletal Radiol，2015,44(4)：519 – 527.

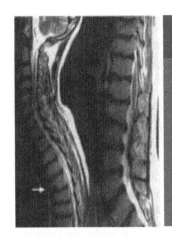

第20章
椎间盘发育异常

单纯椎间盘发育异常发病率较少,一般常合并其他骨关节发育不良。晚发型脊椎骨骺发育不良伴进行性骨关节病(spondyloepiphyseal dysplasia tarda with progressive arthropathy, SEDT-PA)是一种主要累及关节软骨的常染色体隐性遗传病。其主要病例特征为进行性关节末端膨大、僵硬和关节间隙变窄,临床十分罕见,每一百万人中有 1~4 人发病。脊椎骨骺发育不良根据发病时间可分为先天型或晚发型,先天型为常染色体显性遗传疾病,患者出生后即发病;晚发型脊椎骨骺发育不良通常在 5 岁以后出现症状,遗传方式包括 X 染色体隐性遗传(仅男性发病)或常染色体显性及隐性发病(男女均可发病)。晚发型脊椎骨骺发育不良又称儿童进行性假类风湿关节病。其最早于 1982 年由 Wynne Davies 等最先报道。临床特点表现为发病年龄为 5~12 岁,男女发病率相同,短躯干侏儒。近来新发现一种 *ACAN* 基因杂合突变导致的常染色体显性遗传侏儒症患者,以身材短小、骨龄超前、骨关节炎和椎间盘发育异常为主要临床特点。由于椎间盘发育不良报道较少,因此,本章节主要以 SEDT-PA 和 *ACAN* 基因突变侏儒症展开介绍。

20.1 病 理 病 因

在胚胎第 10 周,生骨节是离节间动脉血液供应最远的部分,仍保持未分化状态。生骨节的致密区向头端发展,形成软骨盘和纤维环的原基。原始椎间盘是被称为"椎间盘膜"的膜性结构,围绕椎体原基。在后期这些膜性结构形成脊柱的前纵韧带、外纵韧带和后侧纵韧带。当椎间盘出现时,索周鞘腹、背侧的延伸部分将真正的椎体原基分为左右两半。

脊索在间充质期为一实质性条索。当受到持续压力,并且压力超过软骨源性椎体的生长能力时,脊索则由软骨源椎体内压到生骨节致密区间的生骨节间隙。在胚胎第 7～8 周,椎体中心的软骨细胞被间充质所包绕。前、后纵韧带发育后,前纵韧带牢固地固定于软骨椎体上,而后纵韧带不附着于椎体的后面,固定于椎间盘纤维环上。当进行软骨化时,脊索细胞在椎体内不断地移位到椎间盘组织内。此时,脊索组织被未进行软骨化细胞的致密部包绕,并由此而形成真正的纤维环。同时脊索细胞内发生不同程度黏液退变和增生,在此形成髓核。脊索组织在不断迁移时,纤维环亦增大。索周鞘本身仍在软骨源椎体的中心区,成为黏液状条(图 20-1)。

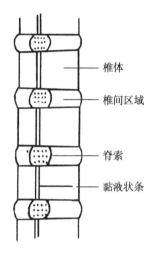

图 20-1　椎间盘发育示意图

　　椎间盘的发育比较复杂,椎间盘由两个不同部分组成。椎间盘中心区域由脊索细胞组成。随着椎体内脊索的闭合,脊索细胞从椎体迁移到椎间隙。此时椎间的脊索细胞逐渐增多。胚胎第 18 周的椎间盘组织较胚胎第 7.5 周整个脊索组织为多。以后脊索组织黏液退变,至出生时遗留为髓核的主要来源。椎间盘的另一部分即周围部分,由脊柱节段下端上部的细胞构成。这些细胞形成纤维环,并且在胚胎第 10 周已分化为梭形的成纤维细胞。这些细胞排列在发育中的髓核周围,其中间部分连于上下软骨性椎体间。由于髓核向外扩张,纤维环向四周膨出。胚胎第 18 周髓核继续增大,由于脊索细胞的增殖,纤维软骨纤维环分化明显,并初步显示出分层结构。纤维软骨从纤维环的内层向中心生长,构成髓核的纤维性部分。在出生后,这些纤维成分是髓核生长的主要来源。由此核减,髓核有两个起源:一个是脊索组织,二是纤维环的内层。前者是出生前髓核的主要来源,后者是出生后髓核的主要来源。这种髓核的双重来源,说明成人的髓核和纤维环之间为何缺乏清晰的界线。纤维环最外层与椎体或纵行韧带相连,而内层呈分层状。髓核在胎儿后期及婴儿时期生长很快,在髓核内有大量黏液间质,内有成簇、成束的脊索细胞组成。髓核的形态和在椎间盘中的位置因年龄而有不同。在新生儿时 $L_{4/5}$ 髓核呈楔形,尖端向前,底端向后;2 岁时髓核位于椎间盘中央偏前,4～8 岁时髓核又移位于中心,呈球形或椭圆形。此时脊索细胞消失,髓核逐渐成为一个软而细胞较少的纤维软骨。婴儿髓核呈胶冻状,易从椎间盘挤出,在较大的儿童,髓核被局限于椎间盘内而不易变形。

髓核的发育过程中,当脊索细胞消失后,髓核的生长主要靠纤维成分的增殖。4 岁儿童髓核的纤维成分明显并有软骨发育。在胚胎早期,血管进入到椎间盘内。约在胚胎第 3 个月,血管行径与脊索平行,其他来自骨膜的血管也进入软骨,但不进入椎体骨化中央带。这些血管沿着椎体缘进入椎间盘,每隔一定距离朝髓核方向发出细支。这些呈放射状排列的血管,与椎体的生长骺盘呈锯齿状外形有关。生长期儿童椎体亦可因血管面表现为凹陷状。沿着椎体边缘的血管可出现钙化带和骨化中心,后者在后期融合为骺环。出生后不久,椎间盘内的血管退变,至 18~25 岁大多数血管实际上已消失。椎体内的血管穿透软骨盘后与来自骨膜的血管形成吻合弓。血管穿透软骨盘所留下的空隙可使软骨盘软骨骨化。在血管完全退变时,这些软骨钙化环可由瘢痕组织或钙化所替代。

在椎间盘发育过程中,不同椎体及不同年龄的发育速度不同。Taylor(1970)测量了 56 个胸椎体和椎间盘的高度及 183 个 L_1 椎体及椎间盘高度。测定椎体及椎间盘的年龄范围为胚胎 24 周~14 岁。编者发现 T_8 和 L_1 生长曲线基本相似。但胸椎间盘的高度,从生后 6 个月~8 岁无明显增加,而腰椎间盘高度在 2 岁前增长缓慢。

椎间盘在 2~7 岁发育较快,并且椎体开始出现双凹现象。卧床不起的患者椎体生长慢,也不出现双凹现象,椎间隙几乎比正常窄一半。2 岁前椎间盘的横径生长较快,2 岁后矢状径生长较快。3~4 岁 L_1~L_5 椎间盘生长率尤其快速,椎间盘的生长速度无性别差异。

SEDT-PA 是一种罕见的由 Wnt-1 诱导的信号通路蛋白 3 基因(Wnt-induced singaling pathway protein 3,WISP3)突变导致的常染色体隐性软骨发育不良疾病。其基本病变为持续的软骨丢失和骨破坏,普遍认为其发病与 WISP3 等位基因或杂合基因的缺失、替代、插入、错义等与基因突变有关。6q22 染色体遗传异常亦可能发挥一定作用。但是其潜在的致病机制并不清楚。

最近通过外显子测序发现,在特发性侏儒症患者家系中存在 ACAN 基因杂合突变,导致患者出现常染色体显性遗传侏儒症。ACAN 突变与早发骨性关节炎相关,并且可能与骨和软骨发育异常相关。ACAN 编码聚集蛋白聚糖(aggrecan),这是一种细胞外基质重要的蛋白多糖,对维持软骨生长板结构和功能具有重要作用。aggrecan 核心蛋白包括中间巨大分子量的黏多糖(glycosaminoglycan,GAG),侧翼有两个 N 端和一个 C 端球形蛋白结构域(G1~G3,图 20-2)。G1 和透明质酸衍生物与软骨交联蛋白相互作用,形成巨大的蛋白多糖。G2 是进化保守的蛋白区域,然而生物学功能尚不清楚。G3 含有凝集素结合区域,可以和其他细胞外基质蛋白多糖相互作用,如黏合素和纤蛋白。

椎间盘的厚度为椎体的 20%~33%,髓核位于椎间盘中央位置,占椎间盘横截面积的 30%~50%,髓核本身含水量达 70%~90%,在出生时最高,随着年龄而逐渐向下递减。在下腰段,髓核位置偏向于椎间盘后方。椎间盘的纤维环是胶原纤维所形成的同心环层状结构,纤维环分层结构与终板之间成 30°角交叉,附着于骺环,以增加脊椎结构的稳定性。椎间盘上下是软骨终板,位于椎体及椎间盘髓核之间。

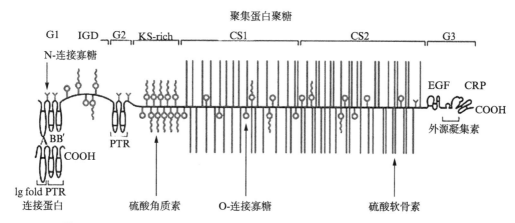

图 20-2 aggrecan 蛋白结构模式图(引自 Hardingham TE and Fosang AJ,1992)

椎间盘可分成髓核和纤维环两部分。中央由富含水分的糖胺多糖构成髓核,纤维环由胶原纤维上下垂直交叉构成。由于其构造的关系,对扭矩及弯矩的抵抗力最好。髓核借内部水分及电解质钠钾离子浓度上的调整,使其成为一个抵抗压力的良好结构。髓核受压时,可以均匀地传递压力至纤维环内层,再传至纤维环外层,纤维坏承受张力,使得椎间盘可以承受压力。当纤维环外层重复受压力时,椎间盘将因内部液体流动而降低其对屈曲与剪力的抵抗。人类在每天的活动中,椎间盘的高度及体积大约减少 20%。其主要是由于髓核液体的流出及纤维环中之胶原纤维的黏弹蠕变(viscoelastic creep)所致,所以正常人当晚上获得充分的休息时便可以恢复椎间盘的高度。

椎间盘的形状影响脊柱继发弧度的构成。不同部位的椎间盘厚度不一,即使在同一椎间盘,其厚度也不同。Taylor 测定了腰椎间盘高度,成年人平均腰椎间盘厚度为 9 mm(表 20-1)。

表 20-1 不同年龄段椎间盘高度变化

年龄(岁)	高度(mm)	年龄(岁)	高度(mm)	年龄(岁)	高度(mm)
1	3.5~4.5	5	6~8	11	8.5~11
2	4~6	6	7~10	12	9~11
3	5~7	7~9	7~11	13	9.5~12
4	6~8	10	8~11	成人	9

由于颈椎和腰椎的椎间盘前厚后薄,因而构成颈椎和腰椎的生理前凸。胸椎椎间盘近乎同一厚度,由于胸椎椎体本身的形状,使胸椎呈生理后凸。腰骶角受 L_5 椎体和 $L_5 \sim S_1$ 椎间盘影响,并因个体和男女性别而异。此外,椎间盘前面较后面明显增厚甚至前面椎间隙较后面椎间隙宽 2.5 倍。腰骶角增大超过 60°以上,称水平骶椎。

总的椎间盘厚度占骶椎以上脊椎长度的 25%。腰椎间盘所占的脊椎长度远比胸椎的椎间盘大,这使得脊柱的颈、腰段更易弯曲和扭转。脊柱腰段的长度占骶椎以上脊柱长度的1/3,而其中腰椎间盘又占脊柱腰段长度的30％~36％,而颈椎间盘占脊柱颈段的20％~24％。胸椎间盘占脊柱胸段的18％~24％。这种椎间盘的形态不仅关系到脊柱的继发弧度,也直接影响到人体坐、立位的姿势和功能运动。

20.2 临 床 表 现

SEDT-PA多在3~8岁发病,男女发病相仿,典型临床表现为生长迟缓、脊柱畸形、步态异常、对称性骨骺干骺增大伴进行性多关节病变,四肢关节进行性疼痛、挛缩、屈曲、畸形及活动受限,尤其手指小关节为著。一般无明显诱因,患者久站或劳累后出现下肢酸胀疼痛,逐渐步态蹒跚、行走困难,一般为双下肢同时发病。骨关节病患者身高一般会低于同龄人,可伴有O形腿或X形腿。

一些患者仅有单个椎间盘发育异常,平时查体和影像学检查难以发现异常,仅当腰骶部承重发生变化时出现间歇性腰骶部疼痛。周鹏辉曾报道一例因椎间盘先天发育异常而停飞的飞行员患者。患者为战斗机飞行员,每年体检结果均为健康,甲类身体。然而在第一次飞行训练后,诉腰部剧烈疼痛,难以直腰行走。于体系医院检查发现,患者$L_{4/5}$椎间盘先天性发育不良,伴有蝴蝶椎。

全身关节症状:SEDT-PA以四肢关节对称进行性肿痛、挛缩、屈曲、畸形等为主要临床表现,发病时症状多为近端指间关节胀痛及因膝和髋关节受累出现步态蹒跚,行走困难。病程中最常受累的关节依次为近端指间、髋、肘、膝、腕、肩、踝、足趾等关节。患者无明显诱因出现疼痛、屈伸障碍,一般不伴有晨僵。血清学检查类风湿因子、抗核周因子、抗角蛋白抗体、抗核抗体、抗ENA多肽谱、人类白细胞相关抗原、抗-CCP抗体一般均为阴性。

Alexandra Gkourogianni等通过对20个家系进行外显子测序,发现103例ACAN基因杂合突变侏儒症患者,平均年龄为15岁(1.3~86岁)。几乎所有的先证者(18/20)因为身材矮小在儿童期就诊发现,患者内分泌均正常,除了骨龄较老之外几乎没有其他骨骼发育异常。患者身高较正常人矮两个标准差,男女差别不大,其中有8例伴有面部发育不良、扁平鼻,2例出现额骨肿块。12/20个家庭出现早发骨关节炎,多数患者以膝关节痛为首发症状,一般青春期后开始出现,到20~40岁时关节症状已十分严重。ACAN杂合突变患者中骨关节炎十分常见,成年人发病率为53％,儿童发病率为21％,一般在40岁以前就可确诊。而普通人群中骨关节炎发病率非常低,儿童发病率为0.04％,直到30岁以后发病率逐渐增加,在65岁时可达33％。腰痛是成年患者常见症状,影像学检查提示有椎间盘疾病,症状出现时间一般晚于骨关节炎,在40岁以后发病,一般呈进行性发展,需要手术治疗。其中有两个患者椎间盘症状出现较早,分别在

10 岁和 20 岁后发病。

20.3　影像学检查

单纯椎间盘发育不良患者影像学检查可能无异常发现。行 MRI 检查,仔细阅片可发现椎间盘信号异常。一些患者仅有一个椎间盘发育异常,同时可伴有其他发育异常,如蝴蝶椎、椎体纵裂等。当影像学提示椎体发育异常时,一定要观察有无椎间盘异常。SEDT-PA 的 X 线表现为:椎体普遍压扁,以下胸椎和腰椎最为明显,其中椎体后部上下缘呈"驼峰状"圆隆或"台阶状"改变,部分椎体外形呈"子弹头"或"倒置花瓶样"改变。腰椎 MRI 提示各椎体及椎间盘形态异常,全脊柱椎间盘变薄,T_2WI 信号降低,纤维环与髓核不能分辨,椎体上下角不整齐(图 20 - 3)。同时,可伴有髋关节发育不良,股骨头关节面不规则、密度不均匀,骨盆关节面硬化,骶髂关节和耻骨联合间隙增宽等异常改变。儿童患者可出现骨质疏松,骨化延迟,骨骺发育不良。

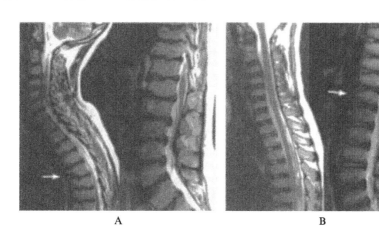

　　　　　　　A　　　　　　　　　　　　　　　　　B

图 20 - 3　SEDT-PA 典型 MRT$_2$WI 表现(引自谭利华,2005)

A. 脊柱后凸增大,$C_{4\sim6}$、L_5 和 S_1 椎体前上部二次骨化中心未骨化,椎体终板呈"台阶状"改变,$T_{3\sim5}$ 及 $T_{9\sim12}$ 椎体前部上下二次骨化中心均未骨化,椎体呈"倒置花瓶样"。全脊柱椎间盘变薄,T_2WI 信号降低,纤维环与髓核不能分辨,胸腰段改变明显;颈段、下胸段及腰段椎间盘不同程度向后突出。
B. 椎体扁平,胸椎与腰椎椎体中后部上下面膨隆,S_1 椎体上终板"台阶状"改变,T_{12}"倒置花瓶样"改变。部分椎间盘髓核与纤维环不能分辨

20.4　诊断与鉴别诊断

SEDT-PA 的诊断主要依靠影像学检查,X 线检查简单方便,适于多部位同时检查,典型的 X 线特征包括脊椎椎体普遍变扁,横径和前后径均增大,椎间隙变窄,前部上下缘凹

陷,椎体中后部平坦无隆起或只有轻度隆起,呈"台阶状"或"倒置花瓶样",晚发型脊椎骨骺发育不良(spondyloepiphyseal dysplasia tarda,SEDT)呈现"驼峰状"凸起。四肢管状骨的骨骺和干骺对称性增大,关节周围软组织无肿胀。骶髂关节和耻骨联合间隙增宽。髋臼窝深而大,股骨头增大,扁而宽,关节面不规整并有囊变,股骨颈粗短,髋关节间隙窄,股骨头可坏死。关节呈退行性改变,关节周围骨质疏松。尽管 X 线平片可显示其病变特点,但 MRI 征象出现更早、更细微、更特异,能发现软骨变性的信号异常与厚薄变化、早期的骨性关节面下小囊变等,在显示椎体形态、椎间盘及椎管等方面优于 X 线,更具有诊断意义。

　　ACAN 杂合突变侏儒症患者诊断要点有:① 患者身材短小,身高、坐高低于同龄人;② 内分泌检查一般正常,骨龄超前;③ 显性遗传,家族多发;④ 早发膝关节炎;⑤ 椎间盘退变出现较早,MRI 提示椎间盘形态异常;⑥ 可合并其他畸形。

　　因为 SEDT-PA 症状酷似幼年特发性关节炎表现(juvenile idiopathic arthritis,JIA),临床上容易被误诊。因此,就两者的鉴别诊断要点做如下总结:① JIA 全身表现可比关节炎表现显著,如发热、皮疹、贫血、心包炎、心肌炎、胸膜炎、肝脾淋巴结肿大、中枢神经系统损害等。② JIA 常有关节肿胀、夜间疼痛加重、晨僵、炎性腰背痛等特点。而 SEDT-PA 无关节周围软组织肿胀、晨僵等。③ 二者实验室检查均缺乏特异性,但 JIA 可有如下变化:白细胞总数升高、轻中度贫血、血小板计数增高、ESR 增快、C 反应蛋白升高、关节滑液呈炎性表现。SEDT-PA 各项实验室检查如血沉、C 反应蛋白、类风湿因子、抗核抗体、电解质、血钙、磷、免疫球蛋白等均无异常;关节镜检查可见软骨发育不良,而滑膜活检并未发现炎性关节炎常见的炎细胞浸润和血管翳的形成。④ JIA 的 X 线表现为关节周围软组织肿胀、关节滑膜增厚、关节腔积液、骨骺过早融合、骨质疏松等,晚期患者可有关节面破坏、软骨间隙变窄。MRI 可以显示骨髓水肿、滑膜增厚、轻度关节面侵蚀等早期炎症表现。SEDT-PA 本身无滑膜炎及其他炎性反应,无骨质侵蚀,骨质疏松更为普遍,关节早发退行性变伴进行性加重。⑤ SEDT-PA 累及脊柱早期常无自觉症状,多在 15 岁之后出现脊柱异常体征,且程度重于年龄<15 岁患者,可有脊柱侧凸、腰椎前凸、胸椎后凸畸形等。JIA 脊柱受累引起的扁平椎及椎间隙狭窄等影像学表现少见。最后,WISP3 基因突变分析可用于证实临床和影像学诊断。

20.5　治疗与预后

　　目前脊椎骨骺发育不良缺少特异性治疗手段,仅能采取对症治疗,合理使用止痛药、物理疗法、抗骨质疏松治疗、加强营养支持及康复治疗。椎间盘发育异常导致的椎间盘退变或椎管狭窄等产生神经症状或改变脊柱力学稳定性,一般可采取椎间盘切除减压融合内固定术进行治疗。但是目前缺少相关临床报道,该病的自然病程和临床预后需要更多研究进行随访报道。

参 考 文 献

谭利华,廖二元,肖恩华,等.晚发型脊椎骨骺发育不良伴进行性关节病的 MRI 研究.中华放射学杂志,2005,39(2):195-197.

张利霞,张莉芸,段锐峰.晚发型脊柱骨骺发育不良伴进行性骨关节病 2 例并文献复习.实用骨科杂志,2009,15(10):795-797.

周鹏辉.腰椎间盘先天性发育不良停飞一例.中华航空航天医学杂志,2006,17(1):17-18.

kourogianni A, Andrew M, Tyzinski L, et al. Clinical characterization of patients with autosomal dominant short stature due to aggrecan mutations. The Journal of clinical endocrinology and metabolism, 2017,102(2):460-469.

Marcos J C, Arturi A S, Babini C, et al. Familial Hydroxyapatite Chondrocalcinosis with Spondyloepiphyseal Dysplasia: Clinical Course and Absence of Genetic Linkage to the Type II Procollagen Gene. Journal of clinical rheumatology: practical reports on rheumatic & musculoskeletal diseases, 1995,1(3):171-178.

Mogle P, Amitai Y, Rotenberg M, et al. Calcification of intervertebral disks in I-cell disease. European journal of pediatrics, 1986,145(3):226-227.

Remes V, Tervahartiala P, Poussa M, et al. Cervical spine in diastrophic dysplasia: an MRI analysis. Journal of pediatric orthopedics, 2000,20(1):48-53.

Sundkvist L. Thanatophoric dysplasia. A report of three cases Acta Pathol Microbiol Immunol Scand A, 1983,91(5):335-341.

Wells T R, Falk R E, Senac M O, et al. Acrocephalospondylosyndactyly—a possible new syndrome: analysis of the vertebral and intervertebral components. Pediatric pathology, 1990,10(1-2):117-131.

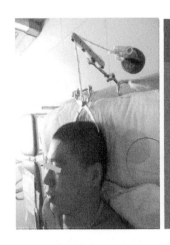

第21章
脊柱脊髓发育性畸形外科手术的麻醉及护理

21.1 手术麻醉

21.1.1 麻醉前准备

实施麻醉前,应该做好充分准备,以保证麻醉顺利实施和患者的安全。麻醉的准备工作包括:麻醉前对患者进行详细的病史回顾和体格检查,确定病情的严重程度;根据病情和手术种类与范围,制订合适的麻醉方案;检查麻醉前用药的医嘱,备好麻醉设备、用具和药品;还要对可能发生的意外和并发症,做好充分的应急。

21.1.1.1 麻醉前访视

麻醉前访视的目的是缓解患者对麻醉和手术的恐惧与焦虑,充分了解病情,以降低围手术期意外和并发症的发生率。其具体步骤包括:① 病史回顾,在进行麻醉前访视时,首先应进行病史回顾,以便对患者的基本情况有一个大概的了解。病史回顾中应特别注意与麻醉安全有关的家族史、既往手术史、麻醉史、用药史、药物过敏史和重要器官疾病史。遇有疑问时,应询问患者加以明确。对实验室检查结果和特殊检查结果也要仔细察阅,以取得如心、肺、肝、肾功能及血液系统功能的明确资料。② 体格检查,在复习完病史后,应对患者进行必要的体检,除对病历中提及的阳性体征进行复查外,重点应放在与麻醉有关的方面,如下颌骨的长短、张口度、颈部的伸展度、牙齿的活动度,及有无义齿、肺呼吸音情况、外周血管情况等。③ 签署知情同意书,就麻醉相关问题对患者进行解释,包括麻醉方法、监护和镇痛治疗。有关麻醉的危险,一般不直接告诉患者,而是向其直系亲属说明。由受委托的家属或患者本人在麻醉知情同意书上签字,表明愿意接受麻醉及对可能发生的意外和并发症表示理解,以使手续合乎法律要求。④ 与手术医生交流,术前应与负责手术的医生交换意见,就有关病情、诊断、拟行手术方案、麻醉选择及术后是否进入 ICU 等达成共识。

21.1.1.2 麻醉前病情判断

麻醉医生通过术前访视,对患者的病情做出判断。目前主要依据美国麻醉医师协会 (American Society of Anesthesiologists,ASA)制订的身体状况分级,来确定患者的术前状况和估计患者耐受麻醉与手术的能力。ASA 分级按病情轻重分为五级,以罗马数字表示(表 21-1)。

表 21-1　ASA 身体状况分级

ASA 分级	评估标准
Ⅰ	正常健康。除局部病变外,无系统性疾病
Ⅱ	有轻度系统性疾病,无功能受限
Ⅲ	有严重系统性疾病,伴有一定的功能受限
Ⅳ	有严重系统性疾病,功能代偿不全,持续威胁生命安全
Ⅴ	濒死患者,无论手术与否,不太可能存活超过 24 h

注:如系急诊手术,在评定级前标注"急"或"E"(emergency),以资区别。

一般而言,ASA Ⅰ、Ⅱ级患者,对麻醉的耐受力良好,麻醉经过通常比较平稳;Ⅲ级患者,接受麻醉存在一定危险,麻醉前应做好充分准备,对麻醉中和术后可能发生的并发症,要积极预防;Ⅳ、Ⅴ级患者的麻醉危险性极大。ASA 身体状况分级对围手术期非心脏性死亡的预测是一个良好指标,适用于围手术期死亡率的评估。ASA Ⅰ级围手术期死亡率为 0.06%～0.08%;Ⅱ级 0.27%～0.40%;Ⅲ级 1.82%～4.30%;Ⅳ级 7.80%～23.0%;Ⅴ级 9.40%～50.7%。

21.1.1.3 麻醉前用药

麻醉前用药,亦称术前用药,其目的主要有:① 抑制大脑皮质、皮质下或大脑边缘系统,产生镇静、情绪稳定和遗忘效果。② 提高痛阈,减弱疼痛反应。③ 减轻自主神经应激反应,减弱迷走反射,抑制腺体分泌,保证呼吸道通畅和循环功能稳定。④ 减少麻醉药用量,减轻麻醉药的毒副反应,使得麻醉过程平稳。成人给予术前药的最常用途径为肌内注射,小儿通常经口服给药或经鼻滴注,如咪达唑仑 0.5 mg/kg 口服或 0.2 mg/kg 经鼻滴注,亦可经直肠或肌内注射给药。

麻醉前用药的种类包括:

(1) 镇静催眠药:常用药物有:① 苯巴比妥,100 mg(成人),2～4 mg/kg(小儿),麻醉前 30 min 肌内注射;② 地西泮(安定),0.1～0.2 mg/kg,口服、肌内注射或静脉注射;③ 咪达唑仑,0.1～0.2 mg/kg,肌内注射后 10～15 min 产生镇静效应,30～45 min 产生最大效应,对呼吸和循环无明显影响。

（2）麻醉性镇痛药：目前已经较少应用，疼痛患者由推车移动到手术床之前，静脉注射小剂量芬太尼可迅速产生止痛效应。

（3）抗胆碱能药：常用药物均为 M-胆碱受体阻滞药。① 阿托品：0.01 mg/kg，麻醉前 30 min 肌内注射，其解迷走效应可导致心率增快；② 东莨菪碱：0.3～0.5 mg 肌内注射，抑制腺体分泌和对中枢神经系统的作用强，有明显的镇静效果，与阿托品一样，禁忌用于青光眼患者；③ 格隆溴铵（胃长宁）：对中枢神经系统和眼几乎无作用，抑制腺体分泌作用强于阿托品且作用时间长，可用于青光眼患者；④ 盐酸戊乙奎醚（长托宁）：其中枢和外周抗胆碱作用均明显强于阿托品，对心脏无明显影响，不出现心率增快，适用于甲亢、心功能不全、房颤患者及小儿、老年人，常用量为 0.01～0.02 mg/kg。

（4）胃内容物调整药：甲氧氯普胺，不仅可排空胃内容物，同时可增加食管括约肌下端压力，常与雷尼替丁、法莫替丁一起用于饱胃患者以预防误吸。

（5）其他药物：如可乐定等。

根据近年来提出的加速康复外科（ERAS）的指南要求，对于 60 岁以上的老年患者，不建议术前使用苯二氮䓬类镇静药，包括地西泮、咪达唑仑，以减少术后谵妄的发生。房颤、高血压的患者，术前不用阿托品，以避免发生快房颤和高血压。

21.1.2 麻醉方法

脊柱脊髓发育性畸形疾病的外科矫形手术，通常需要涉及多个节段的椎体和椎间盘，在部分患者需要同时进行截骨和椎间融合术，手术范围大，时间长，失血多，通常采用全身麻醉。全身麻醉包括吸入全身麻醉、静脉全身麻醉及静吸复合全身麻醉，麻醉医生可根据患者的具体情况、自身的临床经验和技术水平、医院的设备条件，选择合适的全身麻醉方法。

21.1.2.1 吸入全身麻醉

目前临床常用的吸入全身麻醉药物包括：

（1）氧化亚氮（nitrous oxide）：亦称为笑气（N_2O），是麻醉作用很弱的气体麻醉药。最低肺泡有效浓度，（minimal alveolar concentration，MAC）值为 104，血/气分配系数为0.47。临床上应与其他吸入麻醉药物合用。其对循环、呼吸影响小，有增高颅内压作用。N_2O 可使体内含气腔隙增大，因此禁用于肠梗阻、气胸、气脑造影等情况。此外，还应注意有可能造成弥散性缺氧（diffusion hypoxia）的危险。

（2）异氟烷（isoflurane）：MAC 值为 1.15，血/气分配系数为 1.4。异氟烷体内代谢率低，对心脏抑制轻，对中枢神经系统和肝、肾功能均无明显影响。其缺点是嗅味不佳、不适于小儿诱导。此外，对异氟烷是否会引起"冠脉窃血"现象仍有争议。

（3）七氟烷（sevoflurane）：MAC 值为 1.71，血/气分配系数为 0.63。该药诱导快、苏醒快；具有芳香味，对呼吸道无刺激作用，面罩诱导易于接受；可使支气管扩张，气道分泌物减少，适用于哮喘患者；对心肌抑制亦轻，血流动力学稳定。值得注意的是，七氟烷在高温下可与钠石灰发生反应，产生少量的化合物 A（compound A，五氟异丙烯甲氟醚

PIFE），可用钡石灰代替钠石灰，以减少有害代谢产物的生成。根据现有的临床资料，无论是肾功正常还是肾功有改变的患者，吸入七氟烷麻醉均未发现有肾功能损害。

（4）地氟烷（desflurane）：MAC 值为 6.0，血/气分配系数为 0.42。由于地氟烷的组织溶解度低，具有麻醉诱导快、苏醒快、对循环功能影响小及体内代谢极低等特点，对于门诊、小儿及心脏手术的麻醉极为有利。其缺点是不能使用标准的蒸发器，需用带电子装置的特殊蒸发器。另外，其嗅味亦不佳，对呼吸道刺激强，不适用于小儿经面罩诱导。

吸入麻醉药的 MAC 是指 50% 的患者对切皮时的刺激无肢体活动反应时的吸入麻醉药肺泡气浓度，用来反映吸入麻醉药的麻醉效能。95% 麻醉有效剂量（AD_{95}），是指 95% 的患者对切皮时的刺激无肢体活动反应时的吸入麻醉药肺泡气浓度，临床实施单纯吸入麻醉时多半维持于此浓度，约相当于 1.3MAC。血/气分配系数是指吸入麻醉药在两个物相（血/气）中达到平衡时的溶解度比值。例如，肺泡内麻醉药溶解度为 80 Vol%，血中麻醉药溶解度为 40 Vol%，则血/气分配系数为 40/80，即 0.5。吸入麻醉药在血中溶解度越低，即血/气分配系数越小，该药的可控性越好，诱导和苏醒的速度越快。常用吸入麻醉药的血/气分配系数、MAC 及 AD95 见表 21-2。

表 21-2 常用吸入麻醉药的血/气分配系数、MAC 及 AD_{95}

吸入麻醉药	血/气分配系数	MAC/vol/%	AD_{95}/vol/%
氧化亚氮	0.47	104	135
异氟烷	1.4	1.15	1.51
七氟烷	0.63	1.71	2.22
地氟烷	0.42	6.0	7.8

目前临床使用的吸入麻醉技术，主要是经面罩吸入诱导和维持及静脉麻醉诱导后经气管插管和麻醉机吸入维持。低流量吸入麻醉是目前最为常用的吸入全身麻醉方法，设置新鲜氧流量 1～2 L/min，具有实施方便、便于调节麻醉深度、不易发生缺氧等优点。

21.1.2.2 静脉全身麻醉

经静脉注射麻醉药产生全身麻醉的方法，称静脉全身麻醉。与吸入麻醉相比较，静脉麻醉具有诱导迅速、对呼吸道无刺激、无环境污染、患者较舒适等优点。

丙泊酚（propofol），即异丙酚，是当今最常用的静脉麻醉药物。丙泊酚具有起效快、血浆清除率高、血药浓度降低快、适合连续输注给药的特点。麻醉后苏醒迅速、平稳、无精神症状，极少引起术后恶心呕吐，被广泛应用全身麻醉诱导、维持和静脉靶控输注麻醉（target controlled infusion，TCI）。它对心血管系统有一定的抑制作用，与患者年龄和注射速度有关，其主要表现为低血压，注射量多或注速快时，可有短暂性呼吸抑制，对肝肾功能无影响。

丙泊酚麻醉诱导采用静脉注射 1～2 mg/kg。丙泊酚的药代动力学特点使其静脉用药的可控性较好,在连续输注 8 h 后,其时量相关半衰期(context-sensitive half-time)小于 40 min。丙泊酚可用于靶控输注麻醉,丙泊酚靶控输注麻醉使麻醉从诱导、维持到苏醒成为一个连续过程,且操作简单,易于调控。

丙泊酚靶控输注麻醉可分为血浆浓度和效应室浓度两种靶控方法。采用效应室靶浓度输注丙泊酚时,有一过性的血药浓度峰值明显高于效应室浓度设定值的"超射"现象,容易引起低血压等不良反应。采用血浆靶浓度输注丙泊酚,虽然麻醉起效略缓慢,但诱导平稳,推荐以血浆浓度靶控输注丙泊酚。

对于 ASA I~II级的成年患者,单纯丙泊酚诱导时血浆靶浓度一般设定为 4~6 μg/mL,复合用药诱导时丙泊酚血浆靶浓度可设定为 3~3.5 μg/mL。待患者意识消失后丙泊酚血浆靶浓度降至 2.5~3.5 μg/mL。麻醉维持期丙泊酚的血浆靶浓度为 3~6 μg/mL,并应该联合应用阿片类药物。复合丙泊酚血浆靶浓度 3 μg/mL 时,瑞芬太尼抑制成人气管插管反应的半数有效血浆靶控浓度(Cp50)为 2.6 ng/mL,推荐麻醉诱导时应用丙泊酚血浆靶浓度 3 μg/mL 复合 2 倍 Cp50 的瑞芬太尼输注,以安全、有效地控制气管插管反应。丙泊酚靶浓度 1.5~3.5 μg/mL 时,使成年患者对疼痛刺激无反应时的瑞芬太尼 EC50 范围是 2.2~4.4 ng/mL,EC95 范围是 2.3~6.0 ng/mL。

ASA III~IV级成年患者麻醉诱导和维持时丙泊酚的血浆靶浓度应该酌减,建议采用"分步靶控输注麻醉"的方法给药:

(1) 降低初始血浆靶浓度(如 1 μg/mL)。

(2) 每隔 1~2 min 增加血浆靶浓度 0.5~1 μg/mL,直至患者意识消失后行气管内插管。

(3) 诱导过程要密切观察和维持血流动力学平稳。

(4) 代偿期的肝肾功能不全患者,丙泊酚的半衰期和清除率与肝功能正常者相似。

术毕将丙泊酚血浆靶浓度降至 1~1.5 μg/mL,在此适度镇静的条件下,当患者循环稳定、自主呼吸恢复满意、呼吸道保护性反射恢复时即可行气管拔管。气管拔管后停止丙泊酚靶控输注麻醉,注意保持呼吸道通畅,直至患者意识恢复。

肥胖患者应用丙泊酚靶控输注麻醉时建议输入体重修正值,体重修正值＝理想体重(IBW)＋[0.4×(实际体重－IBW)]。

在控制实际麻醉深度方面,靶控输注麻醉要好于传统人工控制方法,用药量较传统人工控制方法减少,苏醒速度也快于传统方法。如果能结合新的麻醉监测技术,如脑电双频指数和心率变异指数等来进行反馈控制,则能使全身麻醉更为安全、平稳。

21.1.2.3 静脉-吸入复合全身麻醉

从目前临床实际情况来看,静脉-吸入复合麻醉仍然是麻醉的主流。以静脉麻醉为诱导、以吸入麻醉来维持,再以静脉麻醉来获得平稳的苏醒,即所谓"三明治"麻醉法,已被证明可以用最低的经济代价换来最佳的麻醉效果。

21.1.3　麻醉实施与术中管理

脊柱脊髓发育性畸形的患者,往往会伴有神经肌肉疾病,给麻醉的实施造成特别的困难和风险,如困难气道和恶性高热等,需要引起警惕。

21.1.3.1　麻醉诱导

麻醉诱导宜采用静脉诱导,常用方案有丙泊酚静脉注射($1\sim2$ mg/kg)或丙泊酚静脉靶控诱导($3\sim4$ μg/mL),咪达唑仑 $0.05\sim0.1$ mg/kg,芬太尼或舒芬太尼,肌松药使用非去极化肌松药,避免使用琥珀胆碱(司可林)。

术前体格检查提示可能存在困难气道的患者,应事先备好可视喉镜和纤维支气管镜。对于枕颈脱位、颈椎不稳、张口受限的患者,可采取清醒状态下纤维支气管镜插管,事先应做好充分的表面麻醉。颈后路手术的患者及预计术后需要保留气管插管的患者,建议采用经鼻气管插管,以便于气管导管的固定,防止导管脱出。

21.1.3.2　麻醉维持

为避免发生恶性高热,对于脊柱脊髓发育性畸形的患者,宜选择全静脉麻醉,可以采用丙泊酚复合瑞芬太尼静脉麻醉,包括丙泊酚复合瑞芬太尼静脉靶控输注麻醉。术中按需使用芬太尼和非去极化肌松药。术中应加强监测,尤其是呼气末二氧化碳监测和体温监测,以便及时发现恶性高热。

恶性高热(malignant hyperthermia,MH)是目前所知的唯一可由常规麻醉用药引起围手术期死亡的恶性事件。恶性高热是一种常染色体显性遗传疾病,易感者在全身麻醉过程中接触挥发性吸入麻醉药(如氟烷、安氟醚、异氟醚等)和去极化肌松药(琥珀胆碱)后,骨骼肌细胞内的肌质网过度释放钙离子,导致了高代谢亢奋状态,体温持续快速增高,同时产生大量乳酸和二氧化碳,出现酸中毒、低氧血症、高血钾、心律失常等一系列变化,最终可导致患者死亡。半数患者的术前家族史可发现曾有麻醉的意外死亡或麻醉期间体温的异常升高。50%的易感性来源于位于第 19 号染色体的骨骼肌 RYR1 的基因突变,另50%的易感性与核心疾病(center core disease)、肌肉疾病及多种基因突变有关。恶性高热患者手术前常患肌肉病变,如先天性骨骼肌畸形,肌力不平衡导致的脊柱侧弯、前凸和后凸、斜视、上眼睑下垂、肌肉发育不良或萎缩等。骨科、神经外科、耳鼻喉及颌面外科手术中恶性高热发病率较高。儿童恶性高热发病率(1/15 000)明显高于成人(1/50 000),儿童好发年龄多在 10 岁以下,男性多于女性。恶性高热发作突然,如果不能及时诊断、不能立即静脉注射特效拮抗药丹曲林、不用冰块加冷生理盐水物理降温,患者就会出现肌蛋白溶解、血钾升高、心律失常,进一步发展导致脑水肿、弥散性血管内凝血、肾衰竭及心力衰竭,最终死亡。

咖啡因氟烷离体骨骼肌收缩试验是目前筛查及诊断恶性高热的金标准。对有(怀疑有)恶性高热家族史的患者,应尽可能地通过肌肉活检进行咖啡因氟烷收缩试验明确诊断,以指导麻醉用药及麻醉方案的制订。

21.1.3.3 术中监测与管理

随着医学电子技术的进步,越来越多的呼吸、循环、代谢等生物体内变化的信息,可借助监测仪获得。从医疗的角度出发,所有的仪器及计算机都是医生的工具,监测获得的信息,都必须经过麻醉医生的综合分析判断,才能明确这些信息的准确意义。脊柱脊髓发育性畸形患者矫形手术的术中监测包括:

(1)呼气末二氧化碳监测:目前临床使用的一系列二氧化碳监测仪,主要是根据红外线原理、质谱原理、拉曼原理和光声光谱原理而设计,用以测定呼气末二氧化碳分压,据此可监测和调节术中机械通气量。通过呼气末二氧化碳曲线的动态观察,可及时发现全身麻醉过程中的异常情况,如通气管路漏气、恶性高热、肺栓塞等,大大降低麻醉意外的发生。

(2)体温监测:正常范围内的体温是维持正常的生理代谢所必需的条件。体温监测可及时发现麻醉中的体温变化,有利于早期发现恶性高热、甲状腺危象等紧急情况,并可间接地反映机体的代谢、氧耗和末梢循环状况,对危重患者预后的判断也有一定的指示意义。应该避免术中发生低体温,低体温可导致凝血功能障碍,使得术中失血量增加,也可造成术后苏醒延迟,增加术后感染的发生率。体温监测包括体表温、鼻咽温、鼓膜温、深部体温(直肠温、膀胱温、食管温)和血温等。

(3)有创动脉血压:能直接、持续、动态地观察血压的变化,结合心电监测,不仅可及时发现心律失常对血流动力学的影响,而且有助于鉴别出由于电凝器或患者体动干扰所显示的假性心律失常,还可借助动脉内的留置管采集血样,进行血气分析及其他有关检查。对大手术、危重患者或术中预计失血输血量多的患者,术中应进行有创动脉血压监测。

(4)心输出量监测:术中心输出量(CO)监测,可以及时评价心脏功能和指导术中容量治疗。常用的心输出量监测的方法有 Swan-Ganz 漂浮导管(PAC)、脉搏指示连续心输出量监测(pulse-induced contour cardiac output,PiCCO)、FloTrac/Vigileo 系统、LiDCO等。与传统的 PAC 相比,FloTrac/Vigileo 在微创性上具有明显优势,FloTrac/Vigileo 避免了中心静脉穿刺可能造成的感染、气胸等并发症,通过一个动脉导管便可得到患者的血流动力学参数。而且,Flotrac/Vigileo 系统无须人工校准,因此在操作上方法更加简单,得到参数方式更加便捷。每搏量变异指数(SVV)是应用 FloTrac/Vigileo 系统监测循环相关指标中的一项重要指标。SVV 通过(SVmax-SVmin)/SVmean 计算得到,在反映患者前负荷状态的同时,还可及时、准确地反映液体治疗反应,成为功能性血流动力学监测的重要指标之一。

(5)脑电双频谱指数(bispectral,BIS):是一种监测麻醉深度的方法。脑电双频谱指数是应用非线性相位锁定原理对原始 EEG 波形进行分析处理的一种方法,在功率谱分析的基础上又加入了相关函数谱的分析,既测定 EEG 的线性成分(频率和功率),又分析 EEG 成分波之间的非线性关系(位相和谐波)。脑电双频谱指数能够同步、定量地反映患者镇静程度的变化。脑电双频谱指数对于研究麻醉药物的药效学及术中指导合理用药、提高临床麻醉的质量具有重要的意义,尤其是在静脉靶控输注麻醉(丙泊酚靶控输注麻醉)时。

脑电双频谱指数是一个无量纲的简单变量,范围为 0~100。100 和 0 分别代表完全清醒状态和完全无脑电活动的状态,通常认为脑电双频谱指数值在 65~85 时,患者处于睡眠状态;在 40~60 时,处于全身麻醉状态;脑电双频谱指数在 40 以下时,大脑皮质处于暴发性抑制状态(过度抑制状态)。脑电双频谱指数有助于指导合理用药,减少患者术中知晓,提高术后苏醒质量,缩短复苏时间。

(6)诱发电位监测:脊柱脊髓发育性畸形患者术中应常规进行神经电生理监测,包括体感诱发电位和运动诱发电位。

体感诱发电位在一定程度上反映了躯体感觉神经传入通路、脑干网状结构及脑皮层的功能状态,是目前脊柱外科手术中脊髓和神经根功能监测的主要手段。通过术中体感诱发电位的监测可发现全身麻醉状态下无意识患者的神经功能改变,及时纠正治疗行为,避免造成神经系统永久性损害。

可把全身麻醉诱导后患者处于手术体位时所获得的基准电位作为基线,体感诱发电位预警值设定为波幅降低 50%、潜伏期延长 10%。近来也有学者以暴露至椎板时检测到的波幅及潜伏期作为预警基线,将体感诱发电位波幅值较基线下降 50% 或潜伏期时间延长 10% 作为"报警"阈值。应注意排除麻醉、血压、体温和体动等因素对体感诱发电位的影响。体感诱发电位的不足之处在于即使术中有正常的体感诱发电位反应波形,也并不能保证术后有正常的运动功能,即所谓运动功能假阴性。另外,体感诱发电位术中监测叠加时间较长、信号较小,有一定的变异性,经常不能反映即刻脊髓功能状态。

运动诱发电位是一项针对运动神经系统功能的神经电生理学检查方法,可直接检测脊髓运动传导束功能。运动诱发电位多用于脊髓肿瘤、脊柱畸形矫正等脊髓手术中,监测运动通路的完整性和预测术后运动功能。

运动诱发电位可分为经颅电刺激运动诱发电位(TES-MEP)和经颅磁刺激运动诱发电位(TMS-MEP)。TES-MEP 电刺激时经颅骨产生很高的衰减,所以要产生效果必须使用高电压(750 V 以上),清醒患者会伴有强烈疼痛与不适感,但可用于全身麻醉患者的术中监测。TMS-MEP 由于无痛、无创等优势,被广泛用于门诊患者。

运动诱发电位和体感诱发电位监测技术联合应用可以提供安全性极高的运动和感觉系统的特异性监测,有利于避免"假阴性/假阳性"结果及术后神经功能障碍的发生。

(7)其他术中注意事项:脊柱脊髓发育性畸形患者的矫形手术,手术时间长,创面大,失血量多。在术前备好用血手续的同时,应积极开展自体血液回收技术,以节约用血,减少输注异体血带来的相关不良反应。术中应常规监测体温,做好保温工作,避免发生低体温,同时也可及时发现体温异常升高并进行及时诊断和处理。

21.1.4 术后镇痛

迄今为止,尚无任何药物能有效地治疗重度疼痛而又不产生副作用。多模式镇痛是指联合使用作用机制不同的镇痛药物和镇痛方法,由于作用机制不同而互补,镇痛作用相加或协同,同时每种药物的剂量减小,副作用相应降低,从而达到最大的效应/副作用比,是目前最常用的术后镇痛方式。

21.1.4.1 镇痛药物的联合应用

镇痛药物的联合应用主要包括:① 阿片类药物或曲马多与对乙酰胺基酚联合。对乙酰胺基酚的每天量为 1.5～2.0 g,可节俭阿片类药物 20%～40%。② 对乙酰胺基酚和非甾体抗炎药(NSAID)联合,两者各使用常规剂量的 1/2,可发挥镇痛协同作用。③ 阿片类或曲马多与 NSAID 联合,在大手术后使用常规剂量的 NSAID 可节俭阿片类药物 20%～50%,尤其是可能达到患者清醒状态下的良好镇痛。术前使用在脑脊液中浓度较高的 COX-2 抑制剂(如帕瑞昔布)可发挥抗炎、抑制中枢和外周敏化作用,并可能降低术后疼痛转化成慢性疼痛的发生率。④ 阿片类药物与局部麻醉药联合用于 PCEA。⑤ 氯胺酮、曲马多、加巴喷丁或普瑞巴林等也可与阿片类药物联合应用,偶尔可使用三种作用机制不同的药物实施多靶点镇痛。

21.1.4.2 镇痛方法的联合应用

镇痛方法的联合应用主要指局部麻醉药切口浸润、区域阻滞或神经干阻滞与全身性镇痛药(NSAID 或曲马多或阿片类)的联合应用。患者镇痛药的需要量明显降低,疼痛评分减低,药物的不良反应发生率低。

对术后疼痛的周围及中枢调节机制的认识导致"预防性镇痛"概念的产生。预防性镇痛指在围手术期采取一系列疼痛治疗措施,防止疼痛的外周和中枢敏感化现象发生,从而预防术后疼痛。预防性镇痛包括使用局部麻醉药浸润伤口、周围和中枢神经阻滞或者使用有效剂量的阿片类药物、非甾体抗炎药或氯胺酮。

对于脊柱脊髓发育性畸形疾病的围手术期疼痛管理,可在手术开始前给予帕瑞昔布,术中使用阿片类药物和对乙酰胺基酚,术后使用阿片类药物静脉自控镇痛(PCA)联合 NSAID 和对乙酰胺基酚,术中和术后也可联合使用右美托咪定协同镇痛和镇静。

21.2 围手术期护理

21.2.1 术前护理

(1) 完成术前各项常规检查。

（2）术前进行床上大小便、深呼吸、腹式呼吸、胸式呼吸及有效咳嗽训练,可预防肺部感染和肺不张等。

（3）按医嘱术前一天给予药敏试验、备血;术前晚不能入睡者,可遵医嘱给予适量安眠镇静药,保证患者的休息。

（4）皮肤准备：清洁皮肤、洗澡;检查有无疖子、毛囊炎等皮肤炎症。

（5）物品准备：便器、腹带。

（6）饮食要求：手术一般术前 12 h 禁食,术前 6 h 禁水,避免在麻醉过程中出现呕吐、误吸而引起窒息或吸入性肺炎等意外。

（7）脊柱畸形外科手术进行石膏床训练和俯卧位练习：术前 3~5 天指导患者练习俯卧位。方法：患者趴在床上,腹部垫一软枕,双臂自然屈曲放于两侧,2~3 次/天,10~20 分/次,逐渐增加到 30~40 分/次。

（8）术晨准备

1）术日晨禁食、水;备皮。

2）术前晚清洁灌肠、术前晨清洁灌肠。不仅可起到清洁肠道、促进肠蠕动的作用,还可以有效预防术后便秘的发生。

3）术前用镇静药：阿托品 0.5 mg 或盐酸东莨菪碱 0.3 mg,苯巴比妥 0.1 g 术前 30 min 肌内注射。

4）嘱患者去手术室前去掉手表、眼镜、饰品等,并交其家属保管,防止丢失。

5）将患者的皮肤情况、物品、影像学资料与手术室接送人员共同清点交接,并在《手术室接送患者交接单》上签名。

6）送手术患者至电梯口,并安慰患者。

（9）心理护理：脊柱脊髓发育性畸形外科手术属于骨科重大手术之一,术前患者往往存在对手术的恐惧心理;且由于病程较长,患者对手术及术后效果心存疑虑。因此,应针对患者的具体情况耐心解释手术的方法、效果及如何进行术前、后配合,使患者增加对疾病认识,消除疑虑、恐惧心理,使其能主动配合手术。

21.2.2　院内训练

21.2.2.1　腹式呼吸方法

（1）以吸鼓呼缩的方法,一手放于胸前,一手放于腹部,胸部尽量保持不动。

（2）吸气时紧闭双唇,经鼻腔缓缓地深吸气,腹部随之隆起。

（3）呼气时口唇稍稍缩小,让气体经过口腔慢慢吹出,上腹部慢慢下陷。

（4）方式：每天 4~5 次,每次 10 min,每分呼吸 8~10 次,呼吸尽量深而慢(图 21-1)。

21.2.2.2　胸式呼吸训练

（1）取仰卧位或坐位,将手贴于胸廓。

（2）呼气末用手轻压胸廓,吸气时,有意鼓起胸部,同时尽量使腹部在呼吸过程中保持静止。

(3) 2～3 次/天,每次 15 min(图 21 - 2)。

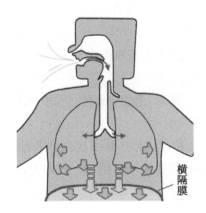

图 21 - 1　腹式呼吸图片

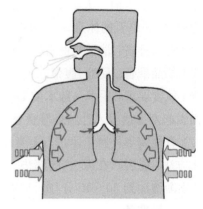

图 21 - 2　胸式呼吸图片

21.2.2.3　有效咳嗽训练

(1) 坐在床上,上身微向前倾。

(2) 采用横膈呼吸,口微开,深吸气,再以两次短促的呼吸,呼出所有气体,然后维持嘴微张,快速吸一口气再用力咳嗽一两次,把痰液咳出来。

(3) 如无痰者做两次短而有力的咳嗽,做完咳嗽后休息,每次咳嗽次数不宜过多。根据患者的体力情况,一般每次咳嗽 2～3 次,每天练习 4～5 次。

21.2.2.4　深呼吸训练

嘱患者取舒适体位,将双手放于腹部,先快速呼出肺内空气,然后闭嘴缓慢地用鼻深吸气,使放于腹部的手因吸入气而抬起,吸至不能再吸时稍屏气 2～3 s,然后 3 s,然后嘴呈吹口哨状,缓慢呼气。使放于腹部的手因呼气而凹下,收缩腹肌,使气呼尽,吸气与呼气之比为 1：2 以上。

21.2.2.5　俯卧位训练

人体俯卧位将会对肺部通气产生影响,形成机械性通气功能障碍而影响手术的进行,特别是体形肥胖、有慢性支气管炎、肺气肿等肺部疾患及高龄患者,以上情况将会更明显。所以术前必须加强体位锻炼以适应手术需求。方法:在石膏床使用前患者可先俯卧在床上,胸部垫一枕头或被子,双手臂伸直放在身体两侧,额部下方用一小枕头垫起以支撑头部,注意保持呼吸通畅,避免将口鼻捂住。最初每次训练 20～30 min,以后逐渐增加,直至 2～3 h。对于颈后路手术患者,应配以石膏床进行俯卧位训练(图 21 - 3)。

21.2.2.6　石膏床训练

患者俯卧于石膏床上,两手平放于身体两侧,额部垫一薄枕,注意不要将口鼻捂在枕头上,以免影响呼吸。每天锻炼 2～3 次,从 30 min 开始直至 2～3 h(图 21 - 4)。

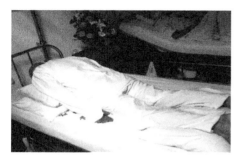

图 21-3 男性颈椎病的患者俯卧位体位

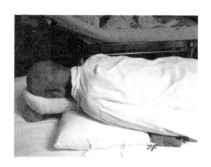

图 21-4 男性颈椎病的患者石膏床体位

21.2.2.7 颅骨牵引术

颅骨牵引术指通过颅骨穿钉达到颅骨牵引目的的技术,常用于颈椎外伤,特别是颈椎骨折脱位伴有脊髓损伤患者,其次为某些颈椎严重不稳,包括骨折破坏较为广泛的肿瘤、炎症及继发性畸形等(图 21-5)。

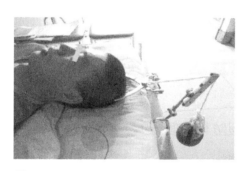

图 21-5 男性颈椎骨折的患者颅骨牵引术

牵引过程中定时按摩枕后部、骶尾部等骨突受压部位皮肤,每1~2 h 按摩1次;枕后部可垫水袋,防止压疮。保持有效牵引,必要时抬高床头 20 cm 左右作为对抗牵引。牵引重量适合,牵引绳保持悬空,不可覆盖衣物。如果出现针眼处有分泌物、腹胀、肢体感觉、运动变化时应及时报告。

21.2.3 术后护理

21.2.3.1 准备床单位

铺麻醉床,备氧气、心电监护仪、根据麻醉方式备负压吸引器、急救物品及药品;各种仪器调试至正常运转后备用。

21.2.3.2 密切观察生命体征

(1)测量记录血压、脉搏、呼吸 1 / H,6 次,必要时心电监护、血氧饱和度。

(2)重点观察并记录双下肢感觉及运动功能 1/H,并与术前做比较。如发现双下肢感觉、运动有异常,及时报告医生。

(3)唤醒实验训练,避免因术中脊髓损伤发生截瘫的重要实验。通过训练,患者随着医护人员的口令活动其双足及足趾,如其自主活动良好表明脊髓无损伤。训练方法:患者闭目休息,听口令活动其双足及足趾,2次/天,10遍/次。

(4) 注意观察尿液色、质、量,了解术中病情及出血情况,根据术中失血量、术后生命体征、术后尿量及患者全身情况调节输液速度。

(5) 观察切口敷料渗血、渗液情况,注意有无皮下血肿。

(6) 引流管护理

1) 妥善固定引流管,注意保持引流管通畅,不定时挤压引流管,防止引流管堵塞,特别注意患者翻身时引流管的位置,保证其不打折、不受压、不滑脱。

2) 注意观察引流液颜色、性质、液量,当短时间内有大量血性液或大量无色液引出时,提示可能有活动性出血或脑脊液漏,应立即报告医生,采取有效措施。

(7) 体位:术后一般先平卧6 h,然后每2 h翻身一次,翻身时要轴线翻动,保持肩、髋在同一平面。平卧位和完全侧卧位交替,预防压疮。

(8) 遵医嘱雾化吸入2~3次/天。鼓励患者深呼吸和咳嗽,以利痰液排出。

(9) 评估患者是否排气、有无腹胀,排气后可进少量流食,以后逐渐过渡到半流食、普食,如腹胀,可采用肛管排气或灌肠,做腹部环形按摩。

(10) 留置导尿者每天清洁尿道口2次,术后第一天生命体征平稳,可夹闭尿管、每4~6 h开放一次,以训练膀胱功能,为早日拔除尿管做准备。

21.2.4 并发症预防与护理

21.2.4.1 腹胀

(1) 原因:由于刺激腹膜引起肠蠕动减慢;或者由于术后卧床活动减少,肠道内残存大便产气引起腹胀。

(2) 临床表现:多见于术后12~24 h;患者自觉腹部胀痛,叩诊全腹呈鼓音,听诊腹部肠鸣音减弱或消失。

(3) 护理措施及处理:必要时给予肛管排气,甘油灌肠剂灌肠;如效果欠佳,禁食水,行胃肠减压。

21.2.4.2 失血性休克

(1) 原因:术中及术后出血过多未能及时补充血容量。

(2) 临床表现:脉搏急速、血压下降、舒张压低于60 mmHg,收缩压低于90 mmHg,尿量<30 mL/h,伴有口干、面色苍白、出冷汗;多发生于术后12 h之内。

(3) 护理措施及处理:立即报告医师,加快输液速度80~100滴/分,给予持续低流量吸氧2 L/min,或遵医嘱输血浆,必要时另建一条静脉通道加大补液量,但同时防止急性肺水肿的发生,做好护理记录。

21.2.4.3 硬膜外血肿

(1) 原因:术中止血不彻底及术后切口深处出血未能及时引出,则积血形成硬膜外血肿压迫脊髓。

（2）临床表现：术后数小时至 1 天内切口处胀痛，双下肢及会阴部疼痛、麻木、无力，排尿困难等，症状呈进行性加重。

（3）护理措施：术后患者回病房后平卧 6 h，以压迫帮助止血。保持伤口负压球引流在位，通畅，观察引流液的量、性质。严密观察双下肢感觉运动情况。如有异常及时向医生汇报，不可再观察等待，以免造成不可逆转的神经损害。

21.2.4.4　脊神经损伤

（1）原因：术中过度牵拉脊髓引起术后脊髓水肿平面上升。

（2）临床表现：多发生于术后 24 h 内，患者双下肢感觉、运动功能障碍，与术前比较出现进行性加重。

（3）护理措施：密切观察双下肢感觉、运动情况及双下肢肌力，如发现双下肢感觉运动功能较术前减弱或出现障碍应及时报告医师。

21.2.4.5　脑脊液漏

（1）原因：术中损伤硬脊膜。

（2）临床表现：切口敷料渗出增多，渗出液颜色为淡红或淡黄色，患者自觉头痛、头晕、恶心；多表现为发生于术后 3～4 天，拔除切口引流管后出现。

（3）护理措施及处理：立即报告医师加强换药，给予加压包扎，保持切口敷料清洁干燥；密切观察患者体温，重视患者主诉，防止颅内感染；嘱患者保持平卧位压迫伤口，减少渗出。保持伤口引流管正压引流，促进硬脊膜的修复。给予抗炎补液治疗，防止颅内感染和低颅压性头痛。

21.2.4.6　尿潴留

（1）原因：患者不可习惯卧床排尿，伤口疼痛、情绪紧张、术前术中马尾神经及神经根受刺激的损害等可引起尿潴留。

（2）临床表现：患者排尿困难。

（3）护理措施：术前嘱患者卧床练习排尿，并告知其必要性。排尿前做好心理疏导，让患者消除紧张情绪。对术后排尿有困难者可利用水声诱导，热敷会阴部。

21.2.4.7　马尾神经综合征

（1）原因：多与术中神经根过度牵拉、操作不当损伤脊髓有关。

（2）临床表现：术后出现双下肢感觉运动异常、鞍区麻木、大小便功能障碍，临床症状不缓解或加重。

（3）护理措施：早期应重视临床观察，重视患者主诉，并及时汇报医生。

21.2.4.8　神经根粘连

（1）原因：初次手术引流不畅或者未放置引流，术后局部血肿形成，最终导致瘢痕形成或者侧隐窝扩大不充分，瘢痕组织增生造成医源性侧隐窝狭窄、神经根粘连，从而造成复发。

(2)临床表现：术后早期症状恢复，而维持时间不长，术后数周至数月后又出现下肢疼痛：针刺样痛或下肢抽搐，且症状逐渐加重。

(3)护理措施：治疗以保守方法为主，如理疗、针灸、口服可的松等，鼓励患者术后麻醉消失后即做直腿抬高运动。

21.2.5 术后健康教育

21.2.5.1 基本健康指导

(1)伤口处理：伤口 10～14 天拆线，保持伤口清洁干燥，避免风寒。

(2)深呼吸、有效咳嗽：增加肺活量，促进换气，预防肺部并发症，2 次/天，10～15 分/次。

(3)一个月内的上下床指导：下床要从俯卧位开始，即先趴在床上，然后一只脚先下地，另外一只脚再下地，最后用双手撑在床上让整个上身保持直立的姿势站起来，动作要缓慢。上床动作则反之。

(4)活动指导：3 个月后可以游泳，但不能跳水，半年内不能参加危险性体育活动，不能坐沙发，避免做上身过度前屈活动，尽量减少脊柱活动，避免对身体的碰撞。9 个月内不能骑自行车，1 年后可参加非竞技性体育活动，如慢跑、骑自行车等。1.5～2 年可以恢复到正常人的生活和工作，但应注意避免冒险性的体育活动，如跳伞。

21.2.5.2 功能锻炼

一般从术后开始，遵循循序渐进、长期坚持的原则，在锻炼中注意安全，避免损伤腰部，避免过度扭动及快速运动，下肢功能障碍者避免发生跌倒等意外。

(1)肢体被动功能锻炼：术后当天开始按摩双下肢腓肠肌，由下至上，2～3 次/天，30 分/次，以预防下肢静脉血栓。

(2)肢体主动功能锻炼

1)术后当天鼓励患者进行股四头肌等长收缩锻炼：手术后 24 h 即可进行，防止下地后双腿无力、行走困难。锻炼方法：先将双腿伸直，用力绷紧后再放松，交替进行。开始2～3 组/天，10～20 个/组，逐渐增加到 3～5 组/天，30～50 个/组。

2)术后当日进行足踝关节背伸训练(图 21-6)：患者平卧，先让足部尽量的后伸，然后逐步背伸，每天 3 次，每次 10～20 回，之后逐步增加。

3)直腿抬高训练(图 21-7)：术后第一天开始在医护人员的指导下练习抬腿，防止神经粘连。方法为患者取仰卧位，膝关节伸直，足踝背伸，直腿上举。先单腿后双腿，抬腿幅度适当并保持 1～5 s，将腿缓慢放下。可从 40°开始，逐渐增大，直到抬高＞70°为止，每天 2～3 次练习，每次 5～10 回，以后循序渐进增加。开始训练时，抬腿次数不能太多，以免因神经根水肿而加重疼痛。

4)膝、髋关节屈伸训练(图 21-8)：取仰卧位，腿伸直，两手自然放置体侧。曲髋屈膝、踝关节背伸，向斜上方进行蹬踏，并使足尽量跖曲，双下肢交替进行，每个动作重复12～24 次。2～3 次/天，10～15 下/次。

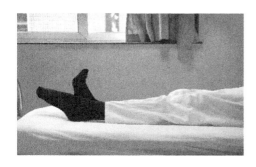

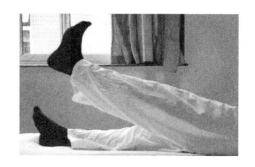

图21-6 男性腰椎间盘突出症的患者足踝
关节背伸训练

图21-7 男性腰椎间盘突出症的患者直腿
抬高训练

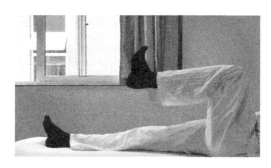

图21-8 男性腰椎间盘突出症的患者膝、髋关节屈伸训练

5) 术后2～3周可进行腰背肌,腹肌锻炼(仰卧抬臀,俯卧飞燕式及仰卧双下肢直腿抬高),增强腹肌、腰背肌肌力以稳定脊柱,预防和减少后期酸胀疼痛等症。注意:训练时应根据自身情况循序渐进、量力而行,不可勉强。

6) 下床指导:第一次下床应在医生指导下,佩戴支具或腰围下床。下床时应有陪护扶行,如有不适,应立即卧床休息。保持行走地面干燥,防止滑倒。具体下床时间遵医嘱。

7) 术后3个月内禁止抬重物;早期不要做腰部屈伸及旋转动作,尽量减少脊柱活动。避免肩扛或手提重物及长时间弯腰等损伤腰部的动作,以防术后复发。

8) 对已出现的功能障碍术后进行针对性康复训练。训练患者生活自理,适当参加家务劳动,早日回归社会。

21.2.5.3　饮食指导

(1) 术前饮食:术前一周以优质蛋白及清淡饮食为原则,宜食用牛羊肉、鸡肉、奶类、豆制品、蛋类、新鲜蔬菜、瓜果、动物肝脏、鲜鱼等。禁食浓茶、咖啡、辛辣刺激性食物,禁食桂圆、红枣、西洋参等活血类食物,尽量少吃螃蟹、虾、苦瓜、鱼腥草、马齿苋等寒性食物。

(2) 术后饮食:遵循禁食→流食→半流食 →普食的饮食原则。

1) 术后6 h禁食,待肛门排气后方可进流食。

2) 流食主要指呈液体状态的一类食物,如米汤、稀藕粉、鱼汤、鸡鸭/鸽子汤等,以清淡易消化为主,避免油腻。肛门未排气前,不吃牛奶、豆奶、甜的食物,以免腹胀。

3）半流食：在病情允许后，遵医嘱由流食改为半流食，如稀饭、面条/馄饨等，可搭配一些小菜，但要煮得熟烂一些，以利于患者消化吸收。

4）普食：根据病情遵医嘱可恢复正常的普通饭菜，但避免辛辣刺激、油腻不易消化的食品。

（3）食物的选择

1）高蛋白食物利于伤口愈合：如新鲜鱼类、鸡鸭类、蛋类、肉类。

2）水果可提高抵抗力：猕猴桃、橙子、苹果、香蕉等各种时令水果均可。

3）富含纤维素的食品可预防便秘：各种茎叶类蔬菜、玉米、红薯等粗粮。

（4）由于术前禁食、术后进食量又少，所以肠道内形成粪便也减少。再加上术后长时间卧床、运动量不足，以至肠蠕动减慢，粪便在体内停留时间延长，粪便内的水分被肠道吸收走，因而易发生便秘。在生活、饮食上应注意以下情况。

1）在患者肠道未通气前，不吃牛奶、豆奶、甜食等产气食物，以免腹胀。

2）卧床期间多吃新鲜蔬菜水果，进食富含粗纤维的食物，如芹菜、韭菜、茭白、玉米、红薯、麦片、苹果等，可预防便秘。

3）卧床期间要多进行床上功能锻炼，还可进行腹部热敷、腹部按摩（围绕肚脐眼，从左下腹部开始，按顺时针方向进行按摩），促进肠蠕动以利于排气、排便（图 21 - 9）。

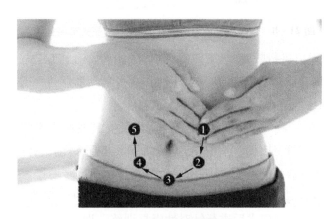

图 21 - 9　腹部按摩图片

4）便秘严重时，可遵医嘱使用开塞露纳肛或服少量缓泻剂。

21.2.5.4　出院指导

（1）避免外伤：第一次下床应在医生指导下，佩戴支具或腰围下床。下床时应有陪护扶行，如有不适，应立即卧床休息。保持行走地面干燥，防止滑倒。具体下床时间遵医嘱。

（2）坚持腰背肌锻炼和腹肌练习，运动量酌情递增。术后 2～3 周可进行腰背肌、腹肌锻炼，增强腹肌、腰背肌肌力以稳定脊柱，预防和减少后期酸胀疼痛等症状。注意：训练时应根据自身情况循序渐进、量力而行，不可勉强。

（3）出院回家时，应平卧车上，戴好腰围，并将患者与运输床固定牢固，途中开车要稳,避免急刹车。

(4) 回家后继续卧硬板床休息,一般为 1~2 个月(具体时间遵医嘱),卧床翻身应保持颈肩部与腰部、臀部成一直线。

(5) 起床时,不应由仰卧位直接起身坐起,应先侧身,然后用手臂缓慢将身体支撑起来。准备下地活动时,先在床上坐一会儿,轻微地活动四肢,无头晕眼花再下地,以防直立性低血压,且活动度由小到大,首次站立时最好有两个家属搀扶在旁。

(6) 下地时应佩戴腰围,佩戴时间遵医嘱,若时间过长会导致腰背肌萎缩,一般 6~8 周,最长不超过 3 个月。卧床不戴腰围,练习蹲坐的时间视病情而定。

(7) 恢复正常生活后,避免需要弯腰的家务劳动,避免肩扛或手提重物及长时间弯腰等损伤腰部的动作,以防术后复发。养成良好的坐姿、站姿,双手提物重量应平衡,不可一手重一手轻。

(8) 应避免参加有身体撞击性运动如篮球、足球等,乘车时应系好安全带或抓好扶手,避免摔倒或车祸而导致损伤。每周应定期进行全身锻炼,如打太极拳、散步等。在复诊后病情允许的情况下,可以参加游泳。

(9) 工作性质须久坐者,应经常改变姿势,最好 15~30 min 小动一下,1~2 h 大动一回。

(10) 室温控制在 26℃ 较适宜,过低会增加了腰痛的机会,空调的风向切忌对着腰背吹。寒冷季节应注意保暖,预防感冒。

(11) 术后 3 个月门诊复查,如发生外伤等请立即就诊。

参 考 文 献

何敏娟. 退行性脊柱侧弯患者的围手术期护理. 解放军护理杂志,2007,24(4)：46-47.

候菲,王蔚,魏琴,等. 71 例退行性脊柱侧弯三维矫形术患者的术后护理. 中华护理杂志,2006,41(4)：303-304.

张晓萍,徐燕. 高级骨科护士进修手册. 北京：人民军医出版社,2009：173-175.

Aiken L H, Clarke S P, Cheung R B, et al. Educational levels of hospital nurses and surgical patient mortality. JAMA-J Am Med Assoc, 2003,290(12)：1617-1623.

Aiken L H, Clarke S P, Sloane D M, et al. Hospital nurse staffing and patient mortality, nurse burnout, and job dissatisfaction. JAMA-J Am Med Assoc, 2002,288(16)：1987-1993.

Anselme K. Osteoblast adhesion on biomaterials. Biomaterials, 2000,21(7)：667-681.

Blumenthal D, Gokhale M, Campbell E G, et al. Preparedness for clinical practice-Reports of graduating residents at academic health centers. JAMA-J Am Med Assoc, 2001,286(9)：1027-1034.

Chen G Q, Wu Q. The application of polyhydroxyalkanoates as tissue engineering materials. Biomaterials, 2005,26(33)：6565-6578.

Cote C J, Notterman D A, Karl H W, et al. Adverse sedation events in pediatrics: A critical incident analysis of contributing factors. Pediatrics, 2000,105(4): 805 - 814.

Einav S, Aharonson D L, Weissman C, et al. In-hospital resource utilization during multiple casualty incidents. Ann Surg, 2006,243(4): 533 - 540.

Garson L, Schwarzkopf R, Vakharia S, et al. Implementation of a Total Joint Replacement-Focused Perioperative Surgical Home: A Management Case Report. Anesthesia and analgesia, 2014,118(5): 1081 - 1089.

Geetha M, Singh A K, Asokamani R, et al. Ti based biomaterials, the ultimate choice for orthopaedic implants-A review. Progress in Materials Science, 2009,54(3): 397 - 425.

Gonzalez Q H, Tishler D S, Plata-Munoz J J, et al. Incidence of clinically evident deep venous thrombosis after laparoscopic Roux-en-Y gastric bypass. Surgical Endoscopy and Other Interventional Techniques, 2004,18(7): 1082 - 1084.

Hebl J R, Dilger J A, Byer D E, et al. A Pre-Emptive Multimodal. Pathway Featuring Peripheral Nerve Block Improves Perioperative Outcomes After Major Orthopedic Surgery. Region Anesth Pain Med, 2008,33(6): 510 - 517.

Hojat M, Gonnella J S, Nasca T J, et al. Physician empathy: Definition, components, measurement, and relationship to gender and specialty. Am J Psychiat, 2002,159(9): 1563 - 1569.

Lowrie L, Weiss A H, Lacombe C. The pediatric sedation unit: A mechanism for pediatric sedation. Pediatrics, 1998,102(3): 9.

Messenger D W, Murray H E, Dungey P E, et al. Subdissociative-dose Ketamine versus Fentanyl for Analgesia during Propofol Procedural Sedation: A Randomized Clinical Trial. Acad Emerg Med, 2008,15(10): 877 - 886.

Silber J H, Kennedy S K, Even-Shoshan O, et al. Anesthesiologist board certification and patient outcomes. Anesthesiology, 2002,96(5): 1044 - 1052.

Staiger M P, Pietak A M, Huadmai J, et al. Magnesium and its alloys as orthopedic biomaterials: A review. Biomaterials, 2006,27(9): 1728 - 1734.